高 等 卫 生 职 业 教 育
临床医学专业（3+2）系列教材
供临床医学、口腔医学、中医学、康复、检验、影像专业使用

附数字资源增值服务

急诊医学

主　编　何有力　余耀平

副主编　蒋　飞　顾国晓　胡建刚

编　委　（按姓氏笔画排序）

余小柱　平顶山学院医学院

何有力　重庆三峡医药高等专科学校

余耀平　湖北职业技术学院

胡建刚　湖北职业技术学院

胡　姝　乐山职业技术学院

赵　敦　山西医科大学汾阳学院

顾国晓　邢台医学高等专科学校

蒋　飞　重庆三峡医药高等专科学校

董克勤　宁夏医科大学继续教育学院

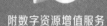
华中科技大学出版社
http://www.hustp.com
中国·武汉

内 容 简 介

本书是高等卫生职业教育临床医学专业(3+2)系列教材。

本书共分十一章,重点介绍了常见的急危重症的救治和常用的急救技术,侧重描述了现场急救方法,对急诊医学中的特色部分如心肺脑复苏、休克、脏器功能衰竭、创伤、急性中毒、灾害救援、突发公共卫生事件等进行了系统的介绍。

本书适合高职高专临床医学、口腔医学、中医学、康复、检验、影像等专业使用。

图书在版编目(CIP)数据

急诊医学/何有力,余耀平主编. —武汉:华中科技大学出版社,2020.1 (2023.2重印)
高等卫生职业教育临床医学专业(3+2)系列教材
ISBN 978-7-5680-5731-8

Ⅰ.①急…　Ⅱ.①何…②余…　Ⅲ.①急诊-临床医学-高等职业教育-教材　Ⅳ.①R459.7

中国版本图书馆 CIP 数据核字(2019)第 299058 号

急诊医学
Jizhen Yixue

何有力　余耀平　主编

策划编辑:余　雯
责任编辑:陈　鹏
封面设计:原色设计
责任校对:阮　敏
责任监印:周治超
出版发行:华中科技大学出版社(中国·武汉)　　电话:(027)81321913
　　　　　武汉市东湖新技术开发区华工科技园　　邮编:430223
录　　排:华中科技大学惠友文印中心
印　　刷:武汉市洪林印务有限公司
开　　本:889mm×1194mm　1/16
印　　张:12.75
字　　数:354 千字
版　　次:2023 年 2 月第 1 版第 5 次印刷
定　　价:49.80 元

高等卫生职业教育
临床医学专业(3+2)系列教材

编委会

网络增值服务使用说明

欢迎使用华中科技大学出版社医学资源服务网yixue.Hustp.com

1.教师使用流程

（1）登录网址： http://yixue.hustp.com （注册时请选择教师用户）

（2）审核通过后，您可以在网站使用以下功能：

管理学生

建立课程　　　　　　　　布置作业

下载教学　　　　　　　　　查询学生学习
资源　　　　教师　　　　记录等

2.学员使用流程

建议学员在PC端完成注册、登录、完善个人信息的操作。

（1）PC端学员操作步骤

①登录网址： http://yixue.hustp.com （注册时请选择普通用户）

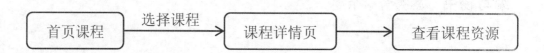

②查看课程资源

如有学习码，请在个人中心-学习码验证中先验证，再进行操作。

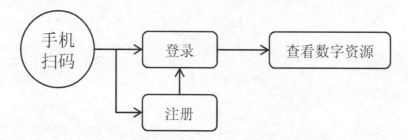

（2）手机端扫码操作步骤

```
手机          选择课程
扫码  →  登录  →  查看数字资源
  |        ↑
  |        |
  └──→  注册
```

总　序

2017 年国务院办公厅印发《关于深化医教协同进一步推进医学教育改革与发展的意见》,就推动医学教育改革发展做出部署,明确了以"5+3"为主体、"3+2"(3 年临床医学专科教育+2 年助理全科医生培训)为补充的临床医学人才培养体系,对医学教育改革与发展提出了新的要求,提供了新的机遇。

为了进一步贯彻落实文件精神,适应临床医学高职教育改革发展的需要,服务"健康中国"对高素质创新技能型人才培养的需求,促进教育教学内容与临床技术技能同步更新,充分发挥教材建设在提高人才培养质量中的基础性作用,华中科技大学出版社经调研后,在教育部高职高专医学类专业教学指导委员会专家和部分高职高专示范院校领导的指导下,组织了全国近 40 所高职高专医药院校的近 200 位老师编写了这套全国高等卫生职业教育临床医学专业(3+2)"十三五"规划教材。

本套教材积极贯彻教育部《教育信息化"十三五"规划》要求,推进教材的信息化建设水平,打造具有时代特色的"融合教材",服务并推动教育信息化。此外,本套教材充分反映了各院校的教学改革成果和研究成果,教材编写体系和内容均有所创新,在编写过程中重点突出以下特点:

(1) 紧跟医学教育改革的发展趋势和"十三五"教材建设工作,具有鲜明的高等卫生职业教育特色。

(2) 紧密联系最新的教学大纲、助理医师执业资格考试的要求,整合和优化课程体系和内容,贴近岗位的实际需要。

(3) 突出体现"医教协同"的人才培养体系,以及医学教育教学改革的最新成果。

(4) 教材融传授知识、培养能力、提高技能、提高素质为一体,注重职业教育人才德能并重、知行合一和崇高职业精神的培养。

(5) 大量应用案例导入、探究教学等编写理念,以提高学生的学习兴趣和学习效果。

本套教材得到了专家和领导的大力支持与高度关注,我们衷心希望这套教材能在相关课程的教学中发挥积极作用,并得到读者的青睐。我们也相信这套教材在使用过程中,通过教学实践的检验和实际问题的解决,能不断得到改进、完善和提高。

高等卫生职业教育临床医学专业(3+2)
系列教材编写委员会

　　本教材以落实基本理论、基本知识、基本技能为原则，从我国基层急诊工作实际出发，适应以职业需求为导向、以实践能力培养为重点的应用型人才培养目标，突出紧密围绕新时期高职高专医学教育的教学特点和临床医学专业培养目标，落实好立德树人的根本任务，着力培育高素质、技术技能人才，充分体现现代急诊医学理念、学科特点，遵循疾病演变和急诊规律，注重"两个结合"（即理论与临床实践相结合和职业能力与执业资格准入相结合）进行编写。

　　本教材编写的宗旨是成为帮助和引导医学生从理论走向临床实践的桥梁，结合医学职业教育的教学要求，编写中坚持实用性、针对性、新颖性和启发性原则，尽量简明扼要，以"必需、够用"为度，强调实用，以急诊医学常见病、多发病为重点。全书共分十一章，重点介绍了常见的急危重症的救治和常用的急救技术，侧重描述了现场急救方法，对急诊医学中的特色部分如心肺脑复苏、休克、脏器功能衰竭、创伤、急性中毒、灾害救援、突发公共卫生事件等进行了系统的介绍。同时也涉及了相关理论和技术的国内外最新进展。教学中通过学习目标、案例导入、知识链接、本章小结、目标检测等模块，帮助和引导医学生运用"互联网＋职业教育"等多途径获取知识，不断提升医学生的职业能力、实践能力和操作能力，达到复合型技能人才的培养目标。考虑到医学职业教育急诊医学的教学实际，对临床各专业的重叠内容也做了部分删减。

　　本教材的编写得到了华中科技大学出版社领导和编辑的帮助和指导，以及重庆三峡医药高等专科学校和湖北职业技术学院等学校领导的关心和支持，在此，我们表示衷心的感谢。

　　限于水平和时间，疏漏与不足之处在所难免，欢迎读者批评指正。

编　者

目 录

MULU

第十章 创伤

第十一章 灾害救援

第一章 绪 论

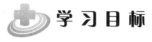 学习目标

1.掌握 急诊医学的特点、思维原则。

2.熟悉 急诊医学的概念、范畴及急诊医生的素质要求。

3.了解 急诊医学的发展。

急诊医学(emergency medicine)是医学领域中的一门临床医学专业,随着医学科学的发展和社会需求的不断提高,急诊医学得到了较快成长。我国卫生部 1983 年正式承认急诊医学专业为独立的二级学科。急诊工作是否及时、妥善,直接关系到病人的安危和预后。所以,急诊医学状况往往标志着一个国家、一个地区、一个医院的医疗水平以及社会保障部门的协调能力和管理水平。因此,急诊医学在保障人民健康、保护劳动力、促进国民经济发展等方面发挥着越来越重要的作用。

第一节 急诊医学的范畴与特点

一、急诊医学的概念

急诊医学是对急危重症、创伤和意外伤害进行评估、急诊处理、治疗和预防的临床医学专业,涉及院前急救、院内急救、急危重症监护。它与其他临床专科医学和基础医学紧密相连,但有其自身的理论体系,它始终处于处理急危重症的最前沿,其认识规律和处理原则都紧密地围绕着时间第一和生命第一的原则而展开,其评估、治疗和处理特别强调时效依赖性和判断准确性,要求用最少的资料、最短的时间、最有效的方法救助病人的生命。其最高宗旨是在"黄金时间"内给病人提供急需而便捷的急诊医疗服务,为急危重症病人做出紧急的救治决定与医疗行动,以避免伤残与死亡的发生。

传统认为,急诊是紧急救治的过程和医疗的早期阶段,仅对住院前病人的伤、病情初步评估,经专科会诊及简单处理后,再收入院进行治疗。随着现代医学对创伤、疾病早期发展影响临床预后认识的深入,公众对急诊医疗服务的需求日益提高。医疗技术的快速发展,要求在创伤或疾病早期进行快速、有效的救治,其目的是在"黄金时间"内抢救生命,控制病情的发展,保护器官功能,争取最好的临床预后。在此过程中的有效措施和组织管理是其核心。所以,集中人力、技术、设备的优势来发展急诊专业,对提高社会和医疗机构急诊医疗水平和急救反应能力至关重要。

Note

二、急诊医学的范畴

"急诊医学"和"急救医学"经常混淆,中华医学会常委会决定采用"急诊医学"作为这一新学科的专用名,其范围主要包括院前急救、医院急诊、危重症监护等。

1. 院前急救 院前急救是指利用各种医疗手段对需要急救的病人实行紧急救治,使不稳定的生命体征在短时间内得以恢复正常的医学理论和技能。主要内容包括急诊病人的现场急救、病人运送途中的医疗救治。所定义的急症是指各种发病突然、症状剧烈、发展迅速的疾病,如急性外伤、急性疼痛、突发高热、各种急性出血、呼吸困难、抽搐或昏迷、休克、流产、小儿腹泻、突发腔道异物、急性眼病、中毒、自杀、淹溺、触电、急性尿闭、急性过敏性疾病、可疑烈性传染病等。

2. 灾害救治 指突发灾害时的医疗救治行为,包括自然灾害如地震、洪水、台风、泥石流、雪崩等和人为灾害如交通事故、化学中毒、放射性污染、环境剧变、武装冲突等造成的人身伤害。有效、迅速地组织抢救,减少灾害所造成的人员伤亡,是其主要目标和作用。由于灾害往往造成伤病员数量较多,因此,事前应急预案的制定、演练显得十分重要。

3. 创伤急救 现代交通事业的发展和暴力事件的增加使创伤成为医学的严峻挑战,尤其是多发伤和复合伤,其救治的时效依赖性特别突出,同时涉及专科多,由任一专科处理都可能导致救治不系统,难以抓住危及生命的要害而造成"黄金时间"的延误。实践证明,创伤病人由急诊医学专科统一处理有利于伤员的早期诊断、及时救治。

4. 急性中毒 主要研究如何诊断、治疗和预防急性中毒。随着工业化进程加速和环境污染的加重,各种事故、职业危害、误服、自杀、恐怖活动等不断出现,急性中毒已成为急诊医学的重要内容。

5. 危重症救治 急诊医学的重要核心内容,指利用先进的诊断检测和监护技术,连续、动态地定性或定量评价高危、重症病人病情,并给予恰当的生命支持和病因综合治疗。危重症的定义是指在创伤、休克、严重感染、大面积烧伤、重要器官手术后以及病理产科等危险情况下,出现单一或多发的重要脏器衰竭,并伴有能量代谢、氧代谢以及出血、凝血、免疫、内分泌等系统相关联变化的病理状况。

6. 心肺脑复苏 急诊医学的重要组成部分,重点研究心搏呼吸骤停病人的救治方法和策略,并对心搏呼吸骤停相关的组织器官缺氧、缺血后病理生理变化和再灌注后器官损伤进行研究。其主要贡献在于提出指导心搏呼吸骤停的心肺脑复苏方案,并不断对其进行更新和完善。

当前,随着急诊病人数量日趋增多,急症疾病谱也在不断改变,病情更趋复杂,急诊医学面临的任务正变得越来越繁重。主要表现在以下几个方面:①人口老龄化带来了新的医学问题,老年急诊病人增加、心脑血管急症增加、慢性多器官受损病人增加;②人口的增加和社会压力的加大,轻生性中毒或自杀病人较前增加;③工业和交通或火器伤改变了急诊外科的病种分布,创伤致死率、致残率逐年上升;④社会不良现象如性滥交、滥用毒麻药品等引起的相关疾病增加,包括艾滋病相关性疾病如感染、静脉注射毒品引起的败血症、感染性心内膜炎、药物中毒和戒断现象等;⑤宠物豢养增多带来一些相关性疾病,如狂犬病、猫抓热、鹦鹉热发病率明显增高,宠物造成的伤害如抓、咬、刺、撕伤及继发感染日益增加。

第二节 急诊医学的发展概况

一、急诊医学的发展与现状

20世纪70年代,急诊医学作为一门新兴的临床学科在美国率先出现,随后世界各国的急诊医学也加快了发展。经过30多年的努力探索,将急诊医学发展到由院前急救、院内急诊及重症监护病房三部分组成的规范化、多元化、网络化急诊医疗服务体系(emergency medical services system,EMSS)。2000年2月在美国达拉斯召开了首次全球急诊医学盛会,制定了《2000国际心肺复苏及心血管急救指南》,成为人类急诊医学发展史上全球化合作的里程碑。

我国急诊医学起步较晚,1980年10月卫生部颁发了《关于加强城市急救工作的意见》,1984年6月颁布了《关于发布医院急诊科(室)建设方案(试行)的通知》以及1987年5月中华医学会急诊医学会成立以来,经过20余年的艰辛历程,急诊医学从无到有,各地医院相继建立独立的急诊科,各级政府重视、支持急诊科的建设,急诊医学专业人员和急诊科的规模、设施、设备不断扩大,急救中心的成立、重症监护病房(intensive care unit,ICU)的不断完善、许多临床急救新技术的广泛开展,使各种急危重症、心肺复苏的抢救成功率显著提高,尤其是卫生部2009年2月、2009年5月颁布《重症医学科建设与管理指南(试行)》《急诊科建设与管理指南(试行)》以来,我国急诊事业进入了快速发展阶段,急诊医学教育被列入本科和部分专科医学院校教学课程,国家卫生行政管理部门评审出急诊专科医师规范化培训基地,并将专科基地培养急诊医师纳入考核和准入制度,急诊工作人员专科化逐步形成,真正成为跨专科、综合性强的临床医学专业。

目前,我国在城市普遍建立了符合国情的急诊医疗服务体系,即院前急救—院内急诊—危急重症监护。全国120通信网络不断完善、包括救护车在内的急救设备不断投入、城市交通快速发展,使院前急救的能力和快速反应能力得到显著提高。急救医学知识的普及教育使广大群众对突发事件自救、互救的意识和能力不断增强,急诊医疗服务体系向规范化、系统化和专业化方向发展。

二、急诊事业的发展趋势

目前全球范围内存在着多种急诊医学模式,主要是英美模式和法德模式,其急诊方式是把"病人送到医院"和把"医院带到病人家中"。以上两种模式各有优点和缺点,哪种模式更好、更科学,目前仍有争论。国际急诊医学权威倾向于从总体上实行多元化立体网络宏观控制模式,个体上实行规范化、网络化可行性操作模式。

目前,国内运行的急诊医学模式是介于支援型(急诊科有固定的医师和护士,能完成大部分工作任务,但还需经常性专科支援)和自主型(急诊科或急救中心能独立完成工作任务,与各专科只有会诊和协作关系)之间。由于我国居民急救知识普及度不够、城乡急诊医学的发展还很不均衡,大多数乡镇卫生院没有规范的急诊室或抢救室、技术力量薄弱、设施设备不足,还仍然是一辆车、一副担架、一个急救箱,以转运病人为主。所以,根据国际急诊医学发展要求,结合我国实际情况,逐步创建适合基本国情的急诊医学模式或运行体制是我国急诊医学的发展方向。具体表现在:①急诊医学队伍专业化;②技术规范标准化;③装备现代化;④急救、监护与护理高度程序化;⑤管理高度制度化;⑥急救高度普及化;⑦城市、乡、村、社区一体化及网络化。

Note

第三节 急诊医学的特点和急诊医生的素质

一、急诊医学的特点

急诊医学是在现代医学专业高度细化情况下出现的一门新兴医学专业,主要研究疾病的急性发生和加重的规律和特点,以危重症的救治为核心内容,以快速判断和干预能力为灵魂,其区别于传统医学专科的知识、思维和实践成为了现代医学不可缺少的重要内容。它的特点如下。

1. 突出时效性 "时间就是生命"是急诊医学的显著特点之一。危急重症发病快、进展快、缺少代偿,若不及时干预往往预后不良,如急性心肌梗死。尽早阻止病情恶化,比延误的积极治疗代价更低、效果更好。因此,急诊医学强调"时间窗"概念,以及在"时间窗"内实现目标治疗,提高伤病危重症病人抢救的存活率,减少伤残。

2. 救人治病 面对急症病人应遵循"先救命后诊断"的原则,即先稳定病情,再弄清病因。思考的顺序是:病人是否存在危及生命的情况?可能的原因是什么?原发病的性质和部位如何?而面对专科病人首先考虑的是病变部位、性质和严重程度,遵循先诊后治的逻辑程序。

3. 危重凶险 传统急症和创伤往往是突然发生的,病情危重、进展迅速,短时间内可发生极强的急性应激反应,甚至进展为多器官功能障碍综合征(MODS)而危及生命。

4. 强调整体 传统分科以解剖学系统为基础,专科的研究从器官、组织、细胞、基因和分子水平认识疾病,这有利于提高专科病人的诊断和治疗质量。但人体是一个整体,多个器官功能发生病理改变时,机体超出了单一器官对整体影响而表现为新的、更为复杂的相互关联的特殊规律。因此,急诊医学必须将急诊病人的生命、机体的功能作为一个整体来研究,需要跨多专科的理论知识进行综合分析判断,寻找影响生命体征稳定的根源。

5. 处置简捷 对危重伤员的处理原则要求及时、简捷、有效,对众多临床急症应该制定相对固定的临床路径,作为急诊医疗实践可遵循的基本标准,尽可能依照循证医学的原则,以便急诊医生选择最为合适的抢救决策。

二、急诊医生的素质

急诊工作面对急症病人的变化急骤、随机性大、疾病谱广、救治难度高以及医疗纠纷多发等特点,急诊医生必须具备较高的素质,具体表现在:①有过硬的急救技能和经验,面对突如其来的各种伤病员能应对自如、临阵不乱,能敏锐把握轻重急缓,有条不紊地进行相应的救治措施;②时刻牢记急诊处理临床问题的思维方法和急诊流程;③有责任心,做到视病人如亲人、急病人之所急、把急诊工作当成一种神圣的职责,有敬业精神、使命感和对病人保持高度负责的精神;④有耐心,能经得起病人和家属焦虑、惊慌、激动的询问、质疑或发泄;⑤有沟通艺术,善于与病人和家属反复沟通,从而取得病人及家属的信任与合作。

因此,急诊医生的素质既涉及急诊专业的认识、人文沟通技能的训练,又涉及医德修养等多个方面。急诊医生的素质高低直接关系到抢救工作的成败,是提高急救成功率、降低急诊死亡率、确保急症病人生命安全的关键。

本章小结

急诊医学是对急危重症、创伤和意外伤害进行评估、急诊处理、治疗和预防的临床医学专业,涉及院前急救、院内急诊、急危重症监护。它与其他临床专科医学和基础医学紧密相连,是一门临床医学专业。

2009年以来,我国急诊事业进入了快速发展阶段,急诊医学教育被列入本科和部分专科医学院校教学课程,国家卫生行政管理部门评审出急诊专科医师规范化培训基地,并将专科基地培养急诊医师纳入考核和准入制度。

急诊医学具有以下特点:突出时效性、救人治病、危重凶险、强调整体、处置简捷。

目标检测

第一章参考答案

一、单选题

1.下列哪项不是急诊医学的特点?( )

A.危重凶险　　　　　B.突出时效性　　　　　C.强调整体

D.率先救命　　　　　E.处置有效

2.急诊医学最基本的原则是( )。

A.率先救命　　　　　B.突出时效性　　　　　C.减少伤残

D.治病为主　　　　　E.处置简洁

二、简答题

1.急诊医学的概念是什么?

2.急诊医学的临床思维应遵循的原则是什么?

(何有力)

第二章　急诊医疗服务体系

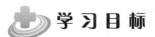 学习目标

1. 掌握　急诊医疗服务体系的组成部分及各部分的作用。
2. 熟悉　院前急救、院内急诊及重症监护病房各自的特点。
3. 了解　急诊医疗服务体系的现状。

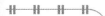 案例导入

　　一老年男性，于街旁行走时，突然跌倒在路旁，呼之不应，左前臂可见出血不止。

　　1. 假若您刚好目睹了事件的发生，准备救助该病人，应如何进行？

　　2. 假若您是到达现场的急诊科医生，抢救要注意哪些事项？

　　急诊医疗服务体系（emergency medical services system，EMSS）由院前急救、院内急诊及重症监护病房三部分组成，包括场地、通信手段、交通工具、医疗设备、医护人员、诊疗技术等设置完整、运行快捷、救治高效的急救服务系统，这三位一体的有机结合，形成了完整的急诊医疗服务体系，为急危重症病人提供救治生命的绿色通道。

第一节　院前急救系统

　　院前急救也可以称为院外急救，包括现场急救与院前转运，是指各种突发疾病或原有疾病突然加重，各种意外事件、重大灾害事故突然发生，需要到现场急救，把紧急救援措施迅速送到急危重症病人身边，在发病初期维持病人的生命，防止再损伤，并快速地转运到医院的救护过程。院前急救的目的是为院内急救赢得时间和条件，降低死亡率和致残率。

　　院前急救是急诊医疗服务体系中极为重要的一环，由急救指挥通信系统、急救队伍、转运系统组成。其主要任务是：①对求救的急危重症和创伤病人进行现场生命支持，包括快速稳定病情和安全转运；②对突发公共卫生事件或灾害事故进行紧急医疗救援；③在重大集会、比赛、会议等活动中承担预防意外的救护；④承担急救通信指挥，是联系急救中心、急救网站和行政部门的信息枢纽；⑤参与非专业人员急救知识的普及和培训。

　　院前急救的实施需要急救组织网络化、急救知识普及化、急救指挥科学化、后续抢救专业化，实际工作中往往受到许多客观条件的限制，因此，院前急救需要急救人员和社会力量的广泛参与。根据目前我国的实际情况，院前急救与社区医疗服务相结合，可以满足社区不同病人的急救医疗服务，达到院前急救的目的。

　　院前急救有如下特点：①突发性：如突发疾病、中毒、车祸等，灾害则具有群体性。②危重

Note

性：如溺水、触电、心搏呼吸骤停、急性心肌梗死、急性脑血管意外、严重创伤等，若不及时救治，短时间内可导致死亡。③复杂性：院前急救可能涉及临床各专科，同时病人可能存在多种疾病或一种严重疾病合并多种并发症，或多发伤等。④急救现场或转运过程中的艰难性：急救现场客观条件差且难以预料，尤其是灾害事故如地震、水灾，往往交通、电力、通信均遭破坏，抢救条件极其恶劣，需要政府部门的大力配合来解救大批危重病人。

院前急救的基本原则：①先救命、后治伤；②先治重伤、后治轻伤；③先急救、后转运。

现代院前急救将医疗急救与通信、运输、计算机等纳入医学科学理论及应用范畴，形成了院前急救系统。它是急诊医疗服务体系的重要组成部分。院前急救系统包括以下几种。

一、急救信息系统

急救信息系统是指用于院前急救过程中的各种通信设备组成的畅通而快捷的通信网络系统，通信现代化能随时将现场受伤病人的信息及时、准确、有效地传递到指挥中心。我国在1986 年设置全国统一医疗急救电话号码为"120"。

急诊情况下建立和获得有效的信息交流尤为重要。随着 4 G 网络以及正在兴起的 5 G 网络、即时通信软件、远程医疗等技术发展，信息快速传输已经越来越广泛应用于院前急救，并逐渐倾向于形成区域内信息共享。网络与手机的广泛使用，使得图像的传播方便快捷。远程医疗作为抢救现场和急诊医院的技术中介，有助于在急救现场准确地实施救治，并能有效地缩短转运时间。

二、急救指挥系统

急救指挥系统是指由卫生行政部门建立的区域性急救中心或"120"指挥中心，并与若干个中心急救站联网，负责调度协调本地区各急救中心（站）的急救车辆和人员，以保证院前急救系统的正常运转。"120"指挥中心的基本救治原则是统一指挥调度，划区就近出诊，尊重患者意愿，合理转运分流，保障急救质量。

现代急救指挥通信系统是院前急救的关键环节，同时也是急诊医疗服务体系的灵魂。在发生重大突发事件时，各级政府还专门成立紧急救援组织，负责协调武警、消防、工程抢险、医疗急救、卫生防疫、物质保障等多部门的抢险工作。

三、急救组织和急救人员

急救组织是根据社区分布、人口密度、原有医院急诊科的基础条件而建立且布局合理的急救网站。急救网站一般分为三级，按地理位置不同呈金字塔分布。

一级急救网站：一般建立在社区医院或乡镇卫生院，位于金字塔的塔底，仅对部分急诊和普通伤员进行处理，主要负责院前初级或基础急救处理并及时转运至上级急救网站。

二级急救网站：一般建立在县医院、城市的区级医院或部队医院，可有不同的专科特长，救治一些危重的专科伤员和一般急诊。二级急救网站是急救组织的中坚力量。

三级急救网站：一般建立在城市人口密度较高的大型综合医院，位于金字塔的塔尖。能处理各种急危重症，承担教学和科研任务。

院前急救人员由掌握急救知识和技能的医护人员或经过急救培训的人员组成。目前我国院前急救队伍的专业技术水平参差不齐，是我国急救医疗的薄弱环节，严重影响了急危重症的救治效果。因此，加强对救护人员进行急救技术的培训是当务之急。培训应包括三个层面。①普及急救知识，使广大群众掌握现场急救基本知识和最基本的急救技术。比如徒手心肺复苏、骨折固定、止血、包扎、搬运等简单的处理方法。遇到紧急情况能够正确、及时地进行自救和互救。随着我国社会的不断发展，人民对自身健康越来越重视，全民自救意识逐渐增强，但

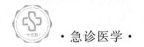

因为自救和救助他人方面的科学知识没有普及,尚未形成真正意义上的社会急救网络。②培训院前急救人员。要求必须掌握各种现场急救技术,如气管插管、胸腔穿刺、电复律等,以及具备面对病人进行迅速检查和评估能力。③培训急救专家。通过继续教育和不断地急救工作实践,使急诊医生成为具有专业特长,又掌握各种基本急救技能的急救专家。

四、急救与转运系统

急救转运系统是急救人员利用转运设备、监护设备、抢救设备(含药物)将病人快速安全地运送到医院接受确定性治疗的保障系统。它是评价一个地区院前急救系统是否完善的重要标志。

发达国家建立了较为完善的统一院前急救系统,急救半径小,能确保急救人员在最短的时间内抵达现场。具有代表性的是英美模式(尽快将病人转运到医疗机构)和德法模式(尽快将医疗机构搬到病人身边),各有利弊。往往都涉及多部门合作,如美国统一使用呼救电话"911",警察、消防、医疗救援有机整合在一起,但又各自独立运作,紧密协调配合。

而我国院前急救系统尚无统一模式,还在不断建设之中。各大中型城市多数成立了急救中心,依托120报警中心、综合医院建立起"绿色通道",有效整合了医疗资源,实现了院前急救与院内急诊一体化服务,缩短了抢救时间,提高了救治成功率。

第二节 现场急救、评估与转运

院前急救包括现场急救和院前转运,是指从伤害发生到伤员进入医院前这段时间的救治,体现了现代医学进步和经济发展的必然需求。现场急救是院前急救的首要环节,完成质量直接影响伤病员的死亡率和致残率。当然,快速安全转运也是院前急救成败的关键。

一、现场急救、评估

根据发病和受伤的地点、伤情或病情不同给予现场急救,及时予以紧急救援措施,目的在于维持基本生命体征、挽救生命、减轻痛苦和并发症,强调对症处理。

急救措施包括:①保持呼吸道通畅是现场急救的首要任务。及时清除口腔异物,对窒息、昏迷病人应行气管插管或切开,给予吸氧。②对四肢外出血应及时用止血带止血、包扎伤口。③对张力性气胸病人应在现场进行胸膜腔穿刺排气或留置闭式引流管。④对四肢骨折病人进行妥善固定,可用木板、树枝或其他材料将整个肢体固定。怀疑或肯定有脊髓脊柱损伤时应立即固定,颈椎有损伤时要用颈托限制颈椎活动,胸腰椎损伤者平卧保持躯体直线位。⑤对休克病人现场可输入高渗氯化钠溶液,然后输入普通电解质溶液,有条件可现场输血。⑥心跳、呼吸停止者应立即进行心肺复苏,自主循环未恢复者不得转运。

现场急救基本流程如下。

1. 脱险 事故发生后,首先进行的是现场脱险,以避免进一步损伤。移动病人时动作要轻柔,要特别注意可能发生的脊髓损伤,或使原有的损伤加重,对可疑脊髓损伤病人要由3名以上急救员同时行动,移动前行颈部固定,移动过程中保持头、颈、脊柱成一条直线。要注意判断现场的危险程度,注意有无引起施救者伤亡的情况,如着火、爆炸、触电等。

2. 迅速判断伤情 判断伤情由医护人员或经专门训练的急救员进行,通过看、问、听及简单的体格检查,按照 A、B、C、D、E 顺序作出伤情判断。

A:气道情况(airway),呼吸道是否通畅,有无呼吸困难。

B：呼吸情况（breathing），有无自主呼吸，呼吸是否正常。

C：循环情况（circulation），检查有无大出血，测血压、体表动脉搏动及毛细血管充盈时间。

D：神经系统障碍（disability），检查瞳孔，有无意识障碍及程度、偏瘫或截瘫。

E：充分暴露（exposure），充分暴露伤员各部位，检查有无危及生命的损伤。

3. 伤员分类 分类的目的在于区分病人的轻重缓急，使危重而有救治希望的病人得到优先处理。根据判断伤情结果做出分类，可分为危、重、轻、死亡四类，分别以红、黄、绿、黑卡片标记：①危：指有生命危险的损伤，如心搏呼吸骤停、通气障碍、循环障碍及昏迷。②重：指各种长骨骨折、眼与耳损伤、大面积软组织损伤及无意识障碍的颅脑外伤，或虽有致命损伤但经初步急救得到控制者。③轻：如软组织挫伤、擦伤、各种短骨骨折等。④死：心跳、呼吸停止 30 min 以上未经心肺复苏者。

4. 紧急施救 对短时间内威胁生命的损伤进行现场处理，然后才可送至医院。优先抢救红卡危重病人，次优先抢救黄卡重症病人，再诊治绿卡病人，黑卡病人无需抢救或治疗。

此外，创伤急救在院前急救中常见，详见本书第十章。

二、现场急救常用外伤急救技术

现场急救中外伤常见，止血、包扎、固定是基本急救技术。准确、及时、有效地应用这些技术，往往能挽救病人生命、防止病情恶化、减轻伤员痛苦以及预防并发症等。实施外伤现场救护原则先重后轻，先急后缓；先止血后包扎，先固定后搬运。

（一）止血

各种外伤一般都会有出血，如不及时抢救，短时间内可危及病员的生命或发生严重的并发症。因此，及时、准确、有效地进行止血能减少出血，保存有效血容量，防止休克的发生，从而为伤病员最终获得成功救治赢得宝贵的时间。

1. 出血部位的判断 出血可分为内出血和外出血，内出血时血液流向体腔或组织间隙，外出血指血液自创面流出。现场急救止血主要适用于外出血。对于伤员，除了判断有无出血之外，还要判断是什么部位、什么血管出血，以便采取正确、有效的止血方法。

（1）内出血 一是确定呕血、咯血、便血、尿血，从而判断相关内脏有无出血；二是出现全身症状，如面色苍白、出冷汗、四肢发冷、脉搏快弱等，根据腹痛的表现、有无腹腔积液及昏迷、呕吐，从而判断消化道及脑等重要脏器有无出血。

（2）外出血 分为三种：①动脉出血：血液呈鲜红色，以喷射状流出，失血量多，危害性大，若不立即止血，危及生命。②静脉出血：血色暗红，血液缓缓流出，出血速度较缓慢，出血量逐渐增多，如不及时止血，时间长，失血量逐渐增多，亦可危及生命。③毛细血管出血：血液呈水珠状渗出，颜色从鲜红色变暗红色，失血量少。多能自动凝固止血。伴有较大的伤口或创面时，若不及时处理，也可引起失血性休克。

观察出血的性质有困难时（如夜间抢救），应从脉搏的强弱、快慢，呼吸是否浅而快，意识是否清醒，皮肤温度及衣服被血液浸湿的情况来判断伤员出血的程度及出血量，并迅速采取止血措施。

2. 止血方法 出血部位、性质不同，危险性不同，止血方法也有所区别。原则上应根据出血部位及现场的实际情况选择最佳方法，使用急救包、消毒敷料、绷带等，在紧急情况下，现场任何清洁而合适的物品都可临时作为止血用物，如手帕、毛巾、布条等。小伤口出血，只需用清水或生理盐水冲洗干净，盖上消毒纱布、棉垫，再用绷带加压缠绕即可。静脉出血，除上述包扎止血方法外，还需压迫伤口止血。用手或其他物体在包扎伤口上方的敷料上施加压力，使血流变慢、血凝块易于形成。这种压力必须持续 5～15 min 才可奏效，较深的部位如腋下、大腿根部可将纱布填塞进伤口再加压包扎。将受伤部位抬高也有利于静脉出血的止血。动脉出血宜先采用指压止血法,根据情况再改用其他方法如加压包扎止血法、填塞止血法或止血带止血法。

(1)指压止血法:适用于头部、颈部及四肢动脉等中等或较大动脉出血,以及较大范围的静脉和毛细血管出血的临时止血。用手指、手掌或拳头以及膝关节压迫伤口近心端动脉,将动脉压在下面的骨骼上,以暂时阻断血流,达到临时止血的目的。指压止血法属应急措施,因动脉有侧支循环,故效果有限且压迫时间不宜过长,应及时根据现场情况改用其他止血方法。实施指压止血法,应正确掌握四肢等部位的血管行径和压迫止血点。常见部位的压迫止血点及方法如下。

①头顶部出血:示指或拇指压迫同侧耳廓前方颧弓根部的搏动点(伤侧耳前,对准耳屏上前方 1.5 cm 处即颞浅动脉),将动脉压向颞骨(图 2-2-1)。

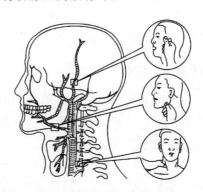

图 2-2-1 头面部、颈部出血常用指压部位

②颜面部出血:示指或拇指压迫同侧下颌骨下缘中后部,咬肌前缘的搏动点(面动脉),将动脉压向下颌骨上(图 2-2-1)。

③头颈部出血:用拇指或其他四指压迫同侧气管外侧与胸锁乳突肌前缘中点之间的强搏动点(颈总动脉)(图 2-2-1),用力压向第 6 颈椎横突处。但绝不能同时压迫两侧的颈总动脉,以免造成大脑缺血、缺氧。一侧颈总动脉压迫止血时间也不能太长,以免引起化学和压力感受器反应而危及生命。

④头后部出血:拇指压迫同侧耳后乳突下稍后方的搏动点(枕动脉),将动脉压向乳突。

⑤肩部、腋窝和上肢出血:拇指压迫同侧锁骨上窝中部的搏动点(锁骨下动脉),将动脉压向第 1 肋骨(图 2-2-2)。

⑥上臂出血:一手抬高患肢外展 90°,另一手拇指在腋窝中点将腋动脉压向肱骨头(图 2-2-2)。

⑦前臂出血:抬高患肢,压迫上臂下 1/3 段、肱二头肌内侧肱动脉末端,用四指指腹将动脉压向肱骨干(图 2-2-2)。

⑧手部出血:两手拇指分别压迫手腕部横纹稍上内、外侧搏动点(尺、桡动脉),将动脉分别压向尺骨和桡骨,因尺动脉、桡动脉在手掌部有广泛的吻合支,所以必须同时压迫尺动脉、桡动脉。伤员自救时,可用健侧手拇指、示指压迫上述部位止血(图 2-2-2)。

⑨大腿出血:在腹股沟中点稍下方,用双手拇指或肘部压迫股动脉,将动脉压向耻骨上支。小腿出血可在腘窝中部压迫腘动脉。

⑩足部出血:双手拇指和示指分别压迫足背中部近踝关节处的搏动点(胫前动脉)和足跟内侧与内踝之间的搏动点(胫后动脉)。

(2)加压包扎止血法:适用于一般静脉、毛细血管和小动脉出血,是一种比较可靠的非手

Note

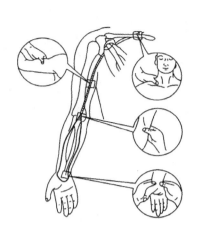

图 2-2-2　上肢出血常用指压部位

术止血方法,也是目前最常用的止血方法。体表及四肢外伤出血,大多可用加压包扎和抬高肢体来达到暂时止血的目的。先用急救敷料覆盖压迫创口,加压包扎即可止血,若效果不满意,可再加敷料用绷带或叠成带状的三角巾加压包扎,包扎范围应比伤口稍大。包扎时敷料要垫厚、压力要适当,同时抬高患肢以避免因静脉回流受阻而增加出血。有骨折或异物时不宜采用此法止血,以防病情加重。

(3) 填塞止血法:适用于颈部和臀部等较大而深的伤口,先用镊子将无菌敷料填入伤口内压紧,外加敷料及三角巾或绷带加压包扎。此方法应用范围较局限,且在清创取出填塞物时有再次大出血的可能,应尽快行手术彻底止血。

(4) 加垫屈肢止血法:利用四肢关节屈曲功能,在无骨关节损伤时可使用,多用于肘或膝关节以下的出血,且伤口位于关节的屈侧。在出血部位放置一绷带卷或纱布垫,然后用绷带、三角巾将肢体屈曲固定而达到止血的目的,如腋下、肘正中、腹股沟区、腘窝处出血均可使用此方法止血。此法伤员痛苦较大,有可能压迫神经、血管,且不便于搬动伤员,不宜首选,对疑有骨折或关节损伤的伤员,不可使用。

(5) 止血带止血法:只适用于四肢大出血的临时止血,当其他止血方法不能有效止血而有生命危险时,可采用此方法。专用的制式止血带有橡皮止血带(橡皮条和橡皮带)、充气止血带等,以充气止血带的效果较好。在紧急情况下,也可用绷带、三角巾、布条等代替。不能直接接触皮肤,必须在止血带下放好衬垫物。几种常用的止血带止血法如下。

①勒紧止血法:先在伤口上部用绷带或带状布料或三角巾折叠成带状,勒紧伤肢并扎两道,第一道作为衬垫,第二道压在第一道上适当勒紧以止血。

②绞紧止血法:将叠成带状的三角巾或绷带,平整地绕伤肢一圈,两端向前拉紧打活结,活结朝上,在结下穿一小木棒(或笔杆、筷子),旋转小木棒使绷带绞紧直到出血停止,然后将小木棒固定在肢体上。

③橡皮止血带止血法:在肢体伤口的近心端,用棉垫、纱布、衣服及毛巾等物体作为衬垫后再上止血带。以左手示指、中指夹住尾端后将尾端从止血带下拉过,由另一缘牵出,使之成为一个活结(图 2-2-3)。

④充气止血带止血法:充气止血带属气性止血带,是根据血压计原理设计的,有压力表指示压力大小,压力均匀,效果较好。将袖带绑在伤口的近心端,充气后起到止血的作用。

⑤卡式止血带止血法:将涤纶松紧带绕肢体一圈,然后将插入式自动锁卡插进活动锁紧开关内,一只手按住活动锁紧开头,另一只手拉紧涤纶松紧带,直至不出血为止。放松时用手向后扳放松板,解开时按压开关即可。

止血带是止血的应急措施,而且是危险的措施,过紧会压迫损害神经或软组织,过松起不

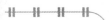

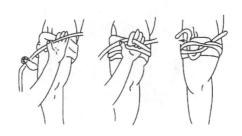

图 2-2-3 橡皮止血带止血法

到止血作用,反而增加出血量,过久会因长期缺血引起肌肉坏死、感染,甚至危及生命。使用止血带时应注意:①放置部位:止血带应扎在伤口近心端,尽量靠近伤口。上肢出血应扎在上臂的上 1/3 处(中 1/3 易损伤神经),下肢为股部的中下 1/3 交界处;前臂和小腿不宜用止血带止血,因为两者血管均在骨间穿过,达不到止血的目的。②松紧适宜关于止血带的标准压力,上肢为 250~300 mmHg,下肢为 300~500 mmHg,无压力表时以出血停止、远端触不到动脉搏动为原则。③皮肤衬垫:皮肤与止血带之间应使用棉垫、三角巾、毛巾或衣服等平整地垫好,避免损伤皮肤。切忌用绳索或铁丝直接扎在皮肤上。④控制时间:应越短越好,一般不超过 1 h,最长不宜超过 3 h;若需要延长,则应每隔 1 h 放松一次,每次历时 2~3 min,放松期间要在伤口内局部加压止血,以减少因放松止血带而引起的大量失血。⑤解除止血带:应在输液、输血和准备好有效的止血手段后缓慢松开止血带,并密切观察是否还有出血,切忌突然完全松开。⑥标记:必须在病人体表(止血带附近)作出明显的标志,注明伤情和开始使用止血带的时间。

(二)包扎

所有开放性伤口,在急救时都应立即妥善包扎。其目的是压迫止血、保护创面、防止进一步污染、减轻疼痛,有利于转运和进一步治疗。包扎前应先在伤口上盖好消毒敷料,常用于包扎的物品有三角巾、绷带、四头带和多头带等,也可用伤员或急救者的毛巾、手帕等。常见包扎方法如下。

1. 绷带包扎法 常用绷带有棉布、纱布和弹力绷带及石膏绷带等多种类型,宽窄和长度有多种规格。包扎时由肢体远端向近心端包扎,用力均匀,为防止绷带在肢体活动时逐渐松动滑脱,开始包扎时先环绕两圈,并将绷带头折回一角,在绕第二圈时将其压住,包扎完毕后再在同一平面环绕 2~3 圈,然后将绷带末端剪开成两股,打结,或用胶布固定。绷带包扎的基本方法及适用范围如下。

(1)环形包扎法:将绷带进行环形重叠缠绕,适用于各种包扎的起始和结束以及粗细相等部位如额、颈、手、腕、踝及胸腹部外伤的固定,是绷带包扎法中最基本、最常用的方法。

(2)蛇形包扎法:先将绷带进行环形法包扎,然后以绷带宽度为间隔,斜行上缠或下卷,每圈保持一定距离而不相重叠,最后再环形包扎。适用于固定夹板、敷料。

(3)螺旋形包扎法:先将绷带进行环形法包扎数周,然后将绷带向上缠绕,每周压住上一周的 1/3~2/3,最后再环形包扎。适用于直径大小基本相同的部位,如上臂、手指、躯干、大腿等。

(4)螺旋反折包扎法:每圈缠绕时均将绷带向下反折,并遮盖上一周的 1/3~1/2,反折部位应位于相同部位,使之成一条直线。适用于直径大小不等的部位,如前臂、小腿等。注意,不可在伤口上或骨隆突处反折。

(5)"8"字形包扎法:在伤处上下,将绷带自下而上,再自上而下,重复做"8"字形旋转缠绕,每周遮盖上一周的 1/3~1/2,适用于直径不一致的部位或屈曲的关节部位,如肩、髋、膝等。

（6）扇形包扎法：先在关节部位进行"8"字形包扎，然后以关节为中心，从两头向关节斜行缠绕，称为向心形扇形包扎；反之，由关节向两头缠绕称为离心形扇形包扎。向心形扇形包扎最后一圈易脱落，所以常用离心形扇形包扎。

（7）回返式包扎法：先将绷带以环形包扎法缠绕数周，由助手在后部将绷带固定，反折后绷带由后部经肢体顶端或截肢残端向前，也可由助手在前部将绷带固定，再反折向后，如此反复包扎，每一来回均覆盖前一次的 1/3～1/2，直到包住整个伤处顶端，最后将绷带再环绕数圈将反折处压住固定。此法多用于包扎没有顶端的部位，如指端、头部或截肢残端。

2. 三角巾包扎法 使用三角巾，两底角打结时应为外科结（方结），比较牢固，解开时将某一侧边和其底角拉直，即可迅速解开。三角巾用途较多，可折叠成带状作为悬吊带或用于肢体创伤及头、眼、下颌、膝、肘、手部伤口较小的包扎；可展开或折成燕尾巾，用于包扎躯干或四肢的大面积创伤；也可两块连接成燕尾式或蝴蝶式（两块三角巾顶角连接在一起）进行包扎，但展开使用时若不包紧，敷料容易松动移位。常见不同部位的各种三角巾包扎法如下。

（1）头面部的包扎：

①顶部包扎法：三角巾底边折叠约两横指宽，底边的正中放于伤员的前额，顶角经头顶垂于枕后，然后将两底角经耳后向后扎紧，压住顶角，在枕部交叉再经耳后绕到前额打结。最后将顶角向上反折嵌入底边内（图 2-2-4）。

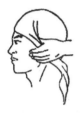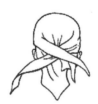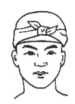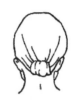

图 2-2-4 顶部包扎法

②风帽式包扎法：在顶角底边中点各打一结，将顶角结放在额前，底边结置于枕部，然后将两底边拉紧向外反折后，绕向前面将下颌部包住，最后绕到颈后在枕部打结。

③面部三角巾包扎法：将消毒的三角巾顶角打结，结放于头顶，包住头面部，在眼、鼻和口部各剪一个小洞，将两个底角拉紧至颈后交叉，再绕到颈前打结。或把结放在下颌部，罩住面部及头部，将底边两端拉紧至枕后交叉，再绕到前额打结。

④额部包扎法：将三角巾折成 3～4 指宽的带状巾，先在伤口上垫敷料，将带状巾中段放在敷料处，然后环绕头部打结。打结位置以不影响睡眠和不压迫伤口为宜。

⑤头部三角巾十字包扎法：适用于下颌、耳部、前额、颞部小范围伤口，三角巾折成 3 指宽的带状巾，于 1/3 处放于下颌，两手持两底角分别经耳部向上提，长端绕头顶与短的一端在颞部交叉成十字，然后两端水平均环绕头部经额、颞、耳上、枕部打结。

⑥眼部包扎法：包括单眼包扎法和双眼包扎法。a. 单眼包扎法：将三角巾叠成 4 指宽的带状巾，斜放在眼部，将下侧较长的一端经枕后绕到额前压住上侧较短的一端后，再环绕头部到健侧颞部，与翻下的另一端打结。b. 双眼包扎法：将 4 指宽的带状巾中央部先盖在一侧伤眼，下端从耳下绕至枕后，经对侧耳上至眉间上方压住上端继续绕到头部到对侧耳前，将上端反折斜向下，盖住另一伤眼，再绕耳下与另一端在对侧耳上打结。

（2）胸（背）部的包扎：

①胸部三角巾包扎：适用于一侧胸部外伤，将三角巾顶角越过伤侧肩部，垂在背部，使三角巾底边中央正对伤部下侧，将底边两端围绕下胸部至背部打结，再将三角巾顶角上的系带穿过底边与其固定打结。

②背三角巾包扎：与胸部三角巾包扎方法相同，不同的是三角巾的大部分放在病人背

部,并在胸部打结。

（3）腹部及臀部包扎：

①腹部包扎：双手持三角巾两底边,将底边拉直放于腹部受伤部位的上方,顶角放在会阴部,两底角向后在腰部打结,顶角由两腿间拉向后与左右两底角打结。

②双侧臀部包扎法：多用两块三角巾连接成蝴蝶巾式包扎,将打结部放在腰骶部,底边的各一端在腹部打结后,另一端则由大腿后方绕向前,与其底边打结。

（4）四肢包扎法：

①上肢三角巾包扎法：将三角巾一底角打结后套在伤侧手上,结的余头留长一些备用,另一底角沿手臂后侧拉到对侧肩上,顶角包裹伤肢适当固定,前臂屈到胸前,拉紧两底角打结。

②上肢悬吊包扎法：将三角巾底边的一端置于健侧肩部,屈曲伤侧肘80°左右,将前臂放在三角巾上,然后将三角巾向上反折,使底边另一端到伤侧肩部,在背后与另一端打结,再将三角巾顶角折平用安全针固定（大悬臂带）。也可将三角巾叠成带巾,将伤肢屈肘80°用带巾悬吊,两端打结于颈后（小悬臂带）。

③手（足）三角巾包扎法：将手（足）放在三角巾上,手指（或足趾）对准三角巾顶角,将顶角提起反折覆盖全手（足）背部,折叠手（足）两侧的三角巾使之符合手（足）的外形,然后将两底角绕腕（踝）部打结。

④足与小腿三角巾包扎法：将足放在三角巾的一端,足趾向着底边,提起顶角和较长的一底角包绕肢体后于膝下打结,再用短的底角包绕足部,于足踝处打结固定。

3. 包扎注意事项

（1）包扎伤口前,首先暴露伤口,先简单的清创并盖上消毒纱布,敷料应完全遮盖伤口,伤口大出血者先止血再包扎,不可用手和脏物触摸伤口,不宜用水冲洗伤口（化学伤除外）,不轻易取出伤口内异物,不可把脱出体腔的内脏回纳。操作时小心谨慎,以免加重疼痛或导致伤口出血及污染。

（2）包扎要牢靠,松紧适宜,过紧会影响局部血液循环,过松容易使敷料脱落或移动。

（3）包扎时使伤员体位保持舒适,皮肤皱褶处与骨隆突处要用棉垫或纱布作衬垫,需要抬高肢体时,应给予适当的扶托物,包扎的肢体必须保持于功能位置。有骨关节损伤时,包扎后同时进行外固定。

（4）包扎方向为从远心端向近心端,以帮助静脉血液回流。包扎四肢时,应将指（趾）端外露,以便观察血液循环。

（5）绷带固定时一般将结打在肢体的外侧面,严禁在伤口上、骨隆突处或易于受压部位打结。

（6）解除绷带时,先解开固定结或取下胶布,然后以两手互相传递松解。紧急时或绷带已被伤口分泌物浸透干涸时,可用剪刀剪开。

（三）固定

骨折固定也是创伤急救的基本技术。恰当的固定能减轻伤员的痛苦、防止骨折移位、防止再损伤、便于伤员搬运。所有四肢骨折均应进行固定,脊柱损伤、骨盆骨折及四肢广泛组织创伤在急救中也应相对固定。固定器材最理想的是夹板,类型有木质、金属、充气性夹板或可塑性树脂夹板,还有其他的如特制的颈部固定器（颈托）、各种肢体支具等。但在紧急时可因地制宜,就地取材,还可直接用伤员的健侧肢体或躯干进行临时固定。

1. 常用临时固定方法

（1）头部骨折固定：头部骨折一般不需固定。下颌骨折固定的方法同头部三角巾十字包扎法。

（2）颈部固定：颈部损伤病人，伤员仰卧，在头枕部垫一薄枕，使头颈部呈正中位，头部不可前屈或后仰，亦不可左右转动，可在颈部两侧用盐袋或衣物挤压。有颈托者直接用颈托固定即可。

（3）锁骨骨折固定：用敷料或毛巾垫于两腋前上方，将三角巾叠成带状，两端分别绕两肩呈"8"字形，拉紧三角巾的两头在背后打结，并尽量使两肩后张。也可在背后放 T 字形夹板，然后在两肩及腰部各用绷带包扎固定。一侧锁骨折，可用三角巾将患侧手臂悬兜在胸前，限制上肢活动即可，现在亦可用操作简单的锁骨固定带来进行固定。

（4）肋骨骨折固定：方法同胸部外伤包扎，可直接用胸带外固定。

（5）上臂骨折固定：用长、短两块夹板，长夹板置于上臂的后外侧，短夹板置于前内侧，然后用绷带或带状物在骨折部位上、下两端固定，再将肘关节屈曲 90°，使前臂呈中位，用三角巾将上肢悬吊固定于胸前。若无夹板，可用两块三角巾，其一将上臂成 90°悬吊于胸前，于颈后打结，其二叠成带状，环绕伤肢上臂包扎固定于胸侧（亦可用绷带）。

（6）前臂骨折固定：协助伤员屈肘 90°，拇指在上，取两块夹板，其长度超过肘关节至腕关节的长度，分别置于前臂内、外侧，用绷带或带状三角巾在两端固定，再用三角巾将前臂悬吊于胸前，置于功能位。

（7）大腿骨折固定：将长夹板或其他代用品（长度自腋下到足跟）放在伤肢外侧，另用一短夹板（长度自大腿根部到足跟），肢体与夹板的空隙部位加棉垫，用绷带、带状三角巾或腰带等分段固定。足部用"8"字形绷带固定，使脚与小腿呈直角。也可用大腿托支具外固定。

（8）小腿骨折固定：取长短相等的夹板（长度自足跟到大腿）两块，分别放在伤腿内、外侧，用绷带或带状三角巾分段固定。紧急情况若无夹板，可将伤员两下肢并紧，两脚对齐，将健侧肢体与伤侧肢体分段用绷带固定在一起，注意在关节和两小腿之间的空隙处加棉垫以防包扎后骨折部弯曲。

（9）胸、腰椎骨折固定：立即使伤员俯卧于硬板上，不可移动，必要时可用绷带固定伤员，在伤处垫一薄枕，使脊柱稍向前。

2. 注意事项

（1）若有伤口和出血，应先止血、包扎，然后再固定骨折部位；若有休克，应先行抗休克处理。

（2）在处理开放性骨折时，刺出的骨折断端在未经清创时不可直接还纳伤口内，以免造成感染。

（3）夹板固定时，其宽度要与骨折的肢体相适应，长度必须超过骨折上、下两个关节。

（4）夹板不可与皮肤直接接触，其间应用棉垫或其他软织物衬垫，尤其在夹板两端、骨隆突处及悬空部位应加厚衬垫，防止局部组织受压或固定不稳。

（5）固定应松紧适度，一般以扎带提起能上下移动 1 cm 为宜，过紧会影响血液循环。肢体骨折固定时，一定要将指（趾）端露出，便于随时观察末梢血液循环情况。

（6）四肢骨折和脊柱骨折应就地固定，固定时应避免不必要的搬动，以免增加伤者的疼痛和血管神经损伤。

（7）四肢骨折固定时，应先捆扎骨折的近端，然后捆扎其远端。

三、搬运与现场急救后转运

经过现场急救处理后，部分病人需要送到医院治疗，其目的是寻求或完成更好的诊疗措施以期改善预后。此过程中涉及搬运与转运。

（一）常用搬运法

搬运伤员的基本原则是及时、安全、迅速地将伤员搬至医院，避免再次损伤。火线或现场搬运多为徒手搬运,也可用专用搬运工具或临时制作的简单搬运工具。规范、科学地搬运对伤员的抢救、治疗和预后都是至关重要的。

1. 一般伤员的搬运方法

(1)器械搬运:多采用担架搬运法,这是院前急救最常用的搬运方法,需要 2~4 人。目前最常用的担架有普通担架、轮式担架。用担架搬运伤员必须注意:对不同伤情的病员要求不同的体位、伤员抬上担架后要系好安全带、伤员上下楼梯时应保持头部高位,尽量保持水平位,担架上车后应固定且伤员保持头前脚后体位,以减少车辆行驶过程中因惯性对伤员造成的意外伤害。

床单、被褥搬运及椅子搬运:此法是在无担架时,徒手搬运的基础上利用身边可利用的材料对伤员进行搬运,并不常用。

(2)徒手搬运法:若现场没有担架、转运路程较近、伤员病情较轻时,可用采用徒手搬运法。

①单人搬运:a. 迁托法:将伤员放在油布或雨衣上,将两个对角或双袖扎在一起固定伤员的身体,用绳子牵拉着匍匐前进。b. 搀扶法:搬运者站在伤员一侧,伤员一手搭在搬运者肩上,搬运者用外侧的手拉住伤员的手腕,另一手扶持伤员的腰背部,扶其行走。适用于伤情较轻、能够站立行走的伤员。c. 抱持法:搬运者站于伤员一侧,一手托其背部,另一手托其大腿,将伤员抱起。有知觉的伤员可用手抱住搬运者的颈部。d. 手托肩捎法:伤员捎在肩上,伤员躯干绕颈背部,其上肢垂于胸前,搬运者一手压其上肢,另一手托其臀部。e. 背驮法:搬运者站在伤员的前面,微弯背部,将伤员背起。此法不适用于胸部伤的伤员。若伤员卧于地上,搬运者可躺在伤员的一侧,一手抓紧伤员双臂,另一手抱其腿,用力翻身,使其负于搬运者的背上,然后慢慢站起。

②双人搬运:a. 双人搭椅法:两名搬运者对立于伤员两侧,然后以左膝跪地,各用一手伸入伤员的大腿下面并互相紧握,另一手彼此交替支持伤员的背部。b. 拉车式搬运法:一名搬运者站在伤员的头部,两手从伤员腋下抬起,将其头背抱在自己怀里;另一名搬运者站在伤员两腿中间,同时抬起伤员的两腿并面朝前,然后两人步调一致抬起伤员前行。c. 平抬或平抱搬运法:两人并排将伤员平抱,或者一前一后、一左一右将伤员平抬起。注意此方法不适用于脊柱损伤者。

③三人或多人搬运:三人可并排将伤员抱起,齐步一致向前。六人可面对面站立,将伤员平抱进行搬运。

2. 特殊伤员的搬运方法

(1)脊柱、脊髓损伤:疑有或确定脊柱、脊髓损伤伤员,在搬运时,原则上 3 人以上同时进行,且用力均匀,动作一致,顺应伤员脊柱或躯干轴线,滚身至硬担架上,或三人用手同时将伤员平直托至木板上;切忌单人背驮、抱持、拉车式等方法。如有颈部损伤,应由专人牵引伤员头部,颈下需垫一小软枕,使头部与身体成水平位置,颈部两侧用沙袋固定或用颈托。

(2)腹部伤:将伤员仰卧位,屈曲下肢,腹肌放松,防止腹腔脏器受压脱出。已脱出的内脏严禁回纳腹腔。

(3)昏迷:使伤员头转向一侧或侧卧于担架上,以利于呼吸道分泌物的引流。

(4)骨盆损伤:先将骨盆用三角巾或大块包扎材料做环形包扎后,让伤员仰卧于门板或硬质担架上,膝微屈,膝下加垫。

(5)身体带有刺入物:应先包扎好伤口,妥善固定好刺入物,才可搬运。搬运途中避免震动、挤压、碰撞,以防止刺入物脱出或继续深入。刺入物外露部分较长时,应有专人负责保护刺入物。

(6)颅脑损伤:使伤员取半坐卧位或侧卧位,保持呼吸道通畅,保护好暴露的脑组织,并固定好头部,防止震动。

（7）胸部伤：胸部受伤常伴有开放性血气胸,需先包扎,变开放为闭合。搬运封闭后的气胸伤员时,应使伤员取半坐卧位,以坐椅式双人搬运法为宜,有条件者使用担架。

3. 注意事项

（1）搬运过程中,动作要轻巧、敏捷、步调一致,避免震动,以减少伤病员的痛苦。

（2）根据不同的伤情或环境采取不同的搬运方法,避免再次损伤和由于搬运不当造成的意外伤害。

（3）搬运过程中,应注意观察伤病员的伤势与病情变化。

（4）注意搬运者的自身保护,遵照人体力学规律提、抬、举及伸臂、弯腰,防止搬运者自身的脊椎、韧带以及肌肉损伤。

（5）对骨折、脱位及大出血病人,应先止血、固定后再搬运。输液病人要注意保持液体通畅。

（二）转运简介

根据运输工具不同可分为陆地转运、空中转运、水路转运。除常见的急救车外,如条件允许,大规模灾难期间成批重症伤员转运亦可考虑铁路运输。直升机运送病人可避免交通拥堵,实现跨越复杂地形长距离快速运输,在发达国家已很普及,国内也有部分地区开始尝试,已取得较好效果。

转运决策应充分权衡获益与风险,因此,转运前应该充分评估转运的获益及风险。

对于转运危重者,一般应在生命体征平稳情况下进行,但对有生命危险或容易致残的重伤者,亦可实施紧急转运。转运途中应密切监护病人的神志、脉搏、呼吸、血压,不中断抢救如抗休克、呼吸支持等,防止继发伤,尽可能降低转运过程对病人原有监护、治疗措施的影响。必须记录转运途中病人的一般情况、生命体征、监测指标、接受的治疗、突发事件及处理措施等。

有条件者,应在转运途中,将有效信息传送给拟到达医院或科室,以便其做好相应的急救准备与安排,节约时间,提高效率。

转运后到达接受科室或医院后,急救人员应与接收科室或医院负责接收治的医务人员进行正式交接以落实治疗的连续性,交接的内容包括病人病史、重要体征、实验室检查、治疗经过,以及转运中有意义的临床事件,交接后应书面签字确认。

第三节　医院急诊科

医院急诊科是急诊医疗体系中的重要组成部分,主要负责急诊病人转运至医院后的救治。院内急诊是院前急救的继续,是医院急诊工作的前沿。急诊科的建设情况直接影响到 EMSS 最终救治效果。

1. 急诊科的模式　大多数国家首先由院前急救机构将急诊病人分为轻、中、重和专科病人,一般先将病人送至基层医院,然后再将基层医院无能力收治的病人逐级上转到中等或大型医院。

我国急诊病人可以到任何医院自由就诊,大中城市的急诊科拥挤现象愈演愈烈,其中绝大部分为普通急诊。这种情况导致部分危重病人无法安置在就近的大型医疗机构进一步救治,病人及其家属出现不满情绪等等。如何减少我国急诊科拥挤现象,尚需进一步探索。

目前国内外尚无统一的急诊科模式,主要存在以下三种类型。

（1）独立型：急诊科医护人员完全固定，负责诊治全部急诊病人，包括普通急诊病人的诊治和急诊危重病人的抢救，也管理重症监护病房和急诊病房。该模式在急诊病人量不大的医院，医疗质量较高，管理也方便。

（2）半独立型：急诊科有部分固定医护人员，急诊专科医生主要负责急诊危重病人的抢救，并管理重症监护病房和急诊病房，其他医生定期轮换，主要负责普通急诊病人的诊治工作。这一模式的急诊专科医生人数较少，限制了急诊专业的业务拓展。

（3）轮转型：急诊科无固定医生，各种急诊病人均由各专科派出在急诊科轮转的医生接诊，再交由各专科病房医生诊治。这种模式无法满足现代医疗服务体系的要求，趋于淘汰。

2. 急诊科的设施和设备　急诊科基础建设要求明确区分急诊病人轻重缓急的就诊区，使有限的急诊医疗资源起到真正"救急"作用。一般将急诊科就诊区分为 ABC 区：①A 区为抢救区，对即刻有生命危险的急危重症病人，不挂号、分诊，即刻送到抢救室展开抢救。②B 区为危重病就诊区，主要用于不易搬动的危重病病人就诊。这类病人进急诊科后边做检查边治疗，直到明确诊断并住院，整个过程都在床上。③C 区为一般病人就诊区，主要用于各种常见病、多发病病人就诊。

急诊科要求有心电图、除颤仪、多功能监护仪、吸引装置、供氧装置、喉镜、气管插管、简易呼吸机、呼吸机、洗胃机、心脏起搏器等各种抢救设备。有条件的医院还可配置移动式手术设备和器械，便于即刻急救手术。急诊化验、急诊 X 线检查、急诊 B 超检查、急诊 CT 均与急诊科在同一水平面上，方便急诊病人检查诊断。

3. 急诊科的任务　急诊科在 EMSS 系统中承担的主要任务：①诊治各个专科急性疾病或慢性病急性发作；②对急诊症状如胸痛、腹痛、昏迷等进行诊断和鉴别诊断；③对院前急救送来的急危重症病人进行进一步诊治；④对即刻威胁生命的疾病如心搏骤停、窒息、急性中毒、休克、多发伤、多器官功能障碍综合征及各种大出血进行抢救。

第四节　重症监护

在临床实际工作中，院外发生的危重病人多以急诊的方式进入医院，因而重症监护和急诊关系十分密切。重症监护是急诊医疗服务体系重要的一部分，专门收治各类危重病病人，运用各种先进的医疗技术、现代化的监护和抢救设备，对其实施集中的加强治疗和护理，最大程度确保病人的生存及随后的生命质量。重症监护多在重症监护室（intensive car unit，ICU）进行。一般二级医院都设有重症监护室，又称为重症加强治疗病房。

重症监护病房是抢救急危重症病人的重要场所，其工作内容就是精心监护和精准救治。实践证明，ICU 在重症病人的救治中具有降低死亡风险的效果，所以被广泛用于有生命威胁的各种疾病的抢救、治疗和护理中。同时高科技医疗仪器设备的不断研发亦为重症监护的发展提供了可能。

1. ICU 的进入与转出　ICU 往往收治有生命危险但仍有救治可能的各种急危重症病人，包括严重创伤、中毒、各种休克、各种急性脏器功能衰竭、中枢神经系统急症、代谢性疾病危象等。对于已明确脑死亡者、慢性消耗性疾病终末状态、严重的传染病病人不收入综合性重症监护病房。危重病人在 ICU 经过抢救治疗，渡过危重阶段，病情稳定后，要转出 ICU，进入普通病房继续治疗。

2. ICU 的设施设备与人员配置　综合 ICU 一般设在医院内较中心的位置，并与手术科室、麻醉科等邻近。一般趋向于大病房，病房宽畅、通路及分区明确。设有中心监护台，能观察到所有被监护病人。重症监护病房的室内建筑和设施要求均高于普通病房,以最大限度地方便及时监护和抢救危重病人。如为了保证不断电,备有多套电源系统。诊疗器械除普通病房必备外,常配备有心电图记录监测仪、心输出量测定仪、除颤器、多功能呼吸机、血气分析仪、肠外营养配置净化装置、肺功能检查仪、氧饱和度监测仪、血液净化机等。

ICU 的人员配置取决于医院的大小、性质、人力和财力状况以及教学、科研活动的需求等。虽有不同,但一般是由医院内综合素质好的医护人员组成。主任(副主任)医师通晓各科专业和基础理论知识,具有卓越的管理能力,丰富处理危重病人的经验。主治医师也必须具备有多学科的专业知识,独立而全面地处理各科危重病人的能力。正规护校毕业的护士经过 2 年以上的一般临床护理工作及手术室工作才有条件做 ICU 护士。住院医师、护士长和护士均要接受专业培训,医学理论知识全面,熟悉各类病人的抢救流程,能熟练地操作各种医疗监测仪器,具有良好的职业素质和急救处理的应变能力。

专科的重症监护病房近年来发展迅速。各专科重症监护病房则设在各专科病区内,收治各专科内危重病人,如心肌梗死收入冠心病重症监护病房;烧伤重症监护病房收治大面积烧伤病人;神经科重症监护病房收治各种脑血管意外病人等。部分医院还单独设立了急诊重症监护病房。

3. ICU 的监护与隔离 ICU 的重点之一就是精心监护,而且 ICU 病人有一个共同的特点,即病情危重。除特殊监护外,都需要起码的基本日常监护,即一般监护。一般监护常常包括用监护仪监测心率、心电及呼吸;密切观察记录生命体征、出入量等内容。

特殊监护因病情而异,如血管内插管病人的监护、气管插管及气管切开病人的监护、昏迷病人的监护等,具体内容可参看本书第七章相关内容。

因重症传染一般不收入综合性重症监护病房,故 ICU 面临的隔离主要是本身无传染性疾病而需保护性隔离的危重症病人。如严重烧伤、免疫功能受损的病人(特别是接受骨髓移植的病人)需保护性隔离。最好将保护性隔离区单独设置。

4. 重症病人的转运 为寻求或完成更好的诊疗措施以期改善预后,ICU 常涉及重症病人转运,转运途中病人发生并发症的风险增加,甚至死亡。转运前应将转运的必要性和潜在风险告知,获取病方的知情同意并签字。

重症病人转运分为院内转运及院际转运;院内转运是指在同一医疗单位不同医疗区域之间的转运;院际转运是指在不同医疗单位之间的转运。

院内转运由主管医师决定,由接受过专业训练,具备重症病人转运能力的医务人员实施。通常由转运床完成,配备便携式监测仪、简易呼吸器、负压吸引装置、充足的氧气、基本的复苏用药(肾上腺素和抗心律失常药物),病情特殊者应携带相应设备及药物。

院际转运则需由转出医院主管医师和接收医院共同商议,并且最终应由接收医院主管医师决定。院际转运运输方式需要综合考虑病人的疾病特征、转运距离、转运缓急、转运环境、护送人数、携带设备、准备时间、路况和天气以及病人的经济承受能力等。转运方式通常包括陆路转运及飞行转运。陆路转运最为常见,通常由救护车完成。直升机飞行转运多用于陆路难以到达的特殊情况。固定翼飞机飞行转运的准备时间较陆路转运明显延长,且起飞前及着陆后仍需要车辆转运,这些因素均可能拖延转运,因此需综合考虑。

院前急救、院内急诊和重症监护病房这三部分既构成一个整体,又各具独立功能,三者相互依从,构成一个急救生命链。这个体系构架的不断完善和功能的充分发挥可以使急危重症病人救治效率得到极大提高,使存活率上升、致残率下降。

本章小结

急诊医疗服务体系由院前急救、院内急诊及重症监护病房三部分有机结合。院前急救包括现场急救与院前转运。院内急诊是院前急救的继续。重症监护病房是急诊医疗服务体系重要的一部分,专门收治各类危重病病人。三者既构成一个整体,又各具独立功能,构成一个急救生命链,使急危重症病人救治效率得到极大提高。

目标检测

一、选择题

1.下列哪项不属于急诊医疗服务体系?(　　)

A.现场急救　　B.院前转运　　C.手术室　　D.ICU　　E.急诊科

2.下列可作为院前转运交通工具的是(　　)。

A.救护车　　B.火车　　C.直升机　　D.固定翼飞机　　E.以上都是

3.一严重胸痛,初步诊断急性心肌梗死的病人,由120救护车送至某大型三甲医院,此时处理最为恰当的是(　　)。

A.在急诊科抢救　　　　　　B.进入胸痛绿色通道

C.立即转入心内科诊治　　　D.立即送入ICU抢救

E.立即挂号,门诊迅速完善相关检查

4.ICU常备的设备一般不包括(　　)。

A.CT机　　B.心电图机　　C.除颤仪　　D.呼吸机　　E.血液净化机

5.下列关于重症病人转运描述不正确的是(　　)。

A.转运前完善告知及知情同意手续

B.院内转运通常由转运床完成

C.转运需由接受过专业训练,具备重症病人转运能力的医务人员实施

D.转运由转出医院主管医师决定

E.院际转运中陆路转运最为常见

二、简答题

1.院前急救的基本原则是什么?

2.急诊科在EMSS系统中承担的主要任务是什么?

(蒋飞)

第三章　常用急诊诊疗技术

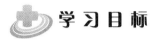 学习目标

1. 掌握　能够正确地实施各项常用急诊诊疗技术。
2. 熟悉　各项常用急诊诊疗技术的适应证、禁忌证及并发症处理。
3. 了解　各项常用急诊诊疗技术的注意事项。

第一节　气管内插管(经口)及气管切开术

案例导入

　　病人,男,60岁。因胸骨后疼痛2 h于门诊就诊。就诊时突发心搏聚停,急诊科给予心肺复苏同时为病人行气管内插管支持呼吸。

　　1. 为该病人实施气管内插管的目的是什么?

　　2. 气管内插管的适应证和禁忌证有哪些?

　　3. 如病人门齿分开不足以置入麻醉喉镜,还可以采用什么方式建立高级气道?

　　气管内插管和气管切开置管,是解除呼吸道梗阻、保证呼吸道通畅、抽吸下呼吸道分泌物、进行辅助呼吸和机械通气的有效途径。气管内插管是指将一特制的气管内导管经声门置入气管内的操作,这是一种院内最常见的高级气道的建立方式,能为气道通畅、通气供氧、呼吸道吸引和防止误吸等提供最佳途径。气管切开与气管内插管效果相似,但是当病人需要气管内置管超过72 h以上、气管内插管不成功、呼吸道痰液过于黏稠难以吸出时,院内病人往往会首先考虑气管切开,以减少病人出现并发症的风险。

【气管内插管术】

　　气管内插管术是通过口腔或鼻腔经咽喉部将气管导管插入气管内的一项技术,根据插管时是否利用喉镜暴露声门分为明视插管和盲探插管。可选择经口、鼻途径(即称为经口气管内插管术、经鼻气管内插管术)。经口气管内插管术是最方便而常用的插管方法,也是快速建立可靠人工气道的方法,现介绍如下。

1. 适应证

　　(1) 呼吸衰竭需机械通气者。

　　(2) 手术麻醉或昏迷者。

　　(3) 气道梗阻或呼吸道分泌物过多又不能自主清除呼吸道分泌物,胃内容物反流或出血随时有误吸者。

Note

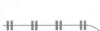

（4）病人自主呼吸突然停止。

（5）不能满足机体的通气和氧供的需要而需机械通气者。

2. 禁忌证

气管内插管无绝对禁忌证,但病人存在以下情况时不宜行气管内插管,推荐行气管切开术。

（1）喉头、气道急性炎症,喉头严重水肿者。

（2）胸主动脉瘤压迫气管者。

（3）颈椎外伤者。

（4）喉部异物或肿瘤未清除者。

（5）严重的凝血障碍者。

（6）上下门齿分开不超过 3 cm 的病人,因下颌骨折不宜经口气管内插管者。

（7）因鼻息肉、鼻咽部血管瘤、颅底骨折而不宜行经鼻气管内插管者。

3. 操作步骤

（1）操作前准备:

①用物准备:准备好气管导管、喉镜、导管芯、吸痰管、吸引器、呼吸面罩及呼吸气囊、开口器、牙垫、局麻药及润滑剂等。检查插管所需设备性能,在气管导管远端涂抹润滑剂备用。

②操作者准备:戴口罩、帽子、手套,必要时穿隔离衣,戴防护眼镜。

③病人准备:检查病人张口是否受限,取下活动性义齿等。

（2）体位:病人仰卧,头后仰、颈上抬,使口、咽、气管处于同一轴线上。

（3）加压给氧:准备插管的同时,给予加压纯氧吸入,其目的是置换出肺内二氧化碳,尽可能使血氧饱和度达到 90% 以上。

（4）开口,喉镜暴露声门:操作者位于病人的头侧,用右手拇指推开病人的下唇和下颌,示指抵住上门齿,以二指为开口器,使嘴张开。左手持喉镜,使带照明的喉镜呈直角倾向喉头,沿右侧口角置入,将舌体推向左侧,使喉镜处于口腔正中,见到悬雍垂(暴露声门的第 1 个标志)后推进喉镜达舌根,稍上提喉镜,即可见到会厌的游离边缘(暴露声门的第 2 个标志);如用直喉镜可直接显露声门,如用弯喉镜,见到会厌后必须将喉镜片置入会厌与舌根交界处,再向前上提喉镜,才能使会厌翘起,看到杓状软骨间隙(暴露声门的第 3 个标志),再用力上挑,则可看到声门。声门呈白色,透过声门可见呈暗黑色的气管,声门下方为食管黏膜,呈鲜红色并关闭。

（5）插入导管:暴露声门后右手持已润滑的导管,将其尖端斜口对准声门,在病人吸气末(声门打开时),顺势轻柔地将导管沿弧形弯度插入气管内,插入声门 1 cm 后应立即拔出管芯,将导管继续旋转插入气管,一般成年男性 24～26 cm(距门齿),女性为 20～22 cm。

（6）确认插管部位:导管插入气管后,立即塞入牙垫,然后退出喉镜。检查确认导管是否在气管内。可将面颊凑近导管外端,感觉有无气体进出;或挤压呼吸气囊,观察胸部有无起伏,或听诊两肺呼吸音是否对称,以确认导管是否在气管内。有条件者可拍摄 X 线胸片,以进一步调整导管位置,气管导管远端应在隆突上 3～4 cm。

（7）固定:证实导管已准确插入气管内后,用长胶布妥善固定导管和牙垫。向导管前端的气囊内注入空气 3～5 mL,如需人工通气,则接上呼吸机。

4. 注意事项

（1）插管前检查所需用物是否齐全、喉镜电源灯泡是否可用、导管气囊是否漏气等。操作中密切监测血氧饱和度、心率和血压。

（2）插管时力争充分暴露,动作要轻柔、准确,以防损伤周围组织。

（3）插管后应检查两肺呼吸音是否对称,以防误入单侧支气管而引起肺不张。

（4）置管时间一般不宜超过 72 h,时间过长可致声带或呼吸道黏膜损伤、出血感染甚至气管狭窄或导管阻塞。

（5）加强气道及气囊护理，注意调整气囊压力。

【气管切开术】

气管切开术是将颈段气管前壁切开放入硅胶或金属套管，以保持呼吸道通畅的一种手术。其作用包括开放气道、解除梗阻、引流呼吸道分泌物等。

1. 适应证

（1）上呼吸道阻塞：包括喉部炎症、肿瘤、外伤、异物等引起的严重喉阻塞。

（2）下呼吸道分泌物阻塞：各种原因引起的昏迷、吞咽障碍、咳嗽反射抑制，下呼吸道分泌物不能自行咳出。

（3）预防性气管切开：作为口腔、鼻咽、颌面、咽、喉或颈部大手术的辅助手术。

（4）需要较长时间应用机械通气治疗者。

（5）清除气管异物：当条件受到限制时，可经气管切开途径取出异物。

2. 禁忌证 无绝对禁忌证，严重出血性疾病或气管切开部位以下阻塞者不宜行气管切开术。

3. 操作步骤

（1）用物准备：如气管切开包、无影灯、吸引器、吸氧装置、缝合线、吸痰管、电凝止血设备、气管套管等手术器械、抢救设备和药品。

（2）体位：病人仰卧，肩下垫一小枕，头后仰，使气管上提并与皮肤接近，手术时充分暴露气管（图3-1-1）。

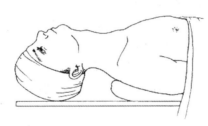

图 3-1-1　气管切开体位

（3）消毒与麻醉：对下颌骨下缘至上胸部皮肤常规消毒，操作者戴无菌手套，铺洞巾。用1%普鲁卡因或利多卡因于颈部前正中线局部浸润麻醉。

（4）切口：多选择纵切口，术者用左手拇指和示指固定喉部，自甲状软骨下缘至胸骨上窝处沿前正中线纵行切开皮肤和皮下组织，长4～5 cm。暴露两侧颈前带状肌交界的白线。亦可选择横切口：在甲状软骨下方2 cm处横行切开。

（5）分离气管前组织：用止血钳沿白线上下向深部分离两侧颈前肌，并用拉钩将分离的肌肉牵向两侧，以暴露气管前壁、甲状腺峡部及甲状腺下静脉丛。

（6）切开气管：将甲状腺峡部向上游离，显示第3、4、5气管软骨环。用注射器经3、4气管软骨环间穿刺，若抽吸有气体，则确认为气管，用刀尖（刀刃向上）挑开第2、3或第3、4软骨环（图3-1-2）。刀尖切勿插入过深，以免刺伤气管后壁和食管前壁。

（7）插入气管套管：切开气管后，用气管撑开器或弯止血钳伸入并撑开气管切口，插入大小合适、带有管芯的气管套管外管，立即取出管芯，当即有气体及分泌物喷出，用吸引器吸出分泌物。必须用手固定气管导管，否则病人咳嗽时套管有可能被咳出。

（8）固定气管套管：根据切口大小，可在切口上端缝合1～2针，用一块剪开一半的纱布垫入伤口和套管之间，放入内套管。气管套管插入后用带子将其牢固系于颈部，松紧适度约伸入一指，以防脱出。也可用凡士林纱条填塞于切口四周，覆盖24 h后将纱条取出。手术完成。

知识链接 3-1

23

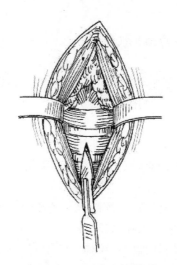

图 3-1-2　向上挑开气管环

（9）拔管：如原发病已治愈、炎症消退、呼吸道分泌物不多、病情稳定,可考虑拔管。拔管前先试行堵内套管 1～3 天,可逐步由堵 1/3、1/2 至全堵。堵管期间要密切观察病人呼吸情况,若出现呼吸困难、病人不能耐受,应及时去除栓子。如无呼吸困难,即可拔管。拔管后床边仍需准备气管切开包,以便病情反复时急救。

4. 注意事项

（1）气管第 1 软骨环和环状软骨不可切断,以防喉狭窄。

（2）气管套管要固定牢靠,经常检查系带松紧,以防脱落窒息。带有气囊的套管应每小时放气 5 min,然后再适当充气,以防气管黏膜受压坏死。

（3）保持气管套管通畅以及气道湿化,随时清除套管、气管、口腔内分泌物。病室内应保持适当的温度和湿度,防止分泌物干结堵管,减少下呼吸道感染的机会。

【经皮穿刺气管切开术】

经皮气管切开术是一种新型微创手术,具有操作方法简便、快捷、安全、创伤性小等优点,已部分取代正规气管切开术。

操作方法与常规气管切开相似,手术要点如下。

1. 体位及麻醉　同常规气管切开术。

2. 切口　在颈前正中气管第 1～2 或 2～3 软骨环处做一 1.5 cm 长的横切口,并做钝性分离。

3. 穿刺　注射器接穿刺套针并抽吸生理盐水或 2% 利多卡因 5 mL,经切口于第 1～2 或 2～3 软骨环间进行穿刺,回抽见气泡,即证实穿刺针在气管内,拔出针芯,送入穿刺套管。

4. 置入导丝　用注射器再次证实穿刺套管在气管内,沿穿刺套管送入导丝,抽出穿刺套管。

5. 扩张气管前壁　先用扩张器沿导丝扩开气管前组织及气管前壁（图 3-1-3）,再用气管扩张钳顺导丝分别扩张气管前组织及气管前壁,拔出扩张钳。气管前壁扩张后气体可从皮肤切口逸出。

6. 放置气管套管　沿导丝将气管套管送入气管,拔出管芯和导丝,及时吸引套管内痰液及血液。将球囊充气,最后固定气管套管,包扎伤口,手术完毕。

【环甲膜切开术】

对于病情危重,需紧急抢救的气道阻塞病人,可先行环甲膜切开术,待呼吸困难缓解后,再行正规气管切开术。环甲膜切开术的手术要点如下。

1. 体位　病人取仰卧位,去枕、肩下垫小枕、头后仰。

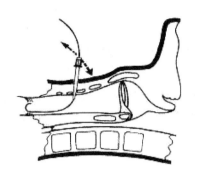

图 3-1-3 扩张器扩开气管前组织及气管前壁

2. 消毒麻醉 常规消毒麻醉。情况紧急时可不考虑消毒和麻醉问题。

3. 切开,置入套管 术者左手示指摸出甲状软骨下缘和环状软骨上缘,再用示指和拇指固定甲状软骨侧板,右手持刀在环甲膜下半部横行切开环甲膜约 1 cm,用气管钩提起环状软骨、用刀柄或止血钳撑开伤口,使空气进入,随即插入橡皮管或气管套管并固定。

4. 固定 安全固定气管套管,连接呼吸器。手术时应避免切伤环状软骨,以免术后出现喉狭窄。梗阻稍缓解后,应尽快补做正规气管切开术。消毒并缝合环甲膜切口,用敷料包扎。

5. 环甲膜穿刺术 情况十分紧急时,可用一粗注射针头经环甲膜直接刺入声门下区,亦可暂时减轻喉阻塞症状。

第二节 深静脉穿刺置管术

知识链接
3-2

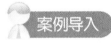

案例导入

　　病人,男,40 岁。因车祸致意识障碍 2 h 急诊来院。查体:见病人全身多处开放性伤口,面色苍白,肢端湿冷,血压 60/40 mmHg。

　　1.如何给上述病人建立静脉通道?

　　2.该方法的适应证和禁忌证有哪些?

　　深静脉穿刺置管术是危重病急救中常用的操作技术之一,也称中心静脉穿刺置管术,指经体表穿刺至深静脉(锁骨下静脉、颈内静脉或颈外静脉、股静脉),插入各种导管至大血管管腔或心腔内。

【适应证】

(1)需要快速补充血容量以复苏而外周静脉穿刺困难者。

(2)胃肠外营养或输注对血管有刺激性或高渗性药液者。

(3)血液透析或血浆置换术。

(4)危重病人抢救和大手术时行中心静脉压监测者。

【禁忌证】

(1)穿刺局部感染、皮损者。

(2)有明显出血倾向者为相对禁忌证。

【操作步骤】

　　目前,多采用导引钢丝外置管法(Seldinger 法)。常用的穿刺部位有锁骨下静脉、颈内静脉和股静脉。

Note

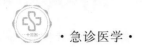

（一）锁骨下静脉穿刺置管术

锁骨下静脉穿刺置管术可分为经锁骨上路置管和经锁骨下路置管。

1. 体位 病人肩部垫一薄枕，取头低 15°～30°仰卧位，头转向穿刺点对侧，双肩下垂时锁骨中段抬高，从而使锁骨下静脉与肺尖分开。

2. 穿刺点 一般选择右锁骨下静脉，以防止损伤胸导管。可经锁骨上路及锁骨下路两种途径穿刺。

（1）锁骨上路途径：取胸锁乳突肌锁骨外侧缘，锁骨上方约 1 cm 处为穿刺点。针尖指向胸锁关节，针身与身体正中线及锁骨各成 45°，在冠状面保持水平或向前略偏成 15°，一般进针 1.5～2 cm 可进入静脉。此途径指向锁骨下静脉与颈内静脉交界处，穿刺目标范围大，成功率常较颈内静脉穿刺为高，且安全性好，可避免胸膜损伤或刺破锁骨下动脉。

（2）锁骨下路途径：穿刺点为锁骨与第一肋骨相交处，取锁骨中、内 1/3 交界处，锁骨下方约 1 cm 为穿刺点，针尖向内，轻向上指，向同侧胸锁关节后上缘进针，沿锁骨与肋间隙进针，如未刺入静脉，可退针至皮下，针尖改指向甲状软骨下缘进针。或取锁骨中点锁骨下方 1 cm 处，针尖指向胸骨上切迹进针，针身与胸壁成 15°～30°，一般刺入 2～4 cm 可入静脉。此点便于操作，但进针过深易引起气胸。

3. 准备工作 常规消毒皮肤，铺洞巾。

4. 穿刺 在选定的穿刺点做皮下浸润麻醉，取吸有生理盐水 3 mL 的注射器，连接穿刺针，按上述穿刺部位相应进针方向及角度进针，入皮下后应推注少量生理盐水，然后边缓慢进针边抽吸，至有落空感并吸出暗红色血液且回血通畅即示已入静脉。固定穿刺针，取下注射器，经穿刺针尾孔插入导引钢丝至预计深度（不超过 12 cm）后拔出穿刺针，在导引钢丝导引下捻转推入静脉导管，至所要求的深度，拔出导引钢丝，将静脉连接测压或输液装置，缝针固定静脉导管，以无菌敷料包扎。

（二）颈内静脉穿刺置管术

1. 体位 病人肩部垫一薄枕，取头低 15°～30°仰卧位，头转向穿刺点对侧。

2. 穿刺点定位 一般选择右侧。因右颈内静脉与无名静脉、上腔静脉几乎成一条直线，且血管较左颈内静脉粗，穿刺成功率较高；右侧无胸导管，穿刺并发症少。依照穿刺点与胸锁乳突肌的关系分三种入路。

（1）前路：在胸锁乳突肌前缘中点（距中线约 3 cm，相当于甲状软骨上缘水平），术者左手示指、中指向内侧推开颈动脉，在其外缘 0.5 cm 处进针，针身与皮面成 30°～50°，针尖指向锁骨中、内 1/3 交界处或同侧乳头。

（2）中路：在胸锁乳突肌的锁骨头、胸骨头和锁骨形成的三角区顶端处（距锁骨上缘 2～3 横指）进针，针身与皮面（冠状面）成 30°，与中线平行，针尖指向同侧乳头。中路可避开颈总动脉，穿刺成功率较高。

（3）后路：在胸锁乳突肌外侧缘中、下 1/3 交界处进针，针身水平位，经胸锁乳突肌深部向胸骨柄上窝方向穿刺。针尖勿向内侧过深刺入，以防损伤颈总动脉。

3. 穿刺 常规消毒皮肤，铺洞巾。用盛有局麻药的注射器接长针头在选定的穿刺点做皮下浸润麻醉，按上述相应进针方向及角度试穿，进针过程中持续轻回抽注射器，见回血后，记住方向、角度及进针深度后拔针。取抽吸生理盐水 3 mL 的注射器，连接穿刺针按试穿方向、角度进针，接近试穿深度时注射器保持适当负压缓慢进针，见回血通畅，即进入静脉。

4. 置管 穿刺针进入静脉后行固定，经穿刺针尾孔插入导引钢丝至预计深度（一般穿刺点至上腔静脉近右心房处 15～20 cm）后拔出穿刺针，经导引钢丝导引下捻入外套管或导管，到达所要求的深度，拔出导引钢丝，将外套管或导管连接测压或输液装置，缝针固定外套管或导管,用无菌敷料包扎,胶布固定。

（三）股静脉穿刺置管术

1. 体位 取仰卧位,臀部稍垫高,穿刺侧的大腿放平,稍外旋、外展。

2. 穿刺点 在髂前上棘与耻骨结节连线的中、内 1/3 交界处下方 2～3 cm、股动脉搏动点内侧 1 cm 处,为穿刺点。

3. 穿刺 常规消毒皮肤,穿刺点做皮下浸润麻醉,以左示指、中指触及股动脉后向内侧移动 1 cm 左右,即以左示指、中指分开压迫股静脉,右手持吸有生理盐水 3 mL 的注射器,连接穿刺针,由穿刺点向上成 45°～60°斜刺或垂直穿刺,边缓慢进针边抽吸,若抽出暗红色血液且回血通畅即提示已穿入静脉。

4. 置管 抽得静脉回血后,操作同上。深度一般至导引钢丝插入 15～20 cm。

【注意事项】

（1）严格掌握适应证和禁忌证,并履行告知义务。

（2）严格遵守无菌操作规程。

（3）穿刺时不宜过深或过浅。若抽出的回血呈鲜红色,提示穿入动脉,应拔出针头,另行穿刺,并做好局部按压,防止出血。

（4）准确选取穿刺点及掌握进针方向、角度及深度。如达一定深度未见回血,应边吸边退针,至皮下调整方向后再做穿刺。禁止稍退针就反复穿刺,以免损伤血管。

（5）应熟知穿刺部位的局部解剖关系,操作要轻柔,术后密切观察。

（6）颈内静脉穿刺置管时,一般不选左侧颈内静脉,因其紧贴胸膜顶,易致气胸及损伤胸导管。

（7）颈内静脉及锁骨下静脉穿刺置管后,需胸透或摄片,了解导管置入深度及是否出现气胸、血胸等并发症。

第三节 胸腔穿刺术及胸腔闭式引流术

案例导入

病人,女,40 岁。因车祸致呼吸困难 1 h 急诊来院。查体:左侧胸部明显隆起,呼吸急促,左侧呼吸音消失。

1. 病人急需的处理是什么?

2. 该方法的适应证和并发症有哪些?

一、胸腔穿刺术

胸腔穿刺术可明确胸腔内有无气体、血液或积液,并明确积液的性质;抽吸气体或积液,从而减少对肺的压迫,促进肺复张;还可进行胸腔内给药。

【适应证】

（1）诊断性穿刺。

（2）治疗性穿刺,如抽吸气体或积液。

（3）胸膜腔内注射药物。

【禁忌证】

无绝对禁忌证。局部感染、严重肺气肿或广泛肺大疱及凝血机制障碍者慎行。

【操作步骤】

1. 物品准备 胸腔穿刺针、注射器、胸穿包、消毒用品、留取标本所用试管和量杯等。同时备好抢救物品,以备急用。

2. 体位 胸腔积液病人多取坐位,嘱病人面向椅背坐于椅上,双上肢平置于椅背上缘,前额枕于前臂。病重者可取仰卧位或半坐卧位,将前臂置于枕部。气胸病人一般取坐位或半坐卧位。

3. 穿刺点 胸腔积液(积血、积脓)者,应取胸部叩诊实音最明显处或通过 B 超或 X 线透视检查定位;一般选择肩胛下角线第 7~9 肋间或腋中线与腋后线的第 6~8 肋间。气胸病人一般选择锁骨中线第 2 肋间。定位后用甲紫溶液在皮肤上标记。

4. 消毒、铺巾和麻醉 常规局部皮肤消毒,术者戴无菌手套,铺无菌孔巾。用 1%~2% 利多卡因 2~3 mL,边进针边注入局麻药做逐层浸润麻醉至胸膜(注射前均须先回抽)。并顺势刺入胸膜腔,试抽胸腔积液,记录针头进入深度。拔出注射器。

5. 穿刺 以止血钳夹住穿刺针尾的胶皮管,左手示指、中指固定穿刺点皮肤,右手持穿刺针沿穿刺点肋间的肋骨上缘垂直缓慢刺入,当穿过壁层胸膜进入胸腔时,可感到针尖抵抗感突然消失的"落空感"。以 50 mL 注射器接上胶皮管,松开止血钳,抽吸胸腔积液。注射器抽满后,助手夹紧胶皮管,取下注射器,将积液注入容器中。如此反复。

6. 拔针 完成抽液后可按需要注射药物,然后拔出穿刺针,局部消毒后以无菌敷料按压 1~3 min,用胶布固定,嘱病人卧床休息。

【注意事项】

(1)操作前应向病人说明穿刺的目的,以消除其顾虑,取得配合(穿刺过程中应避免说话、咳嗽、深呼吸或变动体位)。

(2)进针时应沿肋骨上缘垂直进针,以免损伤肋间神经和血管。

(3)控制抽吸速度。一次穿刺抽气、抽液量不宜过多,速度不宜过快,诊断性穿刺抽液量一般为 50~100 mL,以减压为目的时首次抽液量一般不超过 600 mL,以后不超过 1000 mL,以免造成纵隔摆动、胸腔内压突然降低而危及生命。感染性胸腔积液应一次抽尽。创伤性血胸宜间断放积血、加快输血输液速度、密切观察血压等。

(4)紧急情况的判断及处理

①胸膜反应:部分精神紧张的病人在穿刺过程中会出现胸膜反应,表现为穿刺过程中出现头晕、出汗、面色苍白、心悸、胸闷等,或连续咳嗽、咳泡沫样痰、气促等症状,应立即停止抽液,让病人平卧,密切观察血压、呼吸、脉搏情况,多数可自行缓解。必要时皮下注射 0.1% 肾上腺素 0.3~0.5 mL 或进行其他对症处理。

②复张性肺水肿:大量胸腔积液病人经大量或较快放液后,肺组织迅速复张导致单侧肺水肿,多发生于肺复张后 1 h 内,一般不超过 24 h。表现为剧烈咳嗽、呼吸急促、胸痛、烦躁不安、眩晕、心悸等,继之咳大量白色或粉红色泡沫样痰,偶伴发热、恶心呕吐,严重者可出现休克甚至昏迷。听诊患侧肺野满布湿啰音,呼吸频率加快,心动过速等。应立即纠正低氧血症,必要时机械通气,对症治疗。

二、胸腔闭式引流术

【适应证】

(1)中等量以上的气胸、血胸以及开放性气胸、张力性气胸。

(2)大量胸腔积液或者持续胸腔积液。

（3）脓胸或合并有食管-支气管瘘者。

（4）开胸手术后常规引流。

【禁忌证】

无绝对禁忌证,凝血机制障碍者慎行。

【操作步骤】

1. 操作前准备 ①病人准备:测生命体征,向病人以及家属讲明操作目的并取得病人配合,签署知情同意书。②用物准备:胸腔闭式引流手术包、闭式引流管、引流装置、无菌手套、皮肤消毒用物、局麻药品、必要的影像学资料。③操作人员准备:两人配合操作,戴口罩、帽子、手套,必要时穿隔离衣,戴防护眼镜。

2. 体位 病人取半坐卧位或平卧位(生命体征未稳定者取平卧位)。

3. 选择穿刺部位 气体引流通常在锁骨中线第 2 或第 3 肋间。胸腔积液或积血引流选腋中线或腋后线之间的第 6～8 肋间。液气胸时应以引流积液为主。

4. 消毒、铺巾和麻醉 常规皮肤消毒,铺无菌手术巾,术者戴口罩、帽子及无菌手套。用 1%～2%利多卡因 3～4 mL 局部浸润麻醉切口区胸壁各层,直至胸膜。

5. 切开、置管 沿肋间走行切开皮肤和皮下组织 2～3 cm,钝性分离肌层,经肋骨上缘伸入止血钳,分开肋间肌肉各层直到胸腔,见有液体涌出时立即置入引流管;引流管伸入胸腔深度不宜超过 4 cm,缝合皮肤切口并结扎固定引流管,覆盖无菌纱布;纱布外以长胶布环绕引流管后粘贴于胸壁。

6. 连接水封瓶 引流管末端连接胸腔闭式引流瓶,将接水封瓶的胶皮管固定于床面上。引流瓶置于病床下不易被碰倒的地方。

7. 拔管 胸腔闭式引流后引流量逐渐减少,24 h 少于 50 mL,水柱停止波动,无气体排出,或脓胸病人经治疗后脓腔容量小于 10 mL,可考虑闭管。夹闭引流管 24～36 h 后无胸闷、憋气等症状,听诊呼吸音清晰,摄胸片示胸腔内无积气、积液,肺复张良好即可拔管。拔管时应先消毒切口周围皮肤,拆除固定缝线,以血管钳夹住近胸壁的引流管,用 12～16 层纱布及 2 层凡士林纱布覆盖引流口,术者一手按住纱布、嘱病人深吸气后屏气,另一手握住引流管迅速拔出。并用面积超过纱布的大块胶布将纱布完全封贴在胸壁上,48～72 h 后更换敷料。

【注意事项】

（1）每日帮助病人适当变动体位,或鼓励病人深呼吸,达到充分引流的目的。注意保持引流管通畅,不使其受压或扭曲。

（2）记录每天引流量及其性状变化。若发现引流液性状改变,应常规做引流液培养及药敏试验。

（3）引流管应始终置于水平面以下 3～4 cm 处。

（4）更换消毒水封瓶时,应先用血管钳临时阻断引流管,待更换完毕后再重新开放引流管,以防止空气被胸腔负压吸入。

知识链接
3-3

第四节　洗　胃　术

洗胃术是通过胃管向胃内注入液体,混合胃内容物后再抽出的方法,以达到清除胃内未吸收的内容物和/或经胃黏膜重新分泌入胃内的毒物、药物的目的。对急性中毒者,洗胃术是一项极其重要的抢救措施。

Note

【分类】

1. 催吐洗胃术 呕吐是人体排除胃内毒物的本能自卫反应。因催吐洗胃术简便易行,对于服毒物不久,且意识清醒的急性中毒病人(除外服腐蚀性毒物、石油制品及食管静脉曲张致上消化道出血等),是一种有效的自救、互救措施。

2. 胃管洗胃术 将胃管从鼻腔或口腔插入,经食管到达胃内,先吸出毒物后注入洗胃液,并将胃内容物排出,以达到消除毒物的目的。口服毒物的病人有条件时应尽早插胃管洗胃,不要受时间限制。对于服大量毒物在 4～6 h 之内者,因排毒效果好且并发症相对少,故应首选此种洗胃方法。胃管洗胃术包括注射器抽吸洗胃法、漏斗洗胃法、电动洗胃机洗胃法三种。

【适应证】

(1) 清除胃内毒物。

(2) 抽除胃内残留物和胃液,为手术或其他治疗创造条件。

【禁忌证】

(1) 吞服腐蚀性毒物(强酸、强碱)。

(2) 伴有上消化道出血、食管静脉曲张、主动脉瘤、严重心脏病者。

(3) 中毒诱发惊厥未控制者。

(4) 食管、贲门狭窄或梗阻。

(5) 乙醇中毒:因呕吐反射亢进,插胃管时容易发生误吸。

【操作步骤】

1. 用物准备 洗胃机(或漏斗)、洗胃管、液体石蜡、纱布碗、注射器、止血钳、镊子、听诊器、洗胃液、开口器、牙垫、2 个带有刻度的盛水桶等。

2. 体位 取坐位(昏迷病人取左侧卧位),张口置牙垫。胸前垫防水布,盛水桶放于病人头部床下,弯盘放在病人的口角处。有义齿者应取出。

3. 确定插管深度 用胃管从病人鼻尖至剑突对比刻度,并做标示。

4. 插管 胃管前端涂液体石蜡,经鼻腔缓慢插入。插入过程中嘱清醒病人做吞咽动作以配合,对昏迷病人应轻轻抬起其头部,使咽喉部弧度增大,轻快地将胃管插入。胃管插入至标示处(成人约 50 cm),将末端浸入水中,观察有无气泡溢出,或用注射器向胃管内注入少许空气,听诊胃泡区有无气泡声,若有,则表明已到达胃内。

5. 抽尽胃内容物

(1) 漏斗洗胃法:接上漏斗,举漏斗高过头部 30～50 cm,每次将洗胃液慢慢倒入漏斗 300～500 mL。当漏斗内剩余少量洗胃液时,迅速将漏斗降至低于胃的位置,并倒置于盛水桶,利用虹吸作用排除胃内灌洗液。若引流不畅,再挤压橡皮球吸引,并再次高举漏斗注入洗胃液。反复灌洗直至灌洗液澄清、无任何气味为止。

(2) 电动洗胃机洗胃法:先接通电源并调试电动洗胃机,确定机械运行正常。将配置好的洗胃液倒入灌洗液桶,洗胃机上的药液管一端置入灌洗液桶液面以下,出水管放入污水桶内,洗胃机上的胃管端与病人胃管相连接。按"手吸"键吸出胃内容物,再按"自动"键由其自动循环冲洗,每次进液量 300～500 mL。如发现有食物堵塞管道,水流减慢、不流,可交替按"手冲""手吸"键,重复数次,直到管路通畅,再按"手吸"键将残留液体吸出,而后按"自动"键,洗胃机继续自动洗胃,直至洗出液无味澄清为止。确认洗胃完成后,在"出胃"状态下将洗胃管与胃管分开,再关机。

6. 洗胃完毕 完成洗胃后,可根据病情从胃管内注入解毒剂、活性炭、导泻药等,然后反折胃管后迅速拔出。

7. 记录 记录灌洗液和洗出液总量和性质。协助病人漱口。

【注意事项】

（1）洗胃时间掌握总的原则，即愈早愈好，尽快实施。一般原则为服毒后 4～6 h 内洗胃最有效。但有些病人就诊时已超过 6 h，仍可考虑洗胃，以下因素可使毒物在较长时间留在胃内：①病人胃肠功能差，使毒物滞留胃内时间长；②毒物吸收后的再吸收；③毒物进入胃内较多；④有的毒物吸收慢，如毒物本身带有胶囊外壳等。

（2）洗胃过程中应随时观察病人生命体征的变化，如病人出现腹痛、休克或灌洗液呈血性等情况，应立即停止洗胃。

（3）向胃内置入导管动作应轻柔、敏捷、熟练，并确认导管已进入胃内（以抽出胃液最可靠）后开始灌洗，切忌将导管误入呼吸道而进行灌洗。置管时如出现剧咳、呼吸急促或发绀挣扎，表明误入气道，应迅速拔出，重新插管。昏迷和插管时伴呕吐者易发生吸入性肺炎，应予以警惕预防。

（4）要注意每次灌入量与吸出量的平衡。一般每次灌入 300～500 mL 即应进行抽吸。尤其是应用电动机正压送入洗胃液时应严密观察，切忌开机后操作者离开现场，以防灌注量过大引起急性胃扩张甚至胃穿孔，一次灌注量过多还易造成大量毒物进入肠内，致毒物吸收增多。应用电动洗胃机还应随时向瓶内添加洗胃液，以免向胃内送入大量空气。溃疡病合并幽门梗阻病人洗胃时，一次灌洗量应少，压力应低，防止出现穿孔或出血。电动洗胃机压力不宜超过 300 mmHg。

（5）对重度中毒昏迷病人，在洗胃过程中常因洗出液误吸引起吸入性肺损伤，因此应先行气管插管术后洗胃。

（6）水中毒及电解质紊乱：由于洗胃及其他各种原因使体内水分过多引起水平衡失调而发生水中毒。洗胃时大量的钾离子及氯离子丧失，且在补液时输入过多的糖、脱水治疗及激素的应用多会使钾离子丢失更严重。因此，洗胃时应注意低钾血症和低氯性碱中毒。

（7）常用洗胃液：洗胃液温度仪表为 30～35 ℃，温度过高可使血管扩张，加快毒物吸收。清水或生理盐水适用于毒物性质不明的急性中毒者；2％～5％碳酸氢钠溶液常用于除敌百虫以外的有机磷农药中毒、砷中毒等；1∶（2000～5000）高锰酸钾溶液常用于急性巴比妥类药物中毒、阿托品及毒蕈中毒及除对硫磷、乐果、马拉硫磷等以外的急性有机磷农药中毒。

（8）凡呼吸停止、心脏停搏病人应先行心肺复苏，再行洗胃术。洗胃前应检查生命体征，如有缺氧或呼吸道分泌物过多，应先吸取痰液，保持呼吸道通畅，再行洗胃术。在洗胃过程中应随时观察病人生命体征的变化，如病人感觉腹痛、出现流出血性灌洗液或休克现象，应立即停止洗胃。

（9）首次灌洗后应留取抽出液标本送化验，以鉴定毒物品种，便于指导治疗。

第五节　腹腔穿刺术

案例导入

病人，女，65 岁。因"肝硬化致腹部反复膨隆 2 年，加重 3 天"来院。查体：面色蜡黄，腹部膨隆，呼吸急促，双下肢水肿。

1. 病人急需的处理是什么？

2. 该方法的适应证和禁忌证有哪些？

腹腔穿刺术是临床上常用的诊疗手段之一,用于检查腹腔积液性质、腹腔给药和腹腔减压。

【适应证】

(1) 诊断性穿刺,明确腹腔积液的性质,协助病因诊断。

(2) 大量腹腔积液引起呼吸困难或腹胀时,需放腹腔积液者。

(3) 腹腔内注入药物以达到治疗目的。

(4) 施行腹腔积液浓缩回输术。

【禁忌证】

无绝对禁忌证,以下情况慎用,必要时在超声引导下进行。

(1) 广泛腹膜粘连、严重肠胀气者。

(2) 妊娠后期及巨大卵巢囊肿者。

(3) 包虫病、动脉瘤等。

【操作步骤】

1. 术前准备

(1) 用物准备:腹腔穿刺包、无菌手套、口罩、帽子、2%利多卡因、5 mL注射器、20 mL注射器、50 mL注射器、消毒用品、胶布、盛器、量杯、弯盘、500 mL生理盐水、无菌试管数只、多头腹带等。

(2) 穿刺前排空小便以免穿刺时损伤膀胱。

(3) 体位:根据病人情况采取适当体位,如坐位、半坐卧位、平卧位、侧卧位。

(4) 放液前后测体重、量腹围以便观察病情变化。

(5) 穿刺点选择:脐与髂前上棘连线的中外1/3交界处,此处可避免损伤腹壁下动脉;脐与耻骨联合上缘间连线的中点上方1 cm、稍偏左或偏右1~1.5 cm,此处无重要器官,穿刺较安全;侧卧位,在脐水平线与腋前线或腋中线交点处。此处穿刺多适用于腹膜腔内少量积液的诊断性穿刺;积液量少,或有包裹性分隔时,需在B超引导下定位穿刺。

2. 操作方法

(1) 消毒、铺巾、麻醉:穿刺处常规消毒、铺洞巾,术者戴口罩、帽子、无菌手套。

(2) 局部麻醉:自皮肤至腹膜壁层,用1%~2%利多卡因2~3 mL局部浸润麻醉。

(3) 穿刺:术者左手固定穿刺部位皮肤,右手持针经麻醉处垂直刺入腹壁,待针尖抵抗感突然消失时,表示针头已穿过腹膜壁层,助手戴手套后,用消毒血管钳协助固定针头,术者抽取腹腔积液,并留样送检。抽液完毕,拔出穿刺针,穿刺点用碘伏消毒后,覆盖无菌纱布,用胶布固定。嘱病人卧床休息。

(4) 诊断性穿刺:可直接用20 mL或50 mL注射器及适当针头进行穿刺。

(5) 大量放液时:用有针尾连有长胶管及水封瓶(或引流袋)的粗针头缓慢刺入腹腔,腹腔积液经胶管流入水封瓶(或引流袋)中,固定针头于腹壁。调整放液速度,适时将上腹部的多头带收紧,以防腹内压骤降而发生休克。放液完毕,拔出穿刺针,覆盖无菌纱布,用胶布固定,并用多头带包扎腹部。

【注意事项】

(1) 术中应密切观察病人有无头晕、心悸、恶心、气短、脉搏增快及面色苍白等,若出现上述症状应立即停止操作,使病人卧床休息,必要时注射高渗葡萄糖溶液。

(2) 一次放液不宜过快、过多,初次放液不可超过3000 mL。血性腹腔积液仅留取标本送检,不宜放液;肝硬化病人过多放液可诱发肝性脑病和电解质紊乱。

(3) 放腹腔积液时若遇流出不畅,可将穿刺针稍做移动或稍变换体位,必要时可在B超引导下定位穿刺。

（4）对大量腹腔积液者，在穿刺时应把腹壁皮肤向下或向外牵拉再穿刺，将针头潜行刺入，呈"Z"形进入腹腔，以使拔针后皮肤针眼与腹肌针眼错开，防止腹腔积液外溢。

（5）放液前后均应测量腹围、脉搏、血压，检查腹部体征，以便观察病情变化。

（6）术后嘱病人平卧，并使穿刺孔位于上方以免腹腔积液继续漏出；对腹腔积液量较多者，为防止漏出，在穿刺时即应注意勿使自皮肤到腹膜壁层的针眼位于一条直线上，方法是当针尖通过皮肤到达皮下后，即在另一手协助下，稍向周围移动一下穿刺针头，尔后再向腹腔刺入。如遇穿刺孔继续有腹腔积液渗漏时，可用蝶形胶布或火棉胶粘贴。大量放液后，需束以多头腹带，以防腹压骤降、内脏血管扩张引起血压下降或休克。

第六节 膀胱穿刺术

案例导入

病人，男，80岁。因"前列腺增生致排尿困难6 h"来院。查体：急性痛苦貌，腹痛拒按，膀胱充盈明显。急诊行导尿术失败。

1.病人急需的处理是什么？

2.该方法的适应证和禁忌证有哪些？

耻骨上膀胱穿刺术适用于急性尿潴留导尿术未成功，而又急需排尿或送检尿标本者。

【适应证】

（1）急性尿潴留导尿未成功者。

（2）需膀胱造口引流者。

（3）经穿刺取膀胱尿液做细菌培养者。

（4）小儿、年老体弱不宜导尿者。

【禁忌证】

（1）膀胱未充盈者。

（2）有下腹部手术史、腹腔粘连者。

（3）盆腔或者膀胱有肿瘤不宜穿刺者。

【操作程序及方法】

（1）用物准备：膀胱穿刺包（内有治疗巾1块、洞巾1块、无齿镊1把、止血钳1把、膀胱穿刺针1套、弯盘1个、药杯2个、5 mL及50 mL注射器各1具等）、消毒用品、持物钳、无菌手套、治疗巾、1000 mL量杯等。

（2）穿刺部位：耻骨联合中点上1～2 cm处，病人取仰卧位。

（3）叩诊证实膀胱充盈，洗手，戴口罩、帽子、无菌手套。助手打开膀胱穿刺包，并将治疗巾垫于病人臀下。

（4）常规消毒穿刺部位皮肤，铺洞巾，行局部浸润麻醉。

（5）左手拇、示指固定穿刺部位皮肤，右手持穿刺针在耻骨联合上缘2 cm中线处，针头与皮肤成45°角进针，刺入膀胱腔后有落空感，继续进入2～3 cm，见尿液流出，针头末端连接50 mL注射器，开始抽吸，满50 mL后夹管，将尿液注入量杯，如此反复操作。

（6）如用套管针穿刺做耻骨上膀胱造口者，在上述穿刺点行局麻后先做一皮肤小切口，将套管针刺入膀胱，拔出针芯，再将导管经套管送入膀胱，观察引流通畅后，拔出套管，妥善固定引流导管。

（7）操作完毕，拔除穿刺针，用碘酒消毒穿刺点，盖以纱布，胶布固定。

（8）清理用物，记录尿量及性质。

【注意事项】

（1）穿刺前膀胱必须充盈。

（2）穿刺部位要准确，必要时可在超声定位下穿刺。

（3）膀胱过度膨胀者，每次抽出尿液不得超过 1000 mL，以免膀胱内压降低，而导致出血或休克的发生。必要时留标本送验。

第七节　心包穿刺术

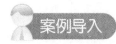

病人，男，40 岁。因"刀刺伤致意识障碍 3 h"来院。查体：病人昏迷，心音遥远。床旁超声提示：心包大量积液、心包填塞。

1.病人急需的处理操作是什么？

2.该方法的适应证和禁忌证有哪些？

心包穿刺术是借助穿刺针直接进入心包腔的一项诊疗技术。通过抽取心包积液解除心包填塞症状、明确心包积液性质、将药物注入心包腔。

【适应证】

1. 诊断性穿刺　需检查心包积液的性质以明确诊断者。心包积液，穿刺抽液以解除压迫症状者。

2. 治疗性穿刺　大量心包积液出现心包填塞症状、需穿刺放液缓解症状者，或需抽脓冲洗、注入治疗药物者。

【禁忌证】

（1）穿刺部位有感染者或合并菌血症或败血症者。

（2）出血性疾病或正在接受抗凝治疗者。

【术前准备】

（1）药品：2%利多卡因及各种抢救药品。

（2）器械：5 mL、50 mL 注射器、22 G 套管针、胸穿包。如需持续心包液引流则应准备穿刺针、导丝、尖刀、扩皮器、外鞘管、猪尾心包引流管、三通、肝素帽 2 个、纱布等。

（3）心脏监护仪、除颤器。

（4）术前行超声心动图检查协助确定部位、进针方向与深度。同时测量从穿刺部位至心包的距离，以决定进针的深度。

（5）建立静脉通路。

（6）向病人及家属说明手术目的及方法，解除紧张情绪。

（7）签署手术知情同意书。

【操作方法】

（1）病人一般取坐位或半坐卧位，暴露前胸、上腹部。

（2）穿刺部位：常用穿刺点有：①剑突下穿刺点：在剑突与左肋弓交界处穿刺针从剑突下、

Note

前正中线左侧刺入,针头与腹壁成 30°～40°,针尖向上、向后并稍偏左沿胸骨后壁进针。②心尖部穿刺点:在左侧第 5 肋间心绝对浊音界内 2 cm 处,由肋骨上缘进针,针尖方向向内、向后、稍向上并指向脊柱方向,缓慢刺入心包腔内。③右胸前穿刺点:在胸骨右缘第 4 肋间心绝对浊音界内 1 cm 处,穿刺针向内、向后指向脊柱推进。

(3)术者戴帽子、口罩及无菌手套,消毒局部皮肤,覆盖消毒洞巾。在穿刺点自皮肤至心包壁层做局部浸润麻醉。

(4)用 1⅒～2⅒ 利多卡因 2～3 mL 以小号针头刺入皮肤后,按上述进针方向缓慢进针,边进针边回抽,边注射做局部浸润麻醉。穿过心包壁层时针尖有"落空感",抽出液体后再注射麻药,并记录进针方向和深度,拔出注射器。

(5)将针尾带有胶皮管的穿刺针由穿刺点刺入皮肤(胶皮管先用止血钳夹住),穿刺进针方法同上,进入心包后可感到心脏搏动引起的震动,此时应稍退针,避免划伤心肌。助手立即用止血钳夹住针头以固定深度,术者将注射器套于穿刺针的胶皮管上,然后放松胶皮管上止血钳,缓慢抽吸积液,记录液体量并留标本送检。

(6)抽液完毕,拔出针头,针孔处消毒,覆盖消毒纱布,胶布固定。嘱病人卧床休息。

【注意事项】

(1)严格掌握适应证,应由有经验的医师操作或指导,并在心电监护下进行穿刺。穿刺及引流过程中要密切观察病人症状和生命体征的变化。为避免损伤心肌和血管,最好用套管针进行心包穿刺。

(2)穿刺点、进针方向要准确,深度要适当。一般进针深度心尖部穿刺点为 3～5 cm,剑突下穿刺点为 4～7 cm,同时应视积液多少和心浊音界大小而定。首次穿刺最好按超声波检查确定位置和深度进行或在超声波引导下穿刺,较安全、准确。

(3)穿刺针接管应保持轻度负压,边进针边抽吸,直至抽出液体。若未能抽出又未触到心脏搏动,应缓慢退回针头后改变进针方向重新穿刺,切勿盲目反复抽吸。

(4)首次抽液不宜超过 100 mL,再次抽液时一般也不宜超过 300 mL。抽液速度不宜过快、过多,以免因大量血液回心而导致肺水肿。但化脓性心包炎时应每次尽量抽尽脓液。

(5)术中和术后均应密切观察呼吸、血压、脉搏变化。若术中出现面色苍白、气促、出汗、心悸等症状,应立即停止手术,并进行相应处理。若抽出血性液体,应暂停抽液并观察出血性液体是否凝固,若短时间即凝固,表示很可能来自心脏,应立即终止手术。

(6)操作过程中防止空气进入。

第八节 三腔二囊管的应用

案例导入

病人,男,75 岁。因"大量呕血 2 h"来院。病人既往"肝硬化"病史 5 年。

1.目前适宜的止血方法是什么?

2.该方法的适应证和禁忌证有哪些?

三腔二囊管由三腔管、胃气囊和食管气囊组成,胃气囊和食管气囊附在三腔管的一端。三腔管由一个截面是半圆的腔道和两个截面是四分之一圆的腔道构成,胃气囊导管和食管气囊导管分别装在四分之一圆腔道内,胃导管装在半圆腔道内。管长 1 m,管内的近端在 45 cm、

60 cm和65 cm处标记（即贲门、胃中部、幽门的位置）。其原理是利用充气的气囊分别压迫胃底和食管下段的曲张静脉，以达到止血的目的。

【适应证】

肝硬化伴食管胃底静脉曲张破裂出血者。

【禁忌证】

冠心病、高血压及心功能不全者为相对禁忌证，无绝对禁忌证。

【操作步骤】

1. 操作前的准备

（1）物品准备：三腔二囊管1根、治疗碗、止血钳两把、弯盘1个、60 mL注射器、纱布数块、液体石蜡、血压计、蝶形胶布、滑轮牵引架、胃肠减压器、沙袋、牵引绳、牵引瓶盛水200 mL、绷带1卷。

（2）应认真检查三腔二囊管有无破裂、阻塞，测双囊气体量：胃气囊150～200 mL（压力为50 mmHg左右）、食管气囊100～150 mL（压力为10～40 mmHg左右）检查是否漏气，分别标记3个腔的通道。

2. 操作方法

（1）病人取平卧位或半坐卧位。

（2）将三腔管之前端及气囊涂液体石蜡，用注射器抽尽气囊内的气体。

（3）协助病人清洁鼻腔，可用咽喉部喷雾行表面麻醉。将管经鼻腔徐徐插入，至咽部嘱病人做吞咽动作以便于三腔管顺利送入。三腔管插入深度为60～65 cm时，用20 mL注射器抽吸胃管腔，吸出胃内容物，表示管端已达幽门部位。

（4）用50 mL注射器分别向胃囊管注气150～200 mL，注气完毕以止血钳夹住胃囊管，以免漏气。缓慢向外牵拉三腔管，遇有弹性阻力时表示胃气囊已压向胃底贲门部，用0.5kg重的物品（250 mL水即可）通过滑轮装置牵引固定三腔管。

（5）食管气囊可根据病人情况，确定是否注气，如需要，则向食管气囊内注气100～150 mL，即可压迫食管下段。用止血钳夹住食管囊管。胃管囊和食管囊须分别标记。

（6）在胃管端连接胃肠减压器，观察胃内是否继续出血。

【注意事项】

（1）用前应该检查管和囊的质量。橡胶老化或气囊充盈后囊壁不均匀者不宜使用。

（2）注射空气时，必须先向胃气囊内充气，再向食管囊内充气，以防止三腔管被牵拉脱出。

（3）胃气囊充气要足，以防牵引三腔管时，由于胃气囊充气少，而致胃气囊进入食管，压迫气管，引起窒息。若发生窒息，应立即拔除三腔管。食管气囊压力不宜过高，防止压迫食管黏膜发生溃疡。

（4）每隔12～24 h放气或缓解牵引一次，以免发生缺血坏死。一般放气30 min后可再充气，放气前口服液体石蜡20 mL。每4 h测量囊内压力并每2 h抽胃液一次，观察是否有出血。

（5）三腔管压迫期限为72 h，如有继续出血，可适当延长压迫时间。

（6）出血停止24 h后，可抽去食管囊内的气体，放松牵引，确无出血时再将胃气囊放气，继续观察24 h无出血，可考虑拔管。拔管时将气囊内之余气抽尽，病人口服液体石蜡20～30 mL，反折胃管，再缓慢地拔出。

（7）气囊压迫期间，须密切观察脉搏、呼吸、血压、心率的变化。

（8）使用三腔二囊管期间，病人应侧卧或头偏向一侧，便于唾液及口咽分泌物引流，应保持口腔清洁，防止口腔感染和误吸引起的吸入性肺炎。

本章小结

急救常用救护技术在院前急救、院内急诊、重症监护病房救护中起着至关重要的作用。本章主要内容包括常用急救技术的适应证、禁忌证、实施步骤、注意事项等。通过学习同学们要掌握常用急救技术操作步骤，熟悉各项急救技术的适应证以及禁忌证。在临床上能熟练地为病人实施各项急救技术，提高抢救成功率。

第三章参考答案

目标检测

一、单选题

1. 气管插管病人门齿必须开（　　）。

A. 1 cm   B. 2 cm   C. 3 cm   D. 4 cm   E. 5 cm

2. 气管内插管病人，气管内保留气管导管最长时间为（　　）。

A. 12 h   B. 24 h   C. 32 h   D. 72 h   E. 以上都不正确

3. 深静脉穿刺置管术的适应证不包括（　　）。

A. 需要快速容量复苏而外周静脉穿刺困难者

B. 胃肠外营养或输注对血管有刺激性或高渗性药液者

C. 血液透析或血浆置换术

D. 危重病人抢救和大手术时行中心静脉压监测

E. 以上都不正确

4. 胸腔闭式引流的适应证不包括（　　）。

A. 中等量以上的气胸、血胸以及开放性气胸、张力性气胸

B. 大量胸腔积液或者持续胸腔积液

C. 脓胸或合并有食管支气管瘘者

D. 开胸手术后常规引流

E. 以上都不正确

5. 洗胃术的禁忌证不包括（　　）。

A. 吞服腐蚀性毒物（强酸、强碱）

B. 伴有上消化道出血、食管静脉曲张、主动脉瘤、严重心脏病者

C. 中毒诱发惊厥未控制者

D. 食管、贲门狭窄或梗阻

E. 以上都不正确

6. 腹腔穿刺术的适应证不包括（　　）。

A. 诊断性穿刺，明确腹腔积液的性质，协助病因诊断

B. 大量腹腔积液引起呼吸困难或腹胀时，适当放腹腔积液缓解症状

C. 腹膜内注入药物以达到治疗目的

D. 施行腹腔积液浓缩回输术

E. 以上都不正确

7. 膀胱穿刺术的适应证不包括（　　）。

A. 急性尿潴留导尿未成功者

B. 需膀胱造口引流者

C. 经穿刺取膀胱尿液做细菌培养

Note

D. 小儿、年老体弱不宜导尿者

E. 以上都不正确

8. 膀胱穿刺术的注意事项不包括(   )。

A. 穿刺前膀胱必须充盈

B. 穿刺部位要准确,必要时可超声定位下穿刺

C. 膀胱过度膨胀者,每次抽出尿液不得超过 1000 mL,以免膀胱内压降低,而导致出血或休克的发生

D. 必要时留标本送化验

E. 以上都不正确

9. 心包穿刺术的适应证不包括(   )。

A. 需检查心包积液的性质以明确诊断者

B. 穿刺抽液以解除压迫症状

C. 大量心包积液出现心包填塞症状需穿刺放液缓解症状者

D. 需抽脓冲洗,注入治疗药物者

E. 以上都不正确

10. 心包穿刺术的禁忌证不包括(   )。

A. 穿刺部位有感染者

B. 病人存在菌血症或败血症

C. 病人有出血性疾病

D. 正在接受抗凝治疗者

E. 以上都不正确

二、简答题

1. 深静脉穿刺置管术常用的穿刺部位有哪些?

2. 某病人在胸腔穿刺过程中出现头晕、出汗、面色苍白、心悸、胸闷等不适,请问该病人出现什么情况? 应该如何处理?

3. 毒物性质不明的急性中毒者应用何种洗胃液进行洗胃?

4. 腹腔穿刺术在放腹腔积液时若遇流出不畅该如何处理?

5. 三腔二囊管安置术的适应证有哪些?

6. 三腔二囊管安置术的禁忌证有哪些?

(胡　姝)

第四章 常见危重症状的识别与处理

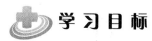

学习目标

1. 掌握 常见危重症状的临床表现、诊断与急诊处理。
2. 熟悉 常见危重症状的病因、分类及鉴别诊断。
3. 了解 常见危重症状的发病机制。

第一节 发 热

案例导入

马某,男,63 岁,小学文化,农民。病人因咳嗽、咳痰、痰中带血丝 3 个月入院。胸部 CT 扫描示:左上肺空洞性病变。消炎后复查胸部 CT 扫描:肺癌可能性大,伴左肺多发性转移。纤维支气管镜活检示:鳞状细胞癌。为进一步治疗,由门诊收入院。入院后测口温在 37.3～39 ℃波动,病人情绪紧张。血常规示:白细胞计数 12.4×10⁹/L。

1. 该病人有无发热? 发热程度多少?
2. 是什么原因引起的发热?
3. 该病人最有可能的诊断是什么?

当机体在致热原的作用下,体温调节中枢的调定点上移,使产热增加散热减少,导致体温超过正常范围,称为发热。正常人的体温在体温调节中枢的调控下,通过神经、体液因素使产热和散热过程呈动态平衡,保持体温在相对恒定的范围内。

【病因】

一般分为感染性发热和非感染性发热。

1. 感染性发热 感染性发热是发热最常见的原因。由各种病原体(病毒、细菌、支原体、衣原体、立克次体、原虫、蠕虫、真菌、螺旋体等)引起。包括由各种急慢性传染病和全身感染与局灶性感染引起的发热。

(1) 病毒感染:流行性感冒、病毒性肝炎、乙型脑炎、流行性出血热、流行性腮腺炎、麻疹、脊髓灰质炎、传染性单核细胞增多症、传染性非典型肺炎(又称严重急性呼吸综合征,SARS)等。

(2) 细菌性感染:大叶性肺炎、脓毒症、伤寒、副伤寒、结核、肾盂肾炎、细菌性痢疾、细菌性心内膜炎、细菌性脑膜炎以及炎性脓肿等。

Note

(3) 支原体、衣原体感染:肺炎支原体肺炎、鹦鹉热等。

(4) 立克次体感染:斑疹伤寒、恙虫热等。

(5) 螺旋体感染:钩端螺旋体病、回归热等。

(6) 原虫、蠕虫感染:疟疾、阿米巴肝病、血吸虫病等。

(7) 真菌感染:隐球菌病、念珠菌病等。

2. 非感染性发热 包括变态反应性疾病、结缔组织病、恶性肿瘤、血液系统疾病、组织损伤、体温调节中枢障碍、产热或散热异常等。

【发热机制】

正常人的体温在大脑皮质和下丘脑体温调节中枢的控制下较恒定。外周产热和散热功能正常时,下丘脑体温调节中枢在致热原的刺激下,体温调定点水平提高,通过神经、体液因素调节,外周产热大于散热,导致体温升高。

发热的致热原有外源性和内源性两类:外源性致热原系各种病原微生物及其代谢产物,以内毒素、抗原抗体复合物为主,一般不直接作用于体温调节中枢;内源性致热原主要有白细胞介素(IL-1、IL-2)、肿瘤坏死因子(TNF)和干扰素等,可进入血脑屏障作用于体温调节中枢,使调定点上移引起发热。外源性致热原通过刺激、诱导机体白细胞、单核细胞和组织吞噬细胞产生、释放内源性致热原而起作用。此外,由于中暑、脑外伤、脑血管意外等直接损伤下丘脑体温调节中枢,导致体温调节失常引起的体温升高,为中枢性发热。

【分类】

1. 根据发热的程度

(1) 低热:体温在 37.3~38 ℃之间。

(2) 中度发热:体温在 38.1~39 ℃之间。

(3) 高热:体温在 39.1~41 ℃之间。

(4) 超高热:体温在 41 ℃以上。

2. 根据发热的病程

(1) 急性发热:起病急,高热不超过 2 周;病因多明确,急诊中最常见。

(2) 长期发热:高热 2 周以上或低热 1 个月以上。

3. 根据发热的类型

(1) 稽留热:稽留热是指体温恒定维持在 39~40 ℃甚至以上的高水平,达数天或数周,24 h 内体温波动范围不超过 1 ℃。

(2) 弛张热:又称败血症热型。体温常在 39 ℃以上,波动幅度大,24 h 内波动范围超过 2 ℃,但都在正常水平上。

(3) 间歇热:体温骤升到高峰后持续数小时,又迅速降至正常水平,无热期(间歇期)可持续一天至数天,如此高热期与无热期反复交替出现。

(4) 波状热:体温逐渐上升到 39 ℃或以上,数天后又逐渐下降至正常水平,持续数天后又逐渐升高,如此反复多次。

(5) 回归热:体温急剧上升到 39 ℃或以上,持续数天后又骤然下降至正常水平。高热期与无热期各持续若干天后规律性交替一次。

(6) 不规则热:发热的体温曲线无一定的规律。

【临床表现】

1. 病史

(1) 起病情况:起病的缓急、诱因、过程等。

(2) 疑为传染病或流行病者:注意发病季节、地区、传染病接触史及预防接种史和当地流行情况。如流行性感冒、伤寒、传染性非典型肺炎等可呈群体发病。

（3）热程：短程发热以感染多见；长程高热多见于感染、结缔组织病、恶性肿瘤和血液系统疾病；长程低热可见于结核、局灶性感染等。

（4）热型：不同的热型提示不同的疾病。稽留热多见于肺炎球菌性肺炎、伤寒和斑疹伤寒的极期；弛张热多见于脓毒症、化脓性炎症、重症结核；间歇热多见于疟疾、化脓性局灶性感染；不规则热多见于风湿热、结核病、流行性感冒、感染性心内膜炎；波状热多见于布氏杆菌病、恶性淋巴瘤等。

2. 伴随症状　发热常见的伴随症状有心动过速、呼吸急促，一般来讲，体温每升高 1 ℃，心率相应增加约 15 次/分。

（1）发热伴寒战：常见于大叶性肺炎、脓毒血症、急性胆囊炎、急性肾盂肾炎、流行性脑脊髓膜炎、疟疾、钩端螺旋体病、药物热、急性溶血或输血反应等。

（2）发热伴鼻塞、流涕、咽痛、咳嗽：一般情况良好者多为上呼吸道感染；若有胸痛、咳铁锈色痰和呼吸困难者，则多为下呼吸道感染（如肺炎）。

（3）发热伴恶心、呕吐、腹痛、腹泻：应多考虑急性胃肠道炎症。

（4）发热伴黄疸、右上腹痛：应考虑肝、胆道感染。

（5）发热伴腰痛、尿急、尿频、尿痛：多为泌尿系统感染。

（6）发热伴意识障碍、头痛和抽搐：则应考虑中枢神经系统感染。

（7）发热伴全身多部位出血：可见于某些血液病，如急性白血病、重症再生障碍性贫血等，也可见于重症感染及某些急性传染病，如流行性出血热、病毒性肝炎、斑疹伤寒、脓毒血症等。

（8）发热伴关节肿痛：常见于脓毒血症、猩红热、布氏杆菌病、风湿热、结缔组织病、痛风等。

（9）发热伴皮疹：常见于麻疹、猩红热、风疹、斑疹伤寒、风湿热、结缔组织病、药物热等。

（10）先发热后昏迷者或先昏迷后发热：前者常见于流行性乙型脑炎、斑疹伤寒、流行性脑脊髓膜炎、中毒性细菌性痢疾、中暑等；后者常见于脑出血、巴比妥类药物中毒等。

3. 体征　遇急重发热病人，应首先测呼吸、脉搏、血压等重要生命体征，并快速进行全面的体格检查，重点检查皮肤、黏膜有无皮疹、淤点及肝、脾、淋巴结有无肿大等。

（1）发热伴有中毒性休克：病人面色青灰，脉细速，血压下降或测不出，常见于休克型肺炎、暴发性流行性脑脊髓膜炎、中毒性细菌性痢疾、脓毒血症、流行性出血热等。

（2）面容：一般急性感染多呈急热面容。伤寒、副伤寒者常表情淡漠，即所谓"伤寒面容"。急性白血病、再生障碍性贫血和恶性组织细胞病常因贫血亦可呈面色苍白。活动性红斑狼疮可有面部蝶形红斑。流行性出血热、猩红热病人见口周苍白。麻疹病人常见眼睑水肿、结膜充血、分泌物增多等。

（3）皮肤：注意有无皮疹及出血点。一些急性发疹性传染病如猩红热、登革热、伤寒、斑疹伤寒等均有特征性皮疹及出疹日期。出血性皮疹常提示重症感染或血液病。

（4）淋巴结：局部淋巴结大常提示局部有急性炎症，如口腔和咽部感染常有颌下淋巴结肿大，下肢感染可有腹股沟淋巴结肿大等。全身性淋巴结肿大是原发性淋巴组织病变或全身性感染的病征，如急性淋巴细胞性白血病、恶性组织细胞病、结核病等。

（5）发热伴有胸部体征：如闻及肺部干湿啰音或实变体征等，应考虑呼吸系统感染。

（6）发热伴有心脏杂音：尤其是原有器质性心脏病者，心脏杂音发生明显改变时，应注意感染性心内膜炎；发热伴心包摩擦音或心包积液体征，常提示心包炎。而急性心肌炎常表现为发热与心率不成比例，心率增快常超过发热程度。

（7）发热伴脾大：常见于脓毒血症、伤寒、疟疾、病毒性肝炎、黑热病、感染性心内膜炎、布氏杆菌病、血吸虫病、淋巴瘤、恶性组织细胞病、白血病等。

（8）发热伴肾区叩压痛：合并尿路刺激征应考虑肾盂肾炎、肾周围炎或肾周脓肿等。

（9）发热伴关节肿痛：考虑风湿热、脓毒血症、系统性红斑狼疮和局部感染。发热伴肌肉疼痛一般无特征性诊断意义，但腓肠肌剧痛提示为钩端螺旋体病。

（10）发热伴脑膜刺激征或中枢神经系统损害征象：提示为脑膜炎或脑膜脑炎。

（11）发热伴多器官损害体征：为全身性疾病或脓毒血症。

【辅助检查】

血常规及相关辅助检查可补充病史与体格检查的不足，尤其是对仅以发热为主要症状而缺乏明确反映脏器损害的症状和体征的病人，往往有重要的诊断与鉴别诊断意义。血、尿、粪常规与胸部X线检查是发热的常规检查。血培养应作为不明原因发热的常规检查。其他检查要根据病史、体格检查及相关常规检查结果的提示，有针对性地选择应用。

【诊断及鉴别诊断】

发热的病因多种多样，多数是感染引起的，大部分病人通过仔细询问病史以及仔细查体即可明确诊断。少部分病人根据病史和体格检查的结果去选择相关的辅助检查，以明确诊断。有少数病人，通过各种检查一时也难以做出病因诊断，这就需要继续密切观察病情变化或按可能性较大的病因进行诊断性治疗。

【急诊处理】

(一)病因治疗

对不过高或不太持久的发热，在原发疾病没明确和得到有效治疗前，可不急于退热。对发热病因已明确者，应针对病因进行有效的治疗。如细菌感染者则选择敏感抗生素；风湿病或结缔组织病者选用糖皮质激素或免疫抑制剂；恶性肿瘤、传染病等则转入相关专科治疗。

(二)"经验性"治疗

在急诊科发热尚不明确时，医师可行"经验性"（或推断性）治疗，即针对发热性疾病的可能病因给予必要的治疗，在治疗中观察或进一步检查，对长期（>2周）发热的病人，急诊医师一时难以做出明确诊断，应收入院进一步全面检查。

(三)退热治疗

1. 及时退热指征

（1）体温超过 40 ℃，病人明显不适、头痛、意识障碍和惊厥、谵妄者。

（2）恶性肿瘤病人持续发热，加重病体消耗。

（3）合并急性冠脉综合征者。

2. 退热方法

（1）物理降温：根据具体条件选择：①冷毛巾湿敷额部，冰袋置于额、枕后、颈、腋和腹股沟处；②25%～50%乙醇擦浴；③超高热时可用冰帽、冰生理盐水灌肠或洗胃；④将病人置于冰水浴盆或空调环境。

（2）药物降温：①非甾体类抗炎药（如吲哚美辛、双氯芬酸等）口服或肌内注射；②人工冬眠疗法，对超高热伴惊厥者可采用氯丙嗪、异丙嗪、哌替啶等人工冬眠治疗；③对高热并脑水肿病人给予 20% 甘露醇、地塞米松静脉滴注，有利于降低体温和减轻脑水肿。但应避免体温下降过快而引起虚脱。

知识链接
4-1

第二节 昏 迷

案例导入

病人,男,46岁。病人于20 min前被人发现倒在路边,口吐白沫,立即报120急救,约10 min前救护车到达现场,发现病人昏迷,测血压110/60 mmHg,呼吸浅慢8次/分,心率60次/分,即建立静脉通路送入我院。

1.该病人临床表现有什么特点?

2.该病人首先应考虑什么诊断?

3.应该如何抢救?

昏迷是意识障碍的最严重阶段,指意识完全丧失,外界刺激不能唤醒,无自主运动的一种病理状态,预示病情危急。

【病因】

1.内科疾病 感染性和非感染性疾病均可致昏迷。

(1)感染性疾病:各种脑炎、脑膜炎、脑脓肿等。

(2)非感染性疾病:多见于脑血管病,如脑出血、蛛网膜下腔出血、缺血性脑梗死;颅内占位性病变,如脑肿瘤;颅脑损伤,包括脑震荡、脑挫裂伤、颅内血肿等;癫痫大发作或持续状态。

2.全身性疾病

(1)严重感染:脓毒症、中毒性肺炎、中毒性痢疾等。

(2)内分泌与代谢障碍:甲状腺功能减退症、甲亢危象、垂体危象、尿毒症、肝性脑病、肺性脑病、低血糖、糖尿病昏迷等。

(3)中毒:一氧化碳、有机磷农药、安眠药、酒精、毒蕈等外源性中毒。

(4)水、电解质紊乱:严重脱水、酸中毒、碱中毒、低钠血症、高钠血症、低氯性碱中毒等。

(5)循环障碍:心律失常引起的阿斯综合征、严重休克等。

(6)物理因素:中暑、电击损伤、溺水等。

【昏迷机制】

各种病因直接或间接损害大脑皮质或上行网状激活系统中任何一个部分均会造成意识障碍,严重时出现昏迷。按其程度分为以下几种。

1.轻度昏迷 对疼痛刺激有躲避反应或痛苦表情,各种生理反射(角膜反射、瞳孔对光反射、吞咽反射、咳嗽反射)存在,眼球可转动,呼吸、血压、脉搏一般无明显改变。

2.中度昏迷 对周围事物及各种刺激均无反应,对剧烈疼痛刺激尚可出现轻微的防御反射,角膜和瞳孔对光反射迟钝,眼球无转动,呼吸、血压、脉搏可有变化。

3.重度昏迷 四肢肌肉松弛,对任何外界刺激均无反应,深、浅反射均消失,可出现血压下降、呼吸不规律。

【临床表现】

1.病史采集

(1)起病及起病前情况:急性起病可见于急性脑血管病、急性颅脑外伤、急性中毒等;缓慢起病,逐渐加重多为颅内占位性病变、代谢性脑病等;短暂发病可见于一过性脑供血不足、癫痫大发作后、脑震荡等。昏迷前剧烈头痛可见于蛛网膜下腔出血、脑出血等。先发热后昏迷者多见于急性感染性疾病,包括中枢神经系统感染和全身感染;先昏迷后发热者多见于脑血管病和中毒等,伴抽搐者可见于癫痫、先兆子痫等。

(2)发病的现场环境及工作、生活情况:包括职业、工作、婚恋、家庭生活情况,服药情况等,以了解有无毒物接触、误服毒物和药物、外伤、精神刺激等。

(3)既往史:重点询问有无高血压病、糖尿病、癫痫、传染病及严重的心脏、肺、肝、肾等病史。

2. 体格检查

(1)一般检查:①体温:体温增高可见于严重的感染性疾病,如脑炎、脑膜炎、脓毒症及甲亢危象、肾上腺危象等;降低可见于休克、低血糖昏迷、镇静、催眠药物中毒、甲减危象等。②脉搏:脉搏增快见于感染性疾病;脉搏细速见于休克;脉搏减慢见于颅内高压、房室传导阻滞及吗啡中毒;不规则提示心脏疾病。③呼吸:呼吸深快见于代谢性酸中毒;减慢见于肺功能不全,吗啡、巴比妥类药物中毒;呼吸不规则提示呼吸中枢病变;呼出气体的味道对昏迷的诊断也有重要的帮助。④血压:血压增高见于脑出血、高血压脑病、子痫等;血压降低见于各种休克及巴比妥类、酒精中毒、甲状腺及肾上腺皮质功能减退等。⑤皮肤黏膜:皮肤潮红见于酒精、颠茄中毒,皮肤口唇樱桃红见于一氧化碳中毒,皮肤口唇发绀见于肺性脑病、窒息、亚硝酸盐中毒,皮肤湿润见于低血糖、有机磷农药中毒及休克等,皮肤黏膜、淤斑见于脓毒症、流脑等。

(2)神经系统检查:①瞳孔:瞳孔缩小见于吗啡类、巴比妥类药物、有机磷农药中毒;散大见于颠茄、阿托品类药物中毒;瞳孔不等大可能为眼部神经受损或脑疝,此外尚要注意瞳孔对光反射及动态变化。②脑膜刺激征:出现脑膜刺激征提示脑膜炎或蛛网膜下腔出血。③偏瘫等脑局灶体征:有神经系统局灶体征者多为脑血管意外、脑外伤、脑瘤等脑部疾病;而无脑局灶体征、无脑膜刺激征者多为内科疾病,应注意检查其相应的心、肺、肾体征。

【辅助检查】

除血、尿、粪便三大常规外,昏迷病人需要检查的项目有血糖、血气分析、血离子、血浆渗透压、血氨及肝、肾功能、毒物分析、内分泌检查等。CT 检查可见颅内占位性、出血性、缺血性病变。另外在病人情况允许时可做脑电图、MRI、心电图、脑脊液检查、超声心动图、脑血管造影等。

【诊断及鉴别诊断】

(1)确定是否昏迷:必须与类昏迷状态鉴别,如癔症、木僵状态、闭锁综合征、失语、痴呆、去皮质综合征、晕厥等。

(2)迅速确定昏迷程度,评估生命体征。

(3)进一步明确昏迷的病因。

①病史:确定意识障碍原因的关键。

②查体:可发现昏迷病因及其他临床表现。

③实验室检查:包括血、尿、便常规;血糖、电解质、心电图及其他检查,如血气分析、头颅CT、X 线片、B 超、脑脊液检查等。

【急诊处理】

立即实施监护,尽快找出病因,针对病因进行积极有效的治疗,对危及生命的症状实施抢救是治疗的关键。

1. 病因治疗 病因明确者应尽快消除病因。如低血糖昏迷立即给予补充高渗葡萄糖溶液,糖尿病昏迷者给予补液及胰岛素治疗,有机磷农药中毒立即给予阿托品、胆碱酯酶复能剂等特效解毒剂,一氧化碳中毒立即给予高压氧治疗,颅内占位性病变致昏迷者尽早行开颅术,感染病人及时使用有效的抗生素治疗等。

2. 对症治疗 维持正常的通气功能,防止窒息,必要时行气管插管、气管切开、呼吸机辅助呼吸。昏迷过程中出现心跳呼吸骤停者给予心肺复苏。尽快建立有效的静脉输液通路,维持循环功能及输注抢救药物。颅内压高时给予甘露醇脱水降颅内压,以保证病人足够的能量。纠正水、电解质及酸碱平衡失衡。

3. 护脑治疗 保证足够的脑灌注压,降低颅内压、控制抽搐,降低脑代谢、减少耗氧,适当应用 ATP、辅酶 A、胞二磷胆碱、脑活素、肾上腺皮质激素、纳洛酮、吡拉西坦(脑复康)等脑保护剂和代谢活化剂,有助于病人脑功能的恢复,减少致残率。

第三节 抽 搐

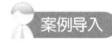案例导入

　　李某,女,61 岁。因意识障碍 1 h、抽搐 1 次入院。病人 1 h 前被家人发现突然倒地,呼之不应,伴全身抽搐,持续约 30s,无双目上翻,现场无口吐白沫及大小便失禁。未予以特殊处理,昏迷约 2 min 后逐渐缓解清醒,清醒后言语、行为无异常。遂呼 120 送入医院急诊科。

　　1. 对该病人首先应考虑什么诊断?

　　2. 应该如何抢救?

　　3. 还需要哪些辅助检查?

抽搐是指全身或局部肌肉不自主地快速阵发性收缩,包括痫性发作和非痫性发作。反复痫性发作常是癫痫的表现。

【病因】

(1)饮酒或饮酒成瘾。

(2)发热(儿童)。

(3)脑损伤或功能异常。

(4)违禁药品的使用或滥用。

(5)中枢神经系统感染。

(6)药物因素。

(7)造影剂的使用。

(8)代谢性疾病。

【发病机制】

抽搐的发生机制极其复杂,目前根据引起肌肉异常收缩的电兴奋信号的来源不同可分为两种情况。

1. 大脑功能的短暂性障碍 脑内神经元过度同步化放电的结果,当异常的电兴奋传至肌肉时,则可引起广泛肌群的强烈收缩而形成抽搐。

2. 非大脑功能的障碍 引起肌肉异常收缩的电兴奋信号来源于下运动神经元,主要是脊髓的运动神经元或周围运动神经元。

【临床表现】

1. 手足抽搐症 见于各种原因的低钙血症和低镁血症。表现为间歇发生的双侧强直性

痉挛,上肢较显著,尤其是在手部肌肉,呈典型的"助产手"。下肢受累时,呈现足趾和踝部屈曲、膝伸直。

2. 癫痫 由于大脑皮质和边缘系统神经元异常兴奋导致神经功能异常,并引起全身或局部肌肉不自主快速阵发性收缩,可表现为全身强直-阵挛性发作、肌阵挛性发作、运动不能性发作等。

3. 癔症性抽搐 属一种功能性动作异常。大多在精神刺激下发作,表现为突然倒下,全身僵直、牙关紧闭、双手握拳,其后不规则的手足舞动,常有捶胸顿足、哭笑叫骂等情感反应。

4. 高热惊厥 最常见于幼儿,发病多在 6 个月至 5 岁,以 1～2 岁多见。惊厥的发生主要与发热有关,多在发热很快进入高峰时,体温常在 39 ℃以上时出现抽搐。发作形式多为单次、全身性强直、阵挛性发作,持续时间常在 30 s 内,一般不超过 10 min,脑电图常有节律变慢或枕区高幅慢波。

5. 心源性抽搐(晕厥性抽搐) 各种原因引起心排出量减少或心脏停搏,使脑血流量短期内急剧下降所致的突然意识丧失及抽搐。其抽搐时间多在 10 s 内,较少超过 15 s,抽搐时伴有意识丧失、瞳孔散大、流涎,偶有大小便失禁。

6. 急性颅脑疾病抽搐 常见的有颅内感染、颅脑损伤、急性脑血管疾病等。抽搐多为强直性或阵挛性,多与病变程度平衡,有的随着颅脑病变的加剧抽搐增多,甚至发展为癫痫持续状态。抽搐仅是临床表现之一,大多有脑局灶或弥散性损害的征象,如头痛、呕吐、精神异常、偏瘫、失语、脑膜刺激征等表现。

7. 代谢、内分泌异常所致的抽搐 由于电解质紊乱、能量代谢障碍等,干扰了神经细胞膜的稳定性,而出现抽搐。常伴有明显的代谢、内分泌异常表现,如低钙血症、碱中毒、低血糖症等。

8. 药物戒断反应 长期连续服用安眠药,主要是巴比妥类,在突然停药后可引起严重戒断反应,表现为异常兴奋、焦虑不安甚至发生四肢抽搐或强直性惊厥。

【辅助检查】
(1)神经影像学检查。
(2)脑电图。
(3)常规实验室检查。
(4)脑脊液检查。
(5)血清催乳素检测。
(6)脑电图记录。

【诊断】
根据各型抽搐的典型病史、症状、体征及辅助检查即可初步诊断。

【急诊处理】
1. 治疗原则
(1)寻找和处理抽搐的病因和诱发因素。
(2)尽快终止抽搐发作。
(3)维持生命功能,预防和治疗并发症。

2. 抽搐发作期的治疗
(1)一般处理:保持呼吸道通畅、预防舌咬伤和防止误吸。抽搐时轻按四肢以防误伤。
(2)迅速控制抽搐。
(3)减轻脑水肿:可考虑使用渗透性脱水药等。
(4)其他:维持呼吸道通畅,注意循环功能,纠正水、电解质及酸碱平衡紊乱,控制高热及

知识链接
4-3

感染等。

3．病因治疗

（1）特发性癫痫：主要是抗癫痫治疗。

（2）症状性癫痫：控制癫痫同时，积极治疗原发病。

（3）手足搐搦症：纠正电解质异常及酸碱失衡。

（4）破伤风：彻底清创、进行破伤风抗毒素或破伤风免疫球蛋白治疗，呼吸道的管理十分重要。

（5）其他：对症处理。

第四节　眩晕和晕厥

一、眩晕

案例导入

　　曹某，女，47岁。因晨起突发眩晕、耳鸣1 h来我院就诊。病人自诉早上起床时感觉周围物体绕自身旋转，闭目时觉自身在空间旋转，伴恶心、呕吐。病人常呈强迫体位，不敢动，动则可使眩晕症状加重。查体：神志清楚，体温36.5 ℃，血压130/70 mmHg，呼吸21次/分，心率90次/分，双侧瞳孔等大等圆，直径3 mm，对光反射灵敏。

　　1．该病人首先应考虑什么诊断？

　　2．还需要哪些辅助检查？

　　3．治疗方案是什么？

　　眩晕是病人感到自身或周围景物旋转、摇摆、升降或倾斜等运动幻觉，是对自身平衡和空间位置的主观感觉障碍。一般无意识障碍。

【病因】

　　临床上将眩晕分为前庭系统性眩晕和非前庭系统性眩晕，前者又分为周围性和中枢性眩晕两类。

（一）前庭系统性眩晕

由前庭系统病变引起，是眩晕的主要病因，常伴有眼球震颤、平衡和听力障碍等。

1．周围性眩晕　又称耳源性眩晕，由内耳前庭感受器至前庭神经颅外段之间病变引起。常见于以下病症。

（1）梅尼埃病。

（2）迷路炎：多由中耳炎并发。

（3）内耳药物中毒：多见于氨基糖苷类药物、水杨酸制剂、奎宁、氯丙嗪、哌替啶等。

（4）前庭神经元炎。

（5）位置性眩晕：头部处在一定位置时出现眩晕和眼球震颤，见于迷路和中枢病变。

（6）晕动病：见于晕船、晕车、晕机等。

2．中枢性眩晕　又称脑性眩晕，由前庭神经内段、前庭神经核、核上纤维、前庭脊髓束、大

47

脑皮质的前庭投射区或小脑病变引起。常见于以下病症。

（1）颅内血管性疾病：如椎-基底动脉供血不足、延髓外侧综合征、脑动脉粥样硬化、高血压脑病和小脑出血等。

（2）颅内占位性病变：如听神经瘤、小脑肿瘤、第四脑室肿瘤等。

（3）颅内感染性疾病：如颅后凹蛛网膜炎、小脑脓肿等。

（4）颅内脱髓鞘及变性疾病、多发性硬化等。

（5）癫痫。

（二）非前庭系统性眩晕

由前庭系统以外的躯体性疾病引起。常见于以下病症。

（1）眼部疾病：如眼肌麻痹、屈光不正。

（2）心血管疾病：如高血压、低血压、阵发性心动过速、房室传导阻滞、心力衰竭等。

（3）血液病。

（4）全身中毒性、感染性、代谢性疾病，如尿毒症、严重感染、严重肝病、低血糖、甲状腺功能减退症等。

（5）神经功能失调。

（6）头部或颈椎损伤后。

【眩晕机制】

正常机体的平衡与定向功能依赖视觉、深层本体觉（肌腱、关节）和前庭位置觉完成。视觉识别周围物体的方位及与自身的关系；深层本体觉感知自身的姿势、位置、运动范围和幅度；前庭器官感觉身体及头部空间移动时产生的冲动，从而辨别运动方向和所处的位置，最后经大脑相关皮质区和皮层下结构的整合、协调，以维持身体平衡。眩晕的发生机制可因病因不同而异。如梅尼埃病可能是由于内耳的淋巴液代谢失调、淋巴液分泌过多或吸收障碍，引起内耳膜迷路积水所致；迷路炎是中耳病变直接破坏骨迷路或炎症经血行或淋巴扩散所致；药物性眩晕是对药物敏感、内耳前庭或耳蜗受损所致；晕动病是坐车、船或飞机时内耳迷路受到机械性刺激，引起前庭功能紊乱所致；椎-基底动脉供血不足可由动脉粥样硬化、管腔变窄、血栓形成、内膜炎症、椎动脉受压或动脉舒缩功能障碍等因素所致。

【临床表现】

（一）问诊要点

1. 眩晕发作的诱因 位置性眩晕常在头部处在某一位置时诱发；颈性眩晕多在仰头或转颈时发生；晕动病多在行驶的车、船、飞机上发生。

2. 眩晕发作的特点 前庭系统性眩晕者感觉周围景物旋转或自身翻转、倾斜；非系统性眩晕者仅为头晕。

3. 眩晕的程度 前庭周围性病损的眩晕剧烈，前庭中枢性病损的眩晕较轻。

4. 眩晕的伴随症状 伴耳鸣、耳聋多见于前庭器官疾病、听神经病及肿瘤；伴恶心、呕吐多见于梅尼埃病、晕动病；伴共济失调多见于小脑、颅后凹或脑干病变；伴眼球震颤多见于脑干病变、梅尼埃病。

5. 眩晕的病程及有无复发性 梅尼埃病发作多短暂，很少超过2周，但有复发性；前庭神经元炎，持续时间较长，可达6周，痊愈后很少复发。

6. 其他病史 如晕车、晕船、服药史；颅脑疾病及外伤、中耳炎等。

（二）体格检查

1. 神经系统 除一般的神经系统检查外，尤其注意有无眼球震颤、共济失调、听力障碍、颅内高压症、眼底水肿、脑神经麻痹、肢体瘫痪等。

2. 内科检查 如血压、心功能、心律失常、贫血、感染、中毒和代谢方面的疾病检查。

3. 耳科检查 如外耳道、鼓膜、中耳、鼻咽部情况。

4. 听力学检查 应用音叉试验了解有无听力障碍及听力障碍的性质和程度,必要时作电测听检查。

5. 前庭功能检查 如自发性眼震、视动性眼震试验、倾倒、指物偏向、位置试验等。

【辅助检查】

常规做血常规、尿常规、血糖、肝肾功能和内分泌方面的化验检查。酌情做脑脊液、内听道平片、颈椎平片或 CT、脑电图、头颅 CT 或 MRI 检查等。

【诊断及鉴别诊断】

眩晕是自我感觉异常,往往感到外景和自身发生运动,重则感到翻滚、旋转或升降,轻则仅为晃动或不稳定感,要客观地掌握眩晕的症状,必须详细地询问病史,诊断过程中要注意以下几点。

1. 眩晕的性质 眩晕是否是发病的主要症状。

2. 眩晕的时间变化 眩晕发作持续的时间对鉴别诊断很有帮助。

3. 眩晕的诱发因素 诱发因素多见于精神和体力过劳。儿童眩晕多见于早熟、神经质及智能发育出色、自尊心很强的儿童。

4. 眩晕发作是否伴有平衡功能障碍 一般仅有眩晕症状时,多为耳源性眩晕,为前庭末梢病变。只有平衡障碍而没有眩晕感时多为前庭中枢病变。若两者同时存在则多为前庭末梢和前庭中枢均有病变。

5. 眩晕是否伴有听力障碍 内耳司听觉和平衡功能,两者关系密切,经常同时或先后出现症状,必须详细询问与记录。

6. 有无其他神经系统症状 眩晕发作时神志是否清楚,有无眼、口角和四肢的抽搐等小动作,这是与癫痫鉴别的重要依据。

7. 有无眩晕病家族史 如晕动病、梅尼埃病等。

【急诊处理】

(一)对症治疗

1. 一般治疗 卧床休息,低盐、流质饮食;恶心、呕吐明显者,酌情静脉补液,维持水、电解质平衡。

2. 急性发作期药物治疗

(1)抗胆碱药 山莨菪碱(654-2)、东莨菪碱,可改善前庭功能,对梅尼埃病疗效好。

(2)抗组胺药 苯海拉明、异丙嗪、氯苯那敏等。

(3)止吐剂 异丙嗪。

(4)镇静剂 地西泮、苯巴比妥等,可消除紧张和焦虑,改善眩晕。

(5)钙拮抗剂 尼莫地平、氟桂利嗪,可解除血管痉挛,改善内耳和脑组织供血。

(6)血管舒张剂 烟酸、地巴唑、山莨菪碱等可解除血管痉挛。

(二)病因治疗

因中耳炎引起的急性化脓性迷路炎,抗感染治疗;由颅内占位性病变如小脑瘤、听神经瘤引起者,手术切除肿瘤;由链霉素或者其他药物中毒性损伤引起的眩晕者,及时停药,并给予 B 族维生素治疗;因贫血所致头晕者,应纠正贫血;因心律失常、血压过高或过低所致头晕者,给予相应的内科治疗。

【预后】

在无心血管疾病的年轻病人,原因不明的晕厥预后较好,不必过多考虑其预后。相反,在老年人,晕厥病人可能合并有心血管代偿机制的减退。如果平卧位可以终止晕厥发作,则不需要做进一步的紧急处理,除非病人原有基础疾病需要治疗。

二、晕厥

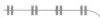 案例导入

张某,35岁,男,公务员。病人因突感头晕,随后晕厥 1 h 就诊。病人 1 h 前因在做下蹲运动站起后突感头晕,伴黑蒙、全身冷汗、面色苍白,随后晕厥,约 1 min 后醒来,醒后感头晕,无头痛,无呕吐,无抽搐,无口吐白沫,随即前来我院就诊,行头颅 CT 检查未见异常。

1.该病人首先应考虑什么诊断?

2.应该如何抢救?

3.还需要哪些辅助检查?

晕厥又称昏厥,指突然发生的、短暂的意识丧失,不能保持正常姿势而倒地,但能迅速自动恢复的临床综合征,很少有后遗症。

【病因】

1. 血管舒缩障碍 常见于单纯性晕厥、体位性(直立性)低血压、颈动脉窦综合征、排尿性晕厥、咳嗽性晕厥及疼痛性晕厥等。

2. 心源性晕厥

(1)严重心律失常:如阵发性心动过速、阵发性心房颤动、病态窦房结综合征、高度房室传导阻滞、长 QT 间期综合征等。

(2)心脏排血受阻:如主动脉瓣狭窄、肥厚型心肌病及室间隔缺损、法洛四联症、动脉导管未闭等、左向右分流的先天性心脏病等。

(3)心肌缺血性疾病:如心绞痛、急性心肌梗死等。

(4)肺动脉高压:如严重肺动脉瓣狭窄和大面积肺栓塞。

(5)心房黏液瘤:可致二尖瓣或三尖瓣梗阻,多于体位变化时发作。

(6)主动脉夹层瘤:主动脉夹层破入心包或引起脑卒中时。

3. 脑源性晕厥 常见于短暂性脑缺血发作、脑动脉粥样硬化、偏头痛、慢性铅中毒性脑病等。

4. 血液成分异常 常见于低血糖、重症贫血、通气过度综合征及高原晕厥等。

【晕厥机制】

各种原因引起的心搏出量短暂下降,约 5 s 不能供给大脑氧和营养物质时,大脑及脑干网状激动系统功能抑制,导致意识丧失、肌张力骤减而发生晕厥。由于体位降低和自主神经自动调节反应的作用,脑血流灌注迅速恢复,病人的意识随即恢复。

1. 血管舒缩障碍

(1)单纯性晕厥:又称血管抑制性晕厥,是由于各种刺激,通过迷走神经反射,引起短暂的血管床扩张,回心血量减少,心输出量减少,血压下降导致脑供血不足所致。多见于年轻女性,多是对恐惧和损伤的反应。

(2)颈动脉窦性晕厥:由于颈动脉窦压力感受器过敏致迷走神经兴奋、心率减慢、心输出

 Note

量减少、血压下降，导致脑供血不足，呈发作性晕厥。常见诱因有用手压迫颈动脉窦、突然转颈、衣领过紧等。多见于 60 岁以上男性，病人多有高血压、颈动脉硬化、冠心病等病史。

（3）体位性低血压性晕厥：发生机制可能是由于下肢静脉张力低，血液蓄积于下肢、周围血管扩张淤血或血循环反射调节障碍等因素，使回心血量减少、心输出量减少、血压下降导致脑供血不足所致。表现为在体位骤变，主要由卧位或蹲位突然站起时发生晕厥。

（4）咳嗽性晕厥：发病机制可能是剧烈咳嗽时胸腔内压力增加、静脉血回流受阻、心输出量降低、血压下降导致脑缺血所致，或剧烈咳嗽时脑脊液压力迅速升高，对大脑产生震荡作用所致。多见于慢性肺部疾病者剧烈咳嗽后发生。

（5）其他因素：如剧烈疼痛、下腔静脉综合征、食管或胸腔疾病、胆绞痛、支气管镜检时由于血管舒缩功能障碍或迷走神经兴奋导致晕厥。

2. 心源性晕厥　由于心脏疾病导致心排血量骤减或心脏停搏，引起脑组织缺氧，最严重者为阿-斯综合征（Adams-Stokes 综合征）。

3. 脑源性晕厥　由于脑部血管或主要供应脑部血液的血管发生循环障碍，导致一时性广泛性脑供血不足所致。如脑动脉硬化引起血管腔变窄，高血压脑病引起脑动脉痉挛、偏头痛及颈椎病时基底动脉舒缩障碍，脑动脉微栓塞、动脉炎等病变。由于损害的血管不同而表现为偏瘫、语言障碍、肢体麻木等。

4. 其他　如低血糖综合征、重度贫血、高原晕厥、通气过度综合征等。

【临床表现】

晕厥发作前部分病人可出现头晕及周身不适、视物模糊、耳鸣、面色苍白、出汗等晕厥先兆。大多数晕厥无先兆症状而突然出现意识丧失，个别晕厥可出现四肢阵挛性抽搐、瞳孔散大、流涎等。其特点为发病迅速，发作时间短暂，大多数意识丧失时间不超过 30 s。病人苏醒后，部分老年人可在一段时间处于意识浑浊、健忘状态，甚至呕吐和大小便失禁，颜面苍白和出汗可持续一段时间。此期持续时间从数秒到数分钟不等。少部分病人摔倒后身体受伤，尤以头部损伤较多见。其主要体征如下。

（1）晕厥发生于坐位或直立位，且有明显诱因者，考虑为血管抑制性晕厥（单纯性晕厥）或体位性低血压性晕厥。前者多由于情绪紧张、恐惧、疼痛、疲劳等引起，晕厥前常有短时的前驱症状；后者多发生于持久站立或久蹲后突然起立，有些体质虚弱或服用冬眠灵、降压药后，多无前驱症状。

（2）晕厥伴有心律失常、发绀、苍白、心绞痛者，考虑为心源性晕厥。

（3）在剧烈咳嗽之后或睡中醒来排尿时发生晕厥，考虑为咳嗽或排尿性晕厥。

（4）突然转头或衣领过紧诱发晕厥，伴有抽搐、心率减慢、血压轻度下降者，考虑为颈动脉窦性晕厥。

（5）晕厥伴有肢体麻木、偏瘫、偏盲、语言障碍等症状，考虑为一过性脑缺血发作。

（6）晕厥发生于用力时，考虑为重症贫血，主动脉瓣狭窄或原发性肺动脉高压症。

（7）晕厥伴有失眠、多梦、健忘、头痛病史，考虑为神经衰弱、慢性铅中毒性脑病。

【辅助检查】

应常规行血糖、心电图检查、24 h 动态心电图检查。直立倾斜试验对单纯性晕厥有重要诊断价值。酌情选择胸部 X 线、心脏超声、颈部血管超声、脑 CT、MRI 及脑电图等，以便于发现引起晕厥的病因，并用于病情危险度分析。

【诊断及鉴别诊断】

在诊断晕厥时，首先应排除其他非晕厥性、短暂的意识障碍性疾病。

1. 初始评估　对晕厥病人首先应仔细询问病史、体格检查，包括测直立位血压。大多数无心脏病史的年轻病人被明确诊断为神经反射性晕厥者，无须做进一步检查。心电图检查应

Note

作为常规检查,这些基本检查简称"初始评估"。初始评估需要强调以下3个重要问题。

(1)是否为晕厥造成的意识丧失。

(2)是否存在心脏疾病。

(3)病史中有无重要的有助于诊断的临床特征。

通过初始评估将得到3种结果:明确诊断、疑似诊断或者不明原因的晕厥。

2. 明确诊断　基于临床症状、体征和心电图表现等初步评估可得出明确诊断。晕厥应与癫痫大发作、癔症发作、眩晕和昏迷相鉴别。

【急诊处理】

1. 高危晕厥者　45岁以上尚未查明病因者应入院检查,以进一步寻找晕厥的病因和对因处理。

2. 离院和院外治疗

(1)低危险度病人,即45岁以下、体格检查和心电图均正常者可离院。

(2)血管抑制性晕厥者,反复发作时可给予倍他洛尔50～200 mL/d或阿替洛尔25～200 mg/d。

(3)在直立倾斜试验中,心率明显减慢者可用东莨菪碱。

(4)对体位性低血压病人除治疗其原发病,调整治疗药物外,应告知其注意盐摄入,起床应缓慢,并增加盐摄入。

(5)对老年病人需全面评估病情,分析其基本状态和加重因素,审慎选择药物。

(6)日常生活指导,告知晕厥病人应避免诱发因素,并在有晕厥前驱症状时立即卧倒等。

(7)从事特殊职业的晕厥者应调动工作,如司机、高空作业者等。

知识链接
4-4

第五节　咯　　血

案例导入

　　李某,男,39岁。因大量咯血1 h入院。病人8年前因上呼吸道感染后出现反复咳嗽、咳黄色脓痰,以晨起及晚上入睡时为盛,不伴发热、呼吸困难;近2年来上述症状加重,咳嗽加剧,痰量增多,痰中带血丝,偶有发热;今日晨起突然出现不断大口咯血,量约400 mL入院。体查:体温39.5 ℃,脉搏102次/分,呼吸32次/分,血压100/70 mmHg,消瘦,表情紧张不安,呼吸急促。

　　1. 病人最有可能的疾病是什么?

　　2. 如何与呕血相鉴别?

　　3. 应该如何抢救?

　　咯血指喉以下呼吸道或肺组织的出血经咳嗽动作从口腔排出。可表现为痰中带血、血痰、血凝块甚至口鼻喷出大量鲜血。根据咯血量的多少,一般认为:24 h小于100 mL为小量咯血,多见于支气管肺癌、慢性支气管炎;24 h 100～500 mL为中等量咯血;24 h大于500 mL或一次量超过200 mL为大量咯血,大量咯血常见于肺结核和支气管扩张。咯血量并不一定与疾病的严重程度一致,但无论咯血量多少均可引起窒息,窒息是咯血的主要致死原因。

【病因】

引起咯血的病因很多,但以呼吸系统疾病为主。

Note

1．呼吸系统疾病 包括支气管和肺部疾病,以肺结核、支气管扩张、肺脓肿、肺癌最常见。此外,慢性支气管炎、支气管内膜结核、支气管癌、良性支气管瘤、支气管结石、支气管黏膜非特异性溃疡、肺淤血、肺梗死、肺吸虫病、尘肺等均可出现不同程度的咯血。

2．循环系统疾病 包括风湿性心脏病、二尖瓣狭窄、急性左心衰、肺动静脉瘘等。

3．其他原因 血液病包括血小板减少性紫癜、白血病、血友病、再生障碍性贫血及弥散性血管内凝血等;急性传染病如非出血型钩端螺旋体病、流行性出血热等;免疫系统疾病如系统性红斑狼疮、结节性多发性动脉炎等;胸外伤、医疗操作致肺部损伤等。

【咯血机制】

(1)由于感染、结核、肿瘤、中毒等各种原因对气管黏膜、病灶处微血管的刺激或血管活性物质的作用,血管壁通透性增加,血液渗出引起小量咯血;或直接侵蚀小血管,血管破溃引起不同程度的咯血。

(2)结核空洞壁肺动脉分支形成的小动脉瘤破裂、肺组织慢性感染时引起局部血管壁弹性纤维受损形成的血管瘤,在剧烈咳嗽或运动时破裂可引起大量咯血。

(3)二尖瓣狭窄、高血压性心脏病等各种心血管病致左心功能不全使肺血管内压力增高、肺淤血出现痰中带血或小量咯血;如肺血管内压力增加使支气管黏膜下层或支气管静脉曲张破裂,可引起大咯血。

(4)凝血功能障碍如血小板减少性紫癜、白血病及弥散性血管内凝血等可致包括咯血在内的全身多器官出血。

【临床表现】

1．症状

(1)询问主诉及现病史:应详细了解咯血发生的急缓、咯血量、性状,是初次还是多次,咯血前有无诱因等。伴随症状,例如有无发热、胸痛、咳嗽、出汗、恐惧、呼吸困难、心悸以及黄疸、皮肤黏膜出血、与月经的关系等。要注意有时咯血量的多少与病变严重程度并不完全一致,肺功能严重障碍或发生血块阻塞窒息时,即使少量咯血也可致命。

(2)详细系统回顾相关既往史:特别注意职业、吸烟史;最近的胸部外伤史、潜在心肺疾病,既往的上呼吸道、鼻窦或上消化道疾病史,最近的感染症状;既往的咯血史,家族咯血史;用药史;单侧或双侧腿肿胀史等。

2．体征 观察咯血的量、性质和颜色;病人的一般状态,特别是血压、脉搏、呼吸、心率和神志;皮肤颜色,有无贫血、皮肤黏膜出血、皮下结节和杵状指(趾),肝、脾淋巴结大小;注意有无肺部湿啰音、肺内呼吸音变化,心脏杂音、心律,肝、脾大小,有无下肢水肿及体重减轻等。血液系统病如白血病、各种血小板减少、血友病,有时主要出血部位为呼吸道,但从病史、体检、多处部位出血等,易于诊断。某些传染病、多种原因所导致的弥散性血管内凝血、遗传性毛细血管症等,主要出血部位可为肺,但有其独有特点。

【辅助检查】

1．血液检查 血小板计数和出、凝血功能。

2．痰液检查 通过涂片、培养等,检测一般致病菌,如结核杆菌、真菌、肿瘤细胞、寄生虫卵等。

3．放射检查 病情允许情况下,应常规摄胸部正、侧位片。根据需要可做病灶体层摄影、胸部 CT 以了解肺、胸膜的病变,判断病变的部位、大小、性质。

4．纤维支气管镜检查 可确定出血的部位,取标本培养、病理学检查,镜下直接止血。对诊断不明确短期内止血效果差的咯血者,可在做好抢救准备的情况下进行此项检查。

5．其他 心电图、超声心动图、支气管造影等有助于明确诊断。

Note

知识链接
4-5

【诊断及鉴别诊断】

咯血的原因和临床表现多样,缺乏特异性,常常危及生命,确诊较为困难。诊断方案和策略一般包括4个步骤:确定咯血性质;确定咯血量;确定出血部位;确定出血原因。

【急诊处理】

处理原则:维持呼吸道通畅,避免窒息;积极止血;尽快明确病因,针对病因治疗。

1. 一般性治疗

(1) 保持舒适体位:中等量及以上咯血病人应绝对卧床休息。明确出血部位后,可患侧侧卧位,以防止吸入性肺炎和肺不张;出血部位不明确时取平卧位。

(2) 镇静镇咳:一方面对病人以安慰语言消除其紧张恐惧心理,鼓励将出血轻轻咳出;另一方面要果断处理咯血。对烦躁、过度紧张者可给予小剂量镇静剂,如安定5 mg或苯巴比妥0.1~0.2 g肌内注射。剧烈咳嗽者予以镇咳药物,如咳必清25 mg,每日3次;必要时可待因15~30 mg口服;但禁用吗啡等强镇咳药以免抑制咳嗽反射和呼吸中枢,引起气道阻塞而窒息。

(3) 做好咯血及生命体征的观察和记录:同时做好大咯血及窒息的抢救准备。

(4) 失血性休克治疗:应立即适量输液输血,补充血容量,适当使用血管活性药物,但血压不宜升得过高,否则不利于止血。

(5) 原发病的治疗:结核病人给予抗结核治疗;肺部感染者积极选用敏感抗生素控制感染;肺水肿者积极纠正心衰等。

2. 止血药物

(1) 垂体后叶素:使肺小血管收缩,肺内血流量减少,肺循环压降低,促进破裂处形成血凝块,以达到止血目的,常为中量、大量咯血的首选药物。常用剂量:5~10U加入葡萄糖液或生理盐水20~40 mL中于10~15 min内缓慢静脉注射或10~20U加5%葡萄糖液500 mL中静脉滴注,必要时6~8 h重复一次,至止血后维持用药2~3 d。由于垂体后叶素具有强烈收缩血管和子宫平滑肌的作用,故高血压、冠心病、肺心病、心力衰竭、孕妇慎用。注射过快可出现面色苍白、心悸、头昏、便意、恶心、腹痛等不良反应。当出现胸痛、出汗、过敏性休克时及时停药。

(2) 血管扩张剂:通过扩张血管、降低肺循环压力有助于止血,尤其适用于以上禁用垂体后叶素的高血压、心脏病、孕妇伴咯血者。应用中注意观察血流动力学变化。如:①酚妥拉明10~20 mg加入5%葡萄糖液或生理盐水200~500 mL中静脉滴注,可连用5~7 d;②普鲁卡因一般剂量50 mg加入生理盐水20~40 mL中缓慢静脉注射,再150~300 mg加入5%葡萄糖液250~500 mL中静脉滴注维持,用药前需做皮试,阳性者禁用。

(3) 促进凝血功能、纠正凝血障碍药物:①止血敏0.25~0.5 g加入5%葡萄糖液40 mL中静脉注射,每日2~3次或1~4 g加入500 mL液体中静脉滴注;②6-氨基己酸4~6 g加入5%葡萄糖液100~200 mL中静脉滴注;③止血环酸100~250 mg加入5%葡萄糖液40 mL中静脉注射,每日2次,效果较6-氨基己酸强5~10倍;④对羧基苄胺(氨甲苯酸)0.1~0.2 g加入40 mL液体中静脉注射,每日2次,或0.2~0.4 g加入5%葡萄糖液500 mL中静脉滴注,每日1次;⑤安络血10 mg肌内注射,每日2~3次;⑥维生素K_1 10~20 mg肌内注射或静脉滴注。

(4) 其他药物:高渗氯化钠(10%氯化钠)20 mL静脉注射,每天1~2次,其机制可能为兴奋晶体渗透压感受器,反射性引起垂体后叶素释放而止血。此外,糖皮质激素、氯丙嗪、阿托品及中药(如云南白药、三七粉等)均有不同程度的止血效果,可酌情使用。

3. 手术及其他治疗 出血部位明确、内科治疗无效、无手术禁忌证时可进行手术治疗。对有手术禁忌证、大咯血不止或全身情况差不能耐受手术者可给予纤维支气管镜下局部喷洒药物、激光冷冻等止血治疗,有条件者可行支气管动脉栓塞等介入治疗。

4. 大咯血窒息的抢救 窒息是大咯血的主要死亡原因,应准确判断和及时抢救。当咯血病人突然出现胸闷、烦躁、呼吸困难、严重发绀、大汗、表情恐怖,甚至大小便失禁而咯血突然减少或停止应考虑发生了窒息,如处理不及时,病人很快呼吸减弱或停止、意识丧失,进而心跳停止。故一旦发现窒息先兆,应立即就地抢救。

(1)体位引流:病人俯卧、头低脚高位,躯干与床面成 45°以上角,头后仰并拍击背部,使口腔和气道的积血排出。

(2)清除血块、畅通呼吸道:用压舌板、开口器打开口腔,舌钳将舌拉出,清理或吸出口咽部积血,或经鼻导管吸出积血。

(3)气管插管或气管切开:清除气道内积血,畅通呼吸道。

(4)高流量吸氧及酌情使用呼吸兴奋剂:对于咯血病人应重视窒息的预防,尤其对支气管狭窄、心肺功能不全、年老体弱、精神紧张的病人应提高警惕。保持出血病人侧卧位,勿过多使用强镇静、镇咳药物,早期给氧,床旁备好抢救器械等,为窒息的抢救赢得宝贵时间。

【预后】

大咯血的预后主要与出血量、出血速度、肺内残留的血量以及窒息时的呼吸复苏等因素有关,与引起咯血的病因不直接相关。若 24 h 内出血量＞1000 mL,则死亡率在 58%,若 24 h 内的出血量＜1000 mL 则死亡率在 9%。若是恶性肿瘤引起的大咯血,且 24 h 内的出血量＞1000 mL,则死亡率可高达 80%。对于支气管扩张症、肺脓肿或坏死性肺炎引起的大咯血,预后相对较好,有时死亡率仅在 1%左右。

第六节 急性呼吸困难

案例导入

　　患儿,女,5 岁。因咳嗽、喘鸣 3 个月加重 2 d 来我院就诊。患儿于 3 个月前因感冒引起咳嗽、喘鸣,在家长指导下服用感冒药和止咳药,效果欠佳。约 3 周前,就诊于当地卫生院并开始服用舒喘灵和一个短疗程的泼尼松,服药后症状有所改善,但随后上述症状再次恶化。2 d 前患儿出现低热,咳嗽加剧,伴呼吸困难,并偶有咳嗽后呕吐,呕吐物为非胆汁性。病后无体重减轻或咯血,患儿既往无特殊病史。无哮喘或呼吸系统疾病家族史。

　　1.患儿最有可能的诊断是什么?

　　2.主要诊断依据是哪些?

　　3.应立即采取什么治疗?

呼吸困难指病人主观上感到空气不足或呼吸费力,客观上表现为呼吸用力,可见辅助呼吸肌参与呼吸运动,且有呼吸频率、节律和深度的改变。常见于呼吸系统和循环系统疾病。

【病因和发病机制】

1. 肺源性呼吸困难 由呼吸系统的疾病引起。

(1)炎症、水肿、肿瘤或异物:引起的呼吸道狭窄或阻塞、喉头水肿、气管异物、喉癌、支气管哮喘、慢性阻塞性肺气肿等。

(2)肺部疾病:各型肺炎、大片肺不张、肺栓塞、肺水肿、弥漫性肺间质纤维化等。

(3) 胸廓或胸膜疾病:严重胸廓畸形、胸腔积液、气胸、胸外伤等。

(4) 膈肌运动障碍:大量腹腔积液、膈肌麻痹、高度肠胀气等。

(5) 神经肌肉疾病:急性多发性神经根炎、重症肌无力等。

呼吸系统的主要功能是将空气中的氧输送到血液,并将组织代谢所产生的二氧化碳排出体外,以维持细胞的正常代谢及体液的酸碱平衡。而肺源性呼吸困难主要是由于阻塞性和限制性通气功能障碍致肺泡通气、换气不良,肺活量减少或病理性肺泡毛细血管膜增厚,气体弥散功能障碍致缺氧和二氧化碳潴留引起。临床上分为吸气性呼吸困难、呼气性呼吸困难和混合性呼吸困难三种。

2. 心源性呼吸困难　由循环系统疾病引起。常见于高血压性心脏病、冠状动脉粥样硬化性心脏病、风湿性心脏病、心肌炎、心肌病、肺源性心脏病和心包积液等。

心源性呼吸困难是由于心力衰竭引起,尤其是左心衰竭。左心衰竭时肺淤血和肺泡弹性降低,由于气体弥散功能障碍、肺泡张力增高、肺活量减少、肺循环压力升高等通过牵张感受器或直接刺激呼吸中枢导致呼吸困难。右心衰竭时体循环淤血,由于右心房和上腔静脉压、肺动脉压升高,可刺激压力感受器兴奋呼吸中枢致呼吸困难;体循环淤血还可致肝淤血肿大、腹腔积液、胸腔积液使呼吸运动受限导致呼吸困难。此外,组织缺氧、体内酸性代谢产物增加也可刺激呼吸中枢引起呼吸困难。

3. 中毒性呼吸困难　常见于一氧化碳、安眠药、吗啡、有机磷农药、亚硝酸盐等外因性中毒及糖尿病酮症酸中毒、尿毒症和肾小管酸中毒等内因性中毒。其发生机制为:吗啡、巴比妥类药物和有机磷农药可抑制呼吸中枢,出现潮式呼吸或间停呼吸;而一氧化碳、亚硝酸盐、氰化物等毒物可作用于血红蛋白,使之失去携氧能力,机体缺氧出现呼吸困难;尿毒症、糖尿病酮症酸中毒等由于血中酸性代谢产物增加、二氧化碳分压增高刺激呼吸中枢,出现深而快节律规律的呼吸。

4. 神经精神性呼吸困难　脑出血、脑外伤、脑部的炎症及肿瘤等颅脑疾病时,由于颅内压升高,脑供血减少对呼吸中枢刺激或病变直接导致呼吸中枢受损,出现慢而深并伴有节律异常的呼吸,如呼吸暂停、潮式呼吸或抽吸样呼吸。癔症病人因精神原因可出现浅而快的呼吸,常因换气过度发生呼吸性碱中毒。

5. 血源性呼吸困难　重度贫血、高铁血红蛋白血症等由于红细胞减少或携氧减少,血氧含量下降致心率和呼吸加快;在大出血或休克时,缺血及血压下降可刺激呼吸中枢致呼吸加快。

【临床表现】

1. 临床特点

(1) 起病急缓:起病急骤常见于自发性气胸、肺水肿、支气管哮喘、急性心肌梗死、肺栓塞等,而缓慢起病常见于慢性支气管炎、阻塞性肺气肿、肺纤维化等。

(2) 呼吸类型:①吸气性呼吸困难:由于各种原因所致喉、气管、大支气管的狭窄与梗阻,吸入气体不能正常通过气道,表现为吸气显著困难,重者呈"三凹征",可伴有干咳和高调的吸气性喉鸣,常见于喉头水肿、气道异物、咽白喉、急性咽后壁脓肿及喉癌等。②呼气性呼吸困难:主要由于肺组织弹性减弱或小支气管痉挛、狭窄阻塞,残气量增加所致,表现为呼气明显困难,呼气时间延长,可伴有哮鸣音,常见于支气管哮喘、慢性阻塞性肺气肿等。③混合性呼吸困难:多系肺组织广泛病变,肺呼吸面积减少所致,表现为吸气和呼气均困难,呼吸浅快,常见于大面积肺炎或大片肺不张、弥漫性肺间质纤维化、重症肺结核、大量胸腔积液、自发性气胸等。④潮式呼吸和间停呼吸:多见于中枢神经系统病变及呼吸中枢抑制。⑤夜间阵发性呼吸困难:夜间迷走神经兴奋性增加,冠状动脉收缩,心肌缺血加上卧位时回心血量增加,加重肺淤血,肺活量减少,病人可在睡眠中突然憋醒、被迫坐起或行走数分钟、数十分钟后缓解,为急性左心衰竭的早期表现。

(3)呼出气味有助于诊断:酮症酸中毒呼出气味为烂苹果味;尿毒症呼出气味有氨味;口服有机磷农药中毒呼出气味为大蒜味;呼出气味为苦杏仁味提示氢氰酸(苦杏仁木薯、氰化物等)中毒。

2. 伴随症状和体征

(1)呼吸困难伴发热、胸痛和肺部干湿啰音,多见于急性肺炎。

(2)发作性呼吸困难伴肺部哮鸣音,多见于支气管哮喘。

(3)呼吸困难伴咳粉红色泡沫痰、发绀、端坐呼吸、双肺湿啰音和哮鸣音、心率加快,多见于急性左心衰竭。

(4)呼吸困难伴慢性咳嗽、脓痰者,多见于慢性支气管炎、肺脓肿、阻塞性肺疾病、支气管扩张伴感染。

(5)呼吸困难伴胸痛,多见于肺炎、胸膜炎、自发性气胸、肺梗死、急性心肌梗死。

(6)呼吸困难伴昏迷,多见于脑出血、脑外伤、颅脑炎症、肺性脑病、尿毒症及急性中毒等。

【辅助检查】

1. 化验检查 血常规、血糖、血尿素氮及肌酐、尿常规、痰液涂片和培养等。

2. 血气分析 有助于诊断和指导治疗,当动脉血氧分压(PaO_2)小于 60 mmHg,伴或不伴有二氧化碳分压($PaCO_2$)大于 50 mmHg 时诊断为呼吸衰竭。

3. 器械检查 肺功能测定、X 线检查、心电图、超声心动图、纤维支气管镜及 CT 检查。

【诊断及鉴别诊断】

通过病史、体格检查和适当的辅助检查可诊断大多数呼吸困难的病因。

(1)有无窒息、神志改变或休克等危及生命情况。

(2)详细询问病史,重点是诱因、伴随症状、起病和缓解的方式,进行全面体检,包括皮肤黏膜颜色、体温、口咽、颈部、肺、心脏、胸部和四肢,寻找有助于明确诊断的线索。

(3)根据病史及体征中的诊断线索,有针对性地进行血浆 B 型脑钠肽(BNP)、X 线胸片、心脏彩超、肺功能检测、最大用力呼气流量等辅助检查。

【急诊处理】

1. 消除病因 对不同病因采取不同措施:如取出气管异物;过敏致喉头水肿应立即肌内注射肾上腺素和静脉使用糖皮质激素;自发性气胸或大量胸腔积液应立即胸腔穿刺抽气抽液;心源性呼吸困难主要纠正心衰等。

2. 保持呼吸道通畅 有异物者清除异物;痰多而黏稠者可用祛痰剂、超声雾化吸入或适当补充液体以稀释痰液便于咳出;咳痰困难者,可用翻身、拍背、指导病人做深呼吸或有效的咳痰动作等方式协助病人排痰;支气管痉挛者可用支气管解痉剂、糖皮质激素等;严重呼吸困难必要时行气管插管、气管切开给予机械通气、辅助呼吸。

3. 氧疗 除对慢性低氧血症,二氧化碳严重潴留者给予低流量(1~2 L/min)吸氧外,可给予较高浓度(大于 2 L/min)吸氧,尽快改善低氧血症,但应防止氧中毒。最好有血气分析指导。

4. 呼吸兴奋剂的应用 对缺氧及严重二氧化碳潴留、某些药物过量抑制呼吸中枢时,可适当使用呼吸兴奋剂(如尼可刹米、洛贝林等)。

5. 控制感染、纠正电解质和酸碱失衡 对感染引起的呼吸困难,应选择有效抗生素,足量、联合应用。病人发生低钾、低钠、低氯血症及代谢性碱中毒时,应及时补充钾、钠、氯离子。

知识链接
4-6

Note

出现呼吸性酸中毒时增加通气量多能缓解,合并代谢性酸中毒时补碱也应慎重,最好以血气分析作指导,以免出现代谢性碱中毒。

第七节　急性胸痛

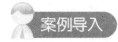

宋某,男,45岁。因胸部闷胀痛1h入急诊科就诊。病人1h前就餐时突起胸部闷胀痛,呈压榨性疼痛,以胸骨后为主,无放射痛,呈持续性不缓解,含速效救心丸无效。伴出汗,呕吐胃内容物两次。既往无特殊病史。急性痛苦面容,双肺呼吸音清,心界正常,心率56次/分,律齐,心音低,无杂音。腹部(一)。

1.该病人首先应考虑什么诊断?

2.应该如何处理?

3.还需要哪些辅助检查?

胸痛是急诊病人常见的就诊原因之一。一般由胸部疾病引起,少数由其他病变所致,其程度有时和病情严重性不完全成正相关,预后差异很大,须认真鉴别。可危及生命的胸痛有急性心肌梗死、急性肺梗死、心绞痛、夹层主动脉瘤、气胸等。

【病因】

1. 炎性病变　胸壁、胸腔内及腹腔内组织器官感染及无菌性炎症均可致胸痛,是急性胸痛最常见的原因。如胸壁软组织感染、气管炎、食管炎、细菌性肺炎、胸膜炎、纵隔炎、肋软骨炎、肋间神经炎、带状疱疹、急性心包炎、膈下脓肿等。

2. 供血障碍　胸部器官因缺血、缺氧导致的胸痛是最严重的,如急性心肌梗死、肺梗死、心绞痛等。

3. 机械压迫、刺激及损伤　胸膜及肺肿瘤、主动脉夹层动脉瘤、自发性气胸的膨胀或压迫;气管、食管内异物刺激;胸外伤等。

4. 理化因素刺激　强酸、强碱引起的食管损伤,胃酸反流性食管炎等。

5. 自主神经功能失调　心脏神经官能症、贲门痉挛、过度换气综合征等。

6. 邻近器官病变的反射或牵连　胸廓上口综合征、肝胆疾病、脾梗死等。

【发病机制】

因炎症、外伤、肿瘤、缺血、理化因素等引起组织损伤,释放如组胺、缓激肽等化学物质刺激肋间神经、膈神经、支配心脏和主动脉的交感神经、支配气管与支气管的迷走神经、脊髓后根等胸部的感觉神经纤维,产生痛觉冲动传至大脑皮层的痛觉中枢引起胸痛。

【临床表现】

注意询问胸痛的部位、性质、诱因、伴随症状及其他的相关病史。

1. 病史特点

(1)胸痛部位及性质:心绞痛及心肌梗死常在心前区及胸骨后或剑突下,可放射至左肩及左臂内侧,呈压榨性疼痛或伴有窒息感;纵隔或食管疾病疼痛常在胸骨后;胸壁疾病所致的胸痛常固定于病变部位;带状疱疹是沿一侧肋间神经分布的神经痛,以灼痛或刀割样疼痛为主;

夹层动脉瘤呈剧烈撕裂样疼痛;气胸、胸膜炎、肺梗死疼痛常位于患侧,呈尖锐刺痛、绞窄痛,伴有呼吸困难和发绀。

(2)胸痛诱发因素和发作时间:心绞痛常在体力活动或情绪激动时诱发,呈阵发性,一般1~5 min即停;而心肌梗死常呈持续性剧痛;食管疾病的疼痛常因为吞咽食物时发作或加剧;渗出性胸膜炎常于咳嗽或深吸气时加重。

(3)伴随症状:胸痛伴发热并有相应胸部体征,可见于细菌性肺炎、结核性胸膜炎、脓胸等。胸痛伴咳嗽、咳痰多见于肺部疾病。胸痛伴咯血多见于肺结核、肺癌、肺栓塞等。胸痛伴胸闷、呼吸困难多见于自发性气胸、大量胸水、心包炎、大叶性肺炎等。

(4)相关病史:既往有高血压、高脂血症或冠心病病史要考虑心绞痛、心肌梗死;肺梗死的病人常有心脏病或近期手术卧床史;反流性食管炎常有反酸、食物反流史;食管癌有进行性吞咽困难的病史。

2. 体格检查 认真仔细的胸部视、触、叩、听体检以及局部体征如皮肤、肌肉、肋骨等处有无红肿压痛、疱疹、畸形,肋间神经分布区有无感觉异常,有助于对胸壁及胸腔内器官的病因诊断。此外,尚需注意生命体征的检查及心脏、腹部的检查,警惕有潜在危及生命的胸痛原因。

【辅助检查】

1. X线检查 大部分肺部疾病,胸外伤均能通过胸片诊断,还有助于心包炎和心肌疾病的诊断。为提高诊断率必要时可加做CT、MRI检查。

2. 心电图、超声心动图检查 有助于诊断心肌缺血、心肌梗死、主动脉瓣膜病变。

3. 血液检查 白细胞总数和中性粒细胞比例的增高、血沉增快等有助于感染性胸痛的病因诊断。

4. 血清心肌酶谱、肌钙蛋白检查 结合心电图可明确心肌梗死诊断。

5. 其他检查 B超对肝脓肿、膈下脓肿及胃肠穿孔有一定诊断价值。根据诊断思路还可选择痰液、胸腔积液、心包积液、胃液检查以及放射性核素、冠状动脉造影、肺动脉造影等检查。

【诊断及鉴别诊断】

结合疾病病史、体格检查、实验室检查及器械检查即可确诊。

1. 疼痛特点 疼痛的发生时间、严重程度,疼痛部位、放射部位、持续时间、发生次数,病程长短,与过去胸痛类似或不同,诱因和缓解因素,与劳累、应激、呼吸和活动的关系及治疗反应等。

2. 伴随症状 气短、劳力性呼吸困难、夜间阵发性呼吸困难、端坐呼吸、恶心、呕吐、大汗、咳嗽、咳痰、咯血、发热、寒战、体重改变、疲劳、头晕、晕厥、心悸等。

3. 危险因素 冠心病、肺栓塞、胸主动脉瘤、心包炎或心肌炎、气胸、肺炎等。

4. 既往史 以前心脏情况、高脂血症、药物过敏、手术史,有关诊断检查,最近临床药物成瘾史,阅读过去心电图和全部过去病历。

【急诊处理】

主要是针对病因治疗和缓解疼痛的对症治疗。如对气胸、血气胸、胸腔积液、纵隔气肿等引起的胸痛,应采取填塞包扎胸部伤口、紧急减压排气、胸腔闭式引流等。对急性心肌梗死引起的胸痛采取绝对卧床休息、吸氧,选用吗啡、杜冷丁镇静止痛。对冠心病心绞痛可舌下含服硝酸甘油缓解疼痛。对肺梗死的病人立即采取镇静镇痛和解痉措施。创伤性肋骨骨折引起者予以固定、断端封闭或肋间神经阻滞。感染所致的胸痛给予抗生素、抗炎镇痛药或引流治疗等。

知识链接
4-7

Note

第八节　急性腹泻

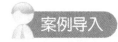

　　崔某,女,6岁。因脐周疼痛、腹泻2 d入院。病人两天前无明显诱因出现脐周疼痛,呈阵发性,伴腹泻,呈水样腹泻,后伴脓血便,7~8 次/日,有明显里急后重,伴发热。体检:体温38.5 ℃,P100 次/分,BP100/65 mmHg,一般情况尚好,无明显失水现象,心肺无特殊,腹平软,脐下及右下腹有压痛,其他检查无异常现象。粪便检查:大便呈冻状,镜下脓球(＋＋＋),红细胞(＋)。

　　1.该病人首先应考虑什么诊断?

　　2.本病例如何选药?为什么?

　　3.还需要哪些辅助检查?

　　腹泻指大便习惯和粪便性状发生变化,大便次数增多(＞3 次/日)及排便量增加(＞200 g/d),粪质稀薄,液体成分增多(水分＞85%),含有未消化的食物或黏液、脓血、脱落的黏膜。急性腹泻是指起病急骤,病程一般不超过3 周的腹泻。

　　【病因】

　　1. 肠道疾病　多见于各种原因引起的肠炎、肠道肿瘤、憩室等。

　　2. 食物及化学中毒　多见于毒蕈、河豚、鱼胆、乙醇、砷、磷、铅、汞等。

　　3. 全身性感染　多见于伤寒或副伤寒、钩端螺旋体病、脓毒血症等。

　　4. 内分泌疾病　多见于甲亢、甲亢危象、糖尿病、肾上腺皮质功能减退症等。

　　5. 变态反应性疾病　多见于鱼、虾、蟹、乳制品引起的变态反应性肠炎、过敏性紫癜等。

　　6. 药物　多见于泻剂、利血平及红霉素等。

　　【腹泻机制】

　　1. 分泌性腹泻　各种刺激因子刺激肠道黏膜分泌的液体超过其吸收能力所致。刺激肠道黏膜分泌的因子包括:

　　(1)细菌产出的毒素:如肠毒素。

　　(2)神经体液因子:如血管活性肠肽、血清素等。

　　(3)炎性介质:如白介素、肿瘤坏死因子、白三烯等。

　　(4)药物:如酚酞、蓖麻油、番泻叶等。

　　2. 渗透性腹泻　由于食入大量不吸收的溶质,使肠腔内渗透压增高,大量液体被动进入肠腔而引起的腹泻。如经口服用镁盐、乳果糖、甘露醇等高渗性药物引起的腹泻。

　　3. 动力性腹泻　肠蠕动亢进致肠内食糜停留时间缩短所致。

　　4. 吸收不良性腹泻　由肠黏膜的吸收面积减少或吸收障碍所致,见于小肠大部切除、吸收不良综合征、小儿乳糜泻等。

　　5. 渗出性腹泻　又称炎症性腹泻,肠黏膜的炎症部位渗出蛋白、黏液或脓血等引起。

　　【临床表现】

　　1. 年龄及性别　细菌性痢疾多见于儿童及青壮年,结肠癌多见于中老年人,甲亢、功能性腹泻多见于女性,病毒性肠炎、先天性小肠消化吸收障碍性疾病多见于婴幼儿等。

　　2. 起病及病程　是否有不洁饮食病史;是否与摄入脂肪餐有关或与紧张、焦虑有关;起病突然,病程短,多为感染;群体暴发或同餐人先后发病多为急性中毒;长期使用抗生素治疗者出现腹泻多见于假膜性肠炎;功能性腹泻、吸收不良综合征常间歇性发作。

3. 腹泻的次数及大便性状 可多达每日 10 次以上,多见于急性感染;黏液血便或脓血便,多见于细菌感染;粪便呈暗红色或果酱样,多见于阿米巴痢疾或升结肠癌;次数多,量少,伴里急后重多见于乙状结肠或直肠病变等;粪便带食物残渣未消化并奇臭多于消化、吸收功能障碍;紫色血便,有恶臭味,多见于急性出血坏死性肠炎。

4. 伴随症状

(1)腹痛:腹痛在脐周、便后腹痛缓解不明显,多见于小肠疾病;腹痛在下腹部,便后疼痛缓解,多见于结肠疾病。

(2)发热:多见于急性感染,如急性细菌性痢疾、伤寒、肠结核、脓毒血症、溃疡性结肠炎等;也可见于肠道恶性淋巴瘤等。

(3)里急后重:多见于结肠、直肠炎或肿瘤等。

(4)恶心呕吐:多见于急性炎性腹泻、食物中毒或内分泌危象等。

(5)严重食欲减退:可见于肾功能不全、尿毒症等。

(6)体重明显下降:多见于小肠器质性疾病,如胃肠道恶性肿瘤、肠结核及肝胆胰疾病。

(7)关节痛或关节肿胀:见于系统性红斑狼疮、溃疡性结肠炎、肠结核等。

【辅助检查】

除血液、尿液、粪便检查、电解质、肝肾功能等检查外;酌情甲状腺功能测定、胃镜、小肠镜、结肠镜及其活体组织检查,以及腹部 X 线平片、胃肠钡餐、腹部 CT 或 MRI、B 超检查等。

【诊断及鉴别诊断】

1. 腹泻的诊断

腹泻的诊断要依靠病史、症状、体征,并结合辅助检查,尤其是粪便检验的结果综合分析后得出结论。

(1)病史:①流行病学:发病为散发性、流行性或地方性;发病季节、旅行史、水源、食物污染、传染病接触史、性病史等。②年龄与性别:婴幼儿腹泻,应考虑先天性小肠消化吸收障碍性疾病,如双糖酶缺乏症等;病毒性胃肠炎和大肠埃希菌性肠炎多见于婴幼儿;细菌性痢疾以儿童和青壮年多见;结肠癌多见于中年人或老年人;阿米巴痢疾则以成年男性居多;功能性腹泻、甲状腺功能亢进症和滥用泻药者多见于女性;而结肠憩室与结肠癌则多见于男性。③详细的系统回顾:可了解有无引起腹泻的系统性疾病如甲状腺功能亢进症、糖尿病、风湿病和肿瘤。详细地了解病人的既往疾病治疗史以及免疫功能状况和精神神经系统疾病,这有助于判断病人有无医源性因素(如药物、手术)的影响。④起病与病程:起病突然,病程较短,多为感染;群体发病多为急性中毒,急性食物中毒性感染常于进食后 24 h 内发病;长期接受抗生素治疗者,应考虑抗生素引起的菌群失调和真菌感染;功能性腹泻、吸收不良综合征和结肠憩室所致的腹泻,常呈间歇性的发作;由溃疡性结肠炎、功能性腹泻、血吸虫病等所引起的腹泻,可长达数年或更久。⑤腹泻次数、大便性状:如便意频繁、排便量少、里急后重,提示病变位于直肠或乙状结肠;腹泻量多、水样、色淡、多泡沫、恶臭、无脓血、无里急后重,提示病变位于小肠;腹泻的粪便呈暗红色或果酱样,要考虑阿米巴痢疾;呈米泔水样,应考虑霍乱;粪便有食物残渣、未消化或发酵物,要考虑吸收不良综合征。⑥伴随症状:了解腹泻伴随的症状,对明确病因和确定诊断都有重要价值。

(2)体格检查:对腹泻病人应进行全面仔细地体格检查。要着重检查病人是否有血容量减少的征象,如皮肤黏膜干燥、尿量减少、心率快、血压低等,腹部检查(应包括肿块、腹腔积液、压痛等)、肛门直肠、淋巴结、皮肤、甲状腺等检查,均可为临床诊断提供依据。

(3)辅助检查:大多数腹泻都是自限性的,因此实验室检查和诊断性检查价值有限;对病程较长和对保守治疗无效的病人也应进行相应检查;全血检测对确立诊断帮助很小,因为敏感性和特异性都很低;对有选择的病人进行肝肾功能检查、血清脂酶检查和妊娠试验对诊断可能有一定帮助。

2. 鉴别诊断

(1)从发病机制鉴别:①渗出性腹泻的特点:粪便含有渗出液和血液,结肠尤其是左半结肠炎症多有肉眼黏脓血便;腹泻和全身症状、体征的严重程度取决于肠受损程度。②渗透性腹泻的特点:禁食或停药后腹泻停止;肠腔内的渗透压超过血浆渗透压;粪中含有大量未被完全吸收或消化的食物或药物。③分泌性腹泻的特点:禁食不减轻或加重腹泻;粪便呈水样,量多,无脓血;肠液与血浆的渗透压相同;肠黏膜组织学基本正常。④肠动力腹泻的特点:粪便稀烂或水样,无渗出;腹泻伴有肠鸣音亢进和腹痛。

(2)感染性腹泻和非感染性腹泻鉴别:①感染性腹泻的特点:各种肠道感染导致肠道渗出增加,分泌过多,粪中含有渗出液、炎性细胞和血液。常有全身感染中毒症状。②非感染性腹泻的特点:主要是肠腔渗透压增高,肠黏膜通透性异常或胃肠运动加快所致;粪便中无炎性细胞,渗透压较高,可含有未消化食物;病人多有手术史、中毒史或服药史,常无全身感染中毒症状。

(3)从病原学方面鉴别:从大便培养可以发现引起感染性腹泻的不同致病菌。

【急诊处理】

1. 对症及支持治疗

(1)饮食:以易消化吸收的流质或半流质为主,避免奶制品。

(2)纠正水、电解质紊乱及酸碱平衡失调:静脉补充平衡液或糖盐水、生理盐水等。

(3)止泻药的应用:仅用于严重失水、非感染性腹泻。

2. 病因治疗 对明确病因及发病机制的腹泻者,应进行病因治疗,对病因一时难以明确者,转入专科病房进一步检查治疗。

本 章 小 结

临床急诊病人常因一些危急症状,如发热、昏迷、抽搐、眩晕、晕厥、咯血、急性疼痛及急性腹泻等症状就诊。对于这些症状,首先要通过详细询问病史、仔细体格检查及必要的辅助检查争取搞清楚引起的原因,如发热常是感染因素、昏迷常是内科疾病、眩晕常是前庭系统病变、咯血及急性呼吸困难常是呼吸系统疾病、急性腹痛及胸痛常是腹部及胸部脏器病变引起。同时重点是迅速进行急诊处理,针对病因进行相应的处理,并且注意防治并发症;对于病因不明者,在适当对症处理基础上,严密观察病情变化。

目 标 检 测

一、单选题

1.发热是体温调定点(　　)。

A.上移,引起的主动性体温升高　　　　　　B.下移,引起的主动性体温升高

C.上移,引起的被动性体温升高　　　　　　D.下移,引起的被动性体温升高

E.不变,引起的主动性体温升高

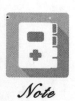
Note

2.病儿，男，7岁。3 d前右中指被竹签刺破，今日手指疼痛。检查发现右中指发红、肿胀，中间部位发白，手指无法弯曲，病儿体温38 ℃。最可能的诊断是（　　）。

A.蜂窝组织炎　　　　　　　B.疖　　　　　　　　　C.痈

D.甲沟炎　　　　　　　　　E.化脓性指头炎

3.下列哪项不是引起昏迷的颅内因素？（　　）

A.颅内血肿　　　　　　　　B.癫痫、全身性强直-阵挛性发作　　C.脑挫裂伤

D.CO中毒　　　　　　　　　E.颅内压增高

4.下列叙述错误的是（　　）。

A.病人一侧瞳孔散大且固定提示该侧动眼神经受损，常见于钩回疝

B.双瞳孔针尖样缩小系脑桥被盖损害，如脑桥出血、有机磷中毒等

C.一侧瞳孔缩小可见于延髓背外侧综合征或颈内动脉闭塞

D.眼球内聚提示双侧外展神经受损

E.眼球内收提示内收障碍

5.下列代谢障碍中可引起典型手足搐搦的是（　　）。

A.高血糖　　　　　　　　　B.低血糖　　　　　　　C.低钙血症

D.低镁血症　　　　　　　　E.维生素B_6缺乏

6.小儿惊厥的最常见病因为（　　）。

A.低钙血症　　　　　　　　B.高热　　　　　　　　C.低血糖

D.维生素D缺乏　　　　　　E.甲状旁腺发育不全

7.下列哪项可引起中枢性眩晕？（　　）

A.梅尼埃病　　　　　　　　B.听神经纤维瘤　　　　C.迷路炎

D.前庭神经炎　　　　　　　E.晕动病

8.头痛伴眩晕的疾病最可能的是（　　）。

A.颅内压增高　　　　　　　B.椎-基底动脉供血不足　　C.脑疝

D.青光眼　　　　　　　　　E.偏头痛

9.椎基底动脉系统短暂脑缺血发作，不出现的症状是（　　）。

A.失写　　　　　　　　　　B.眩晕　　　　　　　　C.构音障碍

D.复视　　　　　　　　　　E.交叉瘫

10.短暂脑缺血发作的临床表现是（　　）。

A.血压突然升高，短暂意识不清，抽搐

B.眩晕，呕吐，耳鸣持续1日至数日

C.发作性神经系统功能障碍，24 h内完全恢复

D.昏迷，清醒，再昏迷

E.一侧轻偏瘫，历时数日渐恢复

11.咯血不包括下列哪种疾病引起的出血？（　　）

A.肺结核　　　　　　　　　B.支气管扩张　　　　　C.肺脓肿

D.钩端螺旋体病　　　　　　E.鼻咽癌

12.病人，男，48岁。长期吸烟，近2个月来咳嗽加重并咯血丝痰，检查右上肺局限性哮鸣音，余无异常。该病人哪种可能性较大？（　　）

A.支气管哮喘　　　　　　　B.慢性支气管炎　　　　C.肺癌

D.急性左心衰　　　　　　　E.支气管扩张

13.可出现呼气性呼吸困难的是（　　）。

A.急性喉炎　　　　　　　　B.气管异物　　　　　　C.气胸

Note

D. 支气管哮喘　　　　　　　E. 喉水肿

14. 左心衰竭时呼吸困难的病因是（　　）。

A. 肺循环淤血　　　　　　　B. 淤血性肝大　　　　　　C. 体循环淤血

D. 颈静脉怒张　　　　　　　E. 肺循环压力升高

15. 急腹症手术治疗的适应证,下列哪项是错误的？（　　）

A. 腹膜刺激征严重或有扩大趋势或抗炎治疗无效者

B. 腹内脏器破裂或穿孔　　　C. 急性机械性完全性肠梗阻

D. 急性水肿性胰腺炎　　　　E. 嵌顿疝

16. 单纯空腔器官梗阻的腹痛特点（　　）。

A. 持续性腹痛　　　　　　　B. 阵发性腹痛

C. 持续性痛阵发性加重　　　D. 持续性痛伴腹泻

E. 阵发性痛伴发热

17. 急性前壁心肌梗死最常见的心律失常为（　　）。

A. 室性过早搏动　　　　　　B. 房室传导阻滞　　　　　C. 心房颤动

D. 房性过早搏动　　　　　　E. 室上性心动过速

18. 急性胸痛伴低血压休克应考虑（　　）。

A. 急性心肌梗死　　　　　　B. 急性肺梗死

C. 主动脉夹层动脉瘤破裂　　D. 急性心脏压塞

E. 心绞痛

19. 婴儿腹泻治疗原则下列哪项除外？（　　）

A. 调整和适当限制饮食　　　B. 纠正水、电解质紊乱

C. 加强护理,防止并发症　　　D. 控制肠道内外感染

E. 长期应用广谱抗生素

20. 中度脱水的临床表现下列哪项不正确？（　　）

A. 失水量为体重的 $5\% \sim 10\%$　　B. 皮肤弹性较差

C. 眼窝、前囟明显凹陷　　　D. 四肢厥冷

E. 尿量明显减少

二、简答题

1. 体温升高是否就是发热？为什么？

2. 临床上昏迷分为几期,并对每期进行简单描述？

3. 抽搐一般处理原则是什么？

4. 非前庭系统性眩晕临床表现有哪些？

5. 晕厥可分为哪几类？

6. 咯血的病因及四大常见病变是什么？

7. 呼吸困难病人问诊的要点包括哪些？

8. 简述急腹症常见腹痛的性质及意义。

9. 胸痛影响因素有哪些？

10. 中度、重度腹泻脱水的紧急救治原则是什么？

（董克勤）

第五章　心搏骤停后综合征

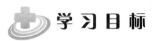 **学习目标**

1. 掌握　心搏骤停的诊断标准、基础生命支持的操作步骤和脑复苏的要点。
2. 熟悉　高级生命支持和复苏后治疗的原则及基本内容。
3. 了解　心搏骤停的原因,心肺脑复苏的发展历程。

案例导入

在某列火车的车厢里曾发生过感人的一幕。一名乘客在"啊"的一声倒地后,周围乘客都惊慌不已,而一位医学专业的在校大学生出于专业的敏感性,显得镇定自若,她先指挥周围乘客帮忙把病人平放,又交代一旁的一个年轻小伙子赶快去叫列车长来。这位大学生经过评估,确定病人已经没有呼吸和脉搏,情况十分危急,于是,她用自己在学校多次训练的专业急救方法,对病人进行了胸外按压和人工呼吸。一下、两下、三下……重复动作,经过近 5 min 的抢救总算把病人抢救过来。病人醒来的那一刻,车厢里响起了热烈的掌声。

1. 该病人心搏骤停时会出现哪些表现?
2. 如何对病人实施心肺复苏?
3. 心肺复苏成功的标志有哪些?
4. 复苏成功后应为病人摆放什么体位?

心搏骤停(sudden cardiac arrest,SCA)是指各种原因所致心脏泵血功能的突然停止,是心脏性猝死的最主要原因。心搏骤停一旦发生,将立刻导致脑和其他脏器血流中断,随即引起意识丧失、脉搏消失、呼吸停止等严重后果,甚至死亡。心脏性猝死(sudden cardiac death,SCD)指急性症状发作后 1 h 内由心脏原因引起的、以意识丧失为特征的死亡。心搏骤停和心脏性猝死若能得到及时、有效的救治,则可能免于死亡。针对心搏骤停采取的系统抢救措施称为复苏。自 20 世纪 60 年代心肺复苏(cardiopulmonary resuscitation,CPR)确立以来,已成功挽救了无数生命。近年来,随着对复苏认识的不断深化,越来越注意到脑缺血损伤的严重性和早期脑保护的重要性,特别提出了脑复苏的概念,从而诞生了现代意义的心肺脑复苏(cardiopulmonary cerebral resuscitation,CPCR)。

第一节　概　　述

心搏骤停常见于各种器质性心脏病,发生后病人立刻出现意识丧失、大动脉搏动消失等症

Note

状,及时、有效的心肺脑复苏可使部分病人幸免于难。

【病因】

引起心搏骤停的原因有很多,概括来说可分为两大类。

1. 心源性因素 心源性因素主要因心脏本身病变所致,成人最常见的是缺血性心脏病,其次为非缺血性心脏病。结构性心脏异常是成人心搏骤停最常见的基础病因,其中以冠心病最常见,其他病因有心肌炎、心脏瓣膜病、肥厚性心肌病、主动脉疾病和心内异常通道等。这些心脏结构改变是室性快速心律失常发生的基础,而绝大多数心源性心搏骤停则由室性快速心律失常所致。最常见的始动机制为心室颤动(ventricular fibrillation,VF)或无脉性室性心动过速(pulseless ventricular tachycardia,VT),其次为心室静止(ventricular asystole)及无脉电活动(pulseless electric activity,PEA)。心搏骤停大多数发生在急性症状发作后 1 h 内。

2. 非心源性因素 非心源性因素分为多种,是其他疾病或因素影响到心脏所致,包括:

(1)各种原因所致呼吸停止:如窒息、气管异物、气道组织水肿等,镇静催眠类药物等过量及头部外伤致呼吸中枢受损均可致呼吸停止。在呼吸停止后的几分钟内即可发生心搏骤停。

(2)严重的电解质与酸碱平衡紊乱:严重低钾、高钾血症,严重高钙、高镁血症,严重的酸中毒均可成为心搏骤停的直接原因,酸中毒时细胞内钾离子外移,可加重高钾血症引起心脏停搏。

(3)药物中毒或过敏:包括:①锑剂、氯喹、洋地黄类、奎尼丁等药物的毒性反应可致严重心律失常而引起心搏骤停。在体内缺钾时,上述药物毒性反应引起心搏骤停常以心室颤动为常见。②静脉内较快注射氯化钾、苯妥英钠、氨茶碱、氯化钙、利多卡因等也可导致心搏骤停。③青霉素、链霉素、某些血清制剂发生严重变态反应时也可导致心搏骤停。

(4)麻醉和手术意外:肌松剂和麻醉药物使用不当、术中呼吸道管理不当、心脏手术不良刺激等会引发心搏骤停。

(5)其他:电击、雷击、溺水、创伤、中暑、体温<30 ℃,还包括有创诊断性操作如血管造影、心导管检查,某些疾病如急性重症胰腺炎、脑血管病变等也可导致心搏骤停。

【发病机制】

绝大多数心源性心搏骤停由室性快速心律失常所致。室性快速心律失常的发生通常与心脏结构异常和潜在触发因素有关,两者相互作用的结果影响了心脏原有的基本节律,出现电生理学异常,进而引发了心搏骤停。一些暂时性功能因素(即触发因素)如心电不稳、血小板凝集、冠状动脉痉挛、心肌缺血及缺血后再灌注损伤等使原有稳定的心脏结构出现异常发生不稳定情况。某些因素如电解质紊乱、过度劳累、情绪压抑和致室性心律失常的药物等都可触发心搏骤停。

1. 心搏骤停的电生理改变 心搏骤停后病理生理改变主要是危险性致命性心律失常。75%~80%的心搏骤停病人首先记录到的心律失常是室颤,其次是室性心动过速、心室停搏,缓慢型心律失常则较少见。心搏骤停常由 4 种心律失常引起,即室颤、无脉性室速、无脉性电活动和心室停搏。

(1)室颤:即心室颤动,是指心室肌发生快速、不规则、不协调地颤动,心电图表现为 QRS 波消失,代之以大小不等、形态各异的颤动波,频率为 200~400 次/分(图 5-1-1)。

(2)无脉性室速:因室颤猝死的病人,常先有室性心动过速。心电图特征为 3 个或 3 个以上的室性期前收缩连续出现,QRS 波群形态畸形,时限超过 0.12s,ST-T 波方向与 QRS 波群主波方向相反,心室率通常为 100~250 次/分,心律基本规则,但无大动脉搏动(图 5-1-2)。

(3)无脉性电活动:过去称作电-机械分离,指心脏有持续的电活动,却丧失有效的机械收缩功能。各种原因所致的严重心排血量降低,如急性心脏压塞、肺栓塞、急性心肌梗死等引起电-机械分离。心电图表现为不同种类或节律的电活动节律,但心脏已丧失排血功能,通常测不到脉搏(图 5-1-3)。

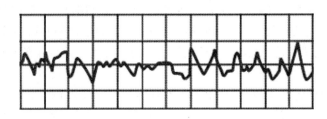

图 5-1-1　室颤

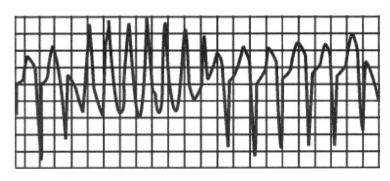

图 5-1-2　无脉性室速

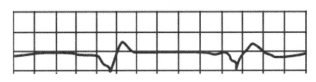

图 5-1-3　无脉性电活动

（4）心室停搏：指心肌完全丧失机械收缩能力。各种原因所致的严重心功能减退、冠状动脉严重缺血等引起全心停搏或心室停搏。心室无电活动，伴或不伴心房电活动，心电图常成一条直线，偶可见 P 波（图 5-1-4）。

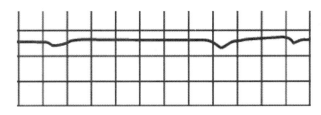

图 5-1-4　心室停搏

在以上 4 种心律失常类型当中，室颤为最常见，多发生于心肌梗死的早期或严重心肌缺血时，为冠心病猝死的最常见原因。

2. 心搏骤停后的病理生理改变　心搏骤停后体内各主要器官对缺血缺氧的耐受性不同。脑的耐受能力最低，以神经元的缺血敏感性最高。一般认为脑循环中断 4～6 min，脑组织储备的糖原和三磷酸腺苷（ATP）就将耗尽，能量代谢完全停止。这可造成严重的不可逆性损害，受累部位依次为脑干、基底神经节、丘脑和皮质。此时脑细胞膜离子通道失活，细胞内外离子浓度异常，从而引起脑细胞水肿和酸中毒；脑血管内皮受损，毛细血管通透性增加，血浆蛋白与水外渗，致使脑细胞外液增加，出现混合性脑水肿。随后增高的颅内压又可造成颅内静脉受压，脑脊液回流受阻，进一步加重脑水肿，甚至诱发脑疝而压迫生命中枢。

在心搏骤停后约 30 min，心肌、肾小管细胞可产生无法逆转的病理学改变。严重缺氧和

Note

酸中毒使心肌收缩力受过度抑制,心肌呈迟缓状态(即心肌顿抑),外周血管张力降低,心血管系统对儿茶酚胺的反应性减弱;器官缺血释放的心肌抑制因子可使心肌功能抑制进一步恶化。此外,由于心室颤动的阈值降低,最终因顽固性心室颤动而使心肌纤维停止收缩。肾脏则可发生肾小管缺血坏死,造成急性肾衰竭。

肺组织耐受缺氧能力相对较高,是由于氧可从肺泡弥散至肺循环血液中,使其代谢暂时得以维持。呼吸停止导致呼吸性酸中毒,无氧代谢可产生大量酸性物质导致代谢性酸中毒,因此,心搏骤停后代谢紊乱多为呼吸性酸中毒合并代谢性酸中毒。

心搏骤停后的病理生理改变和不同器官损伤进程表明,心搏骤停一旦发生,并非意味着机体已经死亡。此时机体组织代谢并未立即停止,细胞仍在有限的时间内维持着微弱的生命活动,如能及时、有效地予以抢救,仍有存活的希望;若未能及时处理,随着组织器官内缺氧加重和 ATP 的耗竭,细胞内环境稳定性遭受破坏,蛋白质和细胞膜变性、线粒体和细胞膜破裂,溶酶体大量释放,终致细胞死亡。

【临床表现】

绝大多数心搏骤停病人无先兆症状,常突然发病;少数病人在发病前数分钟至数十分钟有头昏、乏力、胸闷等非特异性症状。心搏骤停的主要临床表现为意识突然丧失,心音和大动脉搏动消失。如不立即抢救,一般数分钟内进入死亡。心搏骤停的症状和体征依次出现如下:①心音消失;②脉搏扪不到、血压测不出;③意识丧失;④短阵抽搐:抽搐常为全身性,多发生于心搏骤停后 10s 内,有时伴眼球偏斜;⑤呼吸断续呈叹气样,以后即停止,同时伴面色苍白或发绀,多发生在心脏停搏后 20~30s;⑥瞳孔散大,多发生在心脏停搏后 30~60s。辅助检查以心电图最为重要,可表现为心室颤动、心室静止、电-机械分离等。

心搏骤停发生时尚未到生物学死亡期。如予以及时、有效地抢救,则有复苏的可能,而复苏的成功率取决于:①复苏开始的时间早晚;②心搏骤停发生的场所;③心律失常的类型;④心搏骤停前病人的临床情况。从心搏骤停向生物学死亡的演进,主要取决于心搏骤停时心电活动的类型和心肺复苏的及时性。室颤或心室停搏如在开始的 5 min 内未及时心肺复苏,则预后很差。统计资料表明,目击者立即实施心肺复苏和早期电除颤是避免生物学死亡的关键。心肺复苏后住院期间死亡的最常见原因是中枢神经系统损伤。

【心搏骤停的诊断】

心搏骤停的诊断并不困难,主要依据临床表现迅速作出诊断,最可靠且出现较早的临床征象是意识丧失伴大动脉搏动消失,心电图有助于明确初始心律和指导治疗。心搏骤停的判定标准如下。

(1) 意识突然丧失,面色可由苍白迅速转为发绀。

(2) 大动脉搏动消失,触摸不到颈动脉、肱动脉或股动脉等搏动。

(3) 呼吸停止或开始叹息样呼吸,逐渐缓慢,继而停止。

(4) 双侧瞳孔散大,对光反射消失。

(5) 可伴有短暂抽搐和大小便失禁,伴有口眼歪斜,随即全身松软。

(6) 心电图可表现为室颤、无脉性室性心动过速、心室静止、无脉心电活动等。

各种原因所致心搏骤停的临床表现是一样的,初期急救处理亦基本相同,故切不可等待心电图等长时间检查后才作出心搏骤停的诊断,应根据主要的临床征象迅速、果断地判断,并立即实施心肺脑复苏(即心搏骤停后综合征的处理)。如在心搏骤停最初的 4 min 内给予高质量心肺复苏,病人有很大的存活可能且不留下脑或其他重要器官组织损害的后遗症;若延迟至 4 min 以后复苏,则成功率极低,即使心肺复苏成功,亦难免造成病人中枢神经系统不可逆性损害。因此在现场识别和急救时,应争分夺秒并充分认识到时间的宝贵性。

第二节 基本生命支持

心搏骤停发生后的缺血环境及经过 CPR 过程中低水平组织血流灌注所产生的异常病理生理状态称为心搏骤停后综合征（post cadiac arrest syndrome，PCAS）。既往有学者称之为"复苏后综合征"。PCAS 的异常病理生理变化状态包括：①心搏骤停后脑损伤；②心搏骤停后心肌功能障碍；③全身性缺血再灌注损伤；④持续存在诱发心搏骤停的病理生理因素，如心肌梗死、肺栓塞、脓毒症等。鉴于心搏骤停救治的连续性，PCAS 的处理亦涉及心肺复苏的相关内容。

针对心搏骤停者的处理主要是立即进行心肺复苏。1960 年，Kouwenhoven 等证明了胸外心脏按压和口对口人工呼吸的效果，从而奠定了现代 CPR 的基础。1979 年，美国 CPR 和急诊心脏监护会议推荐了成人基本生命支持的 ABC 程序，即开放气道、人工呼吸、人工循环，使 CPR 逐步完善。在实践中发现，心搏骤停大多数为心室纤颤，并发现电除颤的效果较好，故而总结出现代 CPR 三要素：人工呼吸、心脏按压和电除颤，这些措施大大提高了 CPR 的效果。随后临床中发现，有效的人工呼吸、心脏按压和电除颤可使病人很快恢复心跳、呼吸，但脑复苏却比较困难，而从最后的治疗效果评价来看，脑复苏失败也就意味着整个 CPR 的失败。因此，又提出了心肺脑复苏的概念。2010 年 10 月 18 日美国心脏协会（AHA）公布新的心肺复苏（CPR）指南。该指南重新修订了 CPR 传统的三个步骤，从原来的 A-B-C 改为 C-A-B。这一改变适用于成人、儿童和婴儿，但不包括新生儿。2015 年美国心脏协会公布了最新的心肺复苏指南，仍然维持 C-A-B 的急救步骤，但对胸外按压的深度和频率做了调整，并强调如有可能，尽早使用 AED（体外自动除颤仪）。

心肺脑复苏一般分三个阶段：①基本生命支持（basic life support，BLS），即现场 CPR，又称初期复苏；②高级生命支持（advanced life support，ALS），又称二期复苏；③延续生命支持（prolong life support，PLS），又称三期复苏。这三个不同的阶段相互联系、相互交织在一起的，不能截然分开。

【基础生命支持】

基本生命支持（BLS）是指现场目击者或最早到达现场的急救人员（接受过初级复苏培训人员或正规急救人员）实施的 CPR，称初级 CPR 或现场 CPR。因其是不借助仪器设备或药物实施的 CPR，有时也称为徒手 CPR。开始 CPR 时间最好在 4 min 内。4 min 内开始复苏有近 50% 的人被救活，4～6 min 开始复苏者仅 10% 的人可以存活，超过 6 min 开始复苏者存活率仅 4%，10 min 以上开始复苏者存活可能性更小，12 min 以上开始复苏者几乎无存活可能。由此可见，现场 CPR 的时间紧迫性和群众 CPR 术普及的重要性。但现场 CPR 依赖基本生命支持是不够的。

心肺复苏与心血管急救指南（即 CPR 与 ECC 指南）基于对复苏文献资料的大量研究，由多名国际复苏专家和美国心脏协会心血管急救委员会及专业分会进行深入探讨和讨论后编写，按照惯例每 5 年修订一次。目前应用的版本为《2015 年美国心脏协会心肺复苏及心血管急救指南》。为成功挽救心搏骤停病人的生命，需要诸多的抢救环节环环相扣，1992 年 10 月，美国心脏协会正式提出"生存链（chain of survival）"的概念。根据 CPR 和 ECC 指南，成人生存链指对突然发生心搏骤停的成年病人通过遵循一系列规律有序的步骤所采取的规范有效的救护措施，将这些抢救序列以环链形式连接起来，就构成了挽救生命的"生存链"。2010 年美国心脏协会心血管急救生存链包括 5 个环节，2015 版心肺复苏及心血管急救指南对"生存链"

进行划分,分为院内心脏骤停和院外心脏骤停生存链(图 5-2-1)。其中院内心脏骤停生存链的 5 个环节为:①监测和预防;②识别和启动应急反应系统;③即时高质量心肺复苏;④快速除颤;⑤高级生命维持和骤停后护理。院外心脏骤停生存链的 5 个环节为:①识别和启动应急反应系统;②即时高质量心肺复苏;③快速除颤;④基础及高级急救医疗服务;⑤高级生命维持和骤停后护理。生存链任一环节的缺陷或延误都可能使病人丧失生存机会。为了便于记忆,现场 CPR 可用"CABD"概括。即 C(circulation)人工循环、A(airway)开放气道、B(breathing)人工呼吸、D(defibrillation)电击除颤。CABD 作为现场 CPR 的核心内容,还可参考"生存链"的 5 个环节,实施现场 CPR。

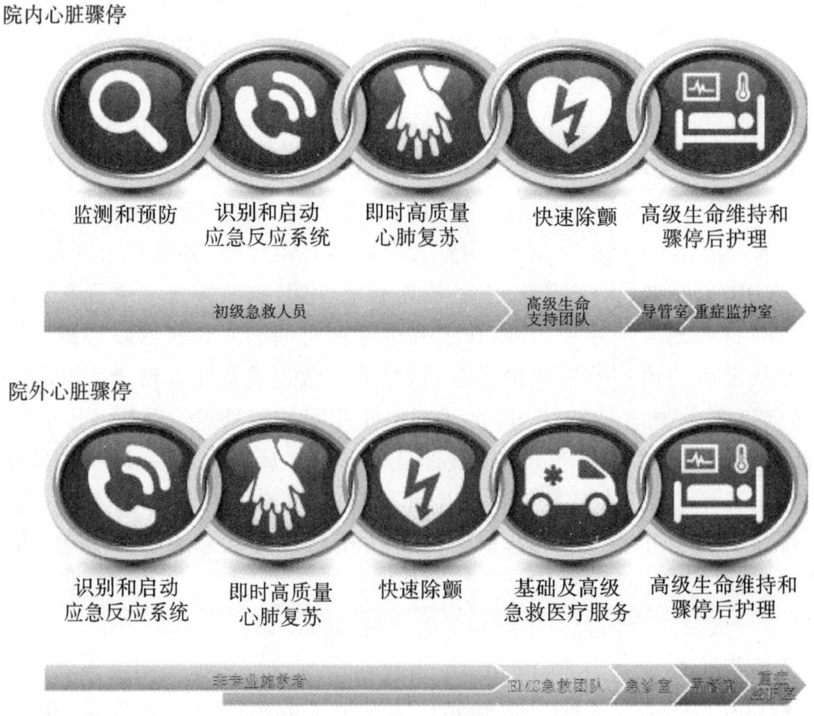

院内心脏骤停

| 监测和预防 | 识别和启动应急反应系统 | 即时高质量心肺复苏 | 快速除颤 | 高级生命维持和骤停后护理 |

初级急救人员　　　　　　高级生命支持团队　导管室·重症监护室

院外心脏骤停

| 识别和启动应急反应系统 | 即时高质量心肺复苏 | 快速除颤 | 基础及高级急救医疗服务 | 高级生命维持和骤停后护理 |

非专业施救者　　　　　EMS急救团队　急诊室　导管室　重症监护室

图 5-2-1　院内和院外生存链

心肺复苏具体实施步骤如下。

1. 评估和识别心搏骤停　发现突然意识丧失的倒地者,急救人员或现场目击者首先评估周围环境有无危险因素,以确保急救者和病人的安全。如有危险,应及时躲避,将病人搬离危险环境;如无险情,则尽可能不移动病人。目击者或急救者在确认现场安全情况下,首先以双手拍击病人肩部并在左、右耳边大声呼喊病人名字或呼喊"喂!你怎么了?能听到我说话吗?",观察病人有无动作或语音反应,以判断病人意识是否存在。对有反应者协助取自主体位,无反应者说明病人意识丧失。抢救者将一手的示指和中指从病人气管正中向一侧滑 2~3 cm,触诊颈动脉了解有无搏动(图 5-2-2),同时观察病人有无胸腹部起伏以判断病人的呼吸。即判断脉搏和呼吸同时进行,要求在 5~10s 作出判断。如经判断确诊病人颈动脉搏动消失、呼吸停止,应立即呼救。非专业人员无需检查大动脉(颈动脉)搏动,因为他们检查容易误判且误时,他们可根据病人无反应、不动、无呼吸或临终呼吸(微弱呼吸、间停呼吸或叹息样呼吸等)而作出判断。

2. 启动应急反应系统　一旦确定心搏骤停应立即向周围呼救,"快来人啊,救命啊!"。作为目击者,此时应请人协助拨打急救电话 120,启动急救医疗服务体系(EMSS)。拨打急救电话时,应向急救指挥中心调度员说明发病现场的位置、发病经过、发病人数、病人病情、已采取

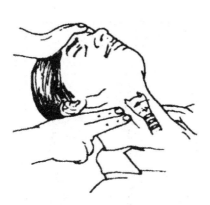

图 5-2-2 判断颈动脉

的急救措施等。若有条件同时取来自动体外除颤仪(automatic external defibrillator,AED)及其他急救设备,按需进行电除颤。若抢救现场人员较多,可同时请一人帮忙维持现场秩序。对非专业施救者,当发现病人突然没有反应时,就应立刻呼救或通过移动通信设备启动 EMSS,在调度人员的帮助下快速识别心搏骤停,并在其指导下开始心肺复苏。若心搏骤停发生在院内,可由多名专业急救者组成急救小组,同时完成多个急救步骤,而不用如单一急救者那样一次完成。例如第 1 名施救者启动 EMSS,第 2 名施救者开始胸外按压,第 3 名施救者取来简易呼吸器进行人工呼吸并积极准备建立高级气道,第 4 名施救者准备除颤仪,第 5 名施救者为病人建立静脉通道以及早实施高级生命支持。

3. 摆放复苏体位 将病人置于硬板床或平整坚实的地面上,取仰卧位,头颈、躯干保持在同一轴线,双上肢置于躯干两侧,双下肢伸直,使病人身体无扭曲。当病人呈俯卧位需要翻转身体时,应沿纵轴平行翻转,尽量做到不使病人身体出现扭曲现象。在翻身时应注意观察病人有无颈部损伤和骨折,如有颈部骨折应注意整体搬动来摆放体位,以防颈髓损伤或高位截瘫发生。

4. 人工循环(circulation,C) 人工循环是通过胸外按压增加胸腔内压力或直接按压心脏驱使血液向前流动来实现的。有效的胸外按压能产生 60~80 mmHg 的动脉压,使血液流到大脑和冠状动脉,预防不可逆性损害。胸外心脏按压是建立人工循环的主要办法,即人工地、有节律地按压病人胸骨的下半部。按压胸骨可使胸膜腔内压增加或直接挤压心脏使血液流动,血液流向肺循环,配合人工呼吸,使重要器官如脑与心脏等获得氧供,有利于电除颤和心肺脑复苏。

胸外心脏按压手法:操作者宜跪在病人身旁或站在床旁小凳上,以便居高临下实施按压,站位通常取病人右侧。成人胸外按压的位置在胸骨中、下 1/3 交界处,或取两乳头连线与胸骨交界处。按压成人时,一手掌根部紧贴胸骨下半部,另一手掌根重叠其上,双手手指交叉,使下边手的手指尽量上翘脱离胸壁,以免按压时力量分散或造成肋骨骨折(儿童可用单手掌根按压,婴儿用两个手指按压)。操作者身体稍前倾,双肘关节伸直(使肩、肘、腕于统一轴线上),按压方向与病人胸骨垂直,以髋部为支点,利用上半身的重量垂直向下按压(图 5-2-3)。按压应遵循“用力按压、快速按压”的原则,规律地、均匀地、不间断地进行,连续按压 30 次,每次按压和松开的时间比为 1∶1,每次按压后应使胸廓充分回弹,使胸腔内压力下降,血液回流,但掌根不得离开胸壁。施救者应避免在按压间隙依靠在病人胸上。按压的频率为 100~120 次/分,连续按压 30 次的时间为 15~18 s。成人按压深度为 5~6 cm。按压时不可用力过猛,按压位置固定,按压有效者可触及颈动脉或股动脉搏动,收缩压可达 60 mmHg 以上。

不论单人复苏还是双人复苏,成人胸外按压与人工呼吸比为 30∶2。每个周期为 5 个循环的 30∶2,大约需要 2 min。为提高按压效率,减少按压的中断时间十分必要,即使中断也应

Note

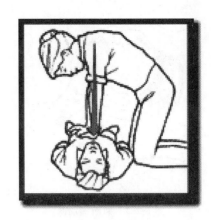

图 5-2-3　胸外按压

小于 10s。双人抢救时,为预防按压者疲劳造成按压质量和频率降低,按压者与吹气者可每隔 2 min 互换位置,互换时应做到动作迅速,尽量在 5s 内完成,以尽量减少按压的中断时间。胸外按压在整体心肺复苏中的目标比例至少为 60%。

胸外按压可导致的并发症有:肋骨骨折、心包积血或心脏压塞、气胸、血胸、肺挫伤、肝脾撕裂伤和脂肪栓塞等,遵循正确的操作方法,可避免并发症的发生。张力性气胸、中度二尖瓣狭窄、心脏瓣膜置换术后、胸壁开放性损伤、肋骨骨折、胸廓畸形、心包填塞、癌症晚期以及重要器官功能衰竭无法逆转者,可不进行心肺复苏。

5. 开放气道(airway,A)　检查病人口腔,若有呼吸道分泌物、呕吐物及其他口咽部异物造成呼吸道梗阻,将病人头偏向一侧,牙关紧闭者有条件时用开口器使病人张口,然后用纱布包裹手指或用指套,伸入口内以清除口腔异物、分泌物,取出义齿,以便开放气道。昏迷病人往往因舌肌松弛后坠,阻塞气道而使通气受阻,急需开放气道。开放气道的方法包括以下几种。

(1)仰头抬颌法:抢救者一手小鱼际置于病人前额,下压使头后仰,另一手示、中指置于病人下颌处,抬起下颌(推向前上方),使下颌角和耳垂的连线与地面垂直,使气道通畅(图 5-2-4)。但不能使头过度后仰、颈部过度后伸。此法较安全,适用于无头颈部损伤者。

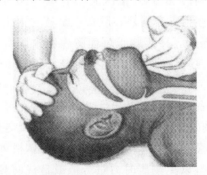

图 5-2-4　仰头抬颌法

(2)托颌法:施救者位于病人头部,将手放置在病人头部两侧,肘部支撑在病人躺的平面上,两手拇指置于病人口角旁,其余四指托于病人下颌部,在保证头部和颈部固定的前提下,用力向上托下颌,使病人下齿高于上齿(图 5-2-5)。此法也可通畅气道,宜用于颈部损伤疑有颈椎骨折病人,避免搬动颈部,以免进一步损伤脊髓。如有气道内异物,先用纱布包裹的手指伸入口腔清除。

(3)腹部冲击法:将病人摆放仰卧位,呈头低脚高,抢救者骑跨在病人膝部,一手掌根部置于病人脐与剑突连线中点,另一手掌重叠在前一手背上,向膈肌方向猛烈快速冲击,可连续冲击 5 次,以促使异物排出。若无效,可考虑借助器械,如喉镜或纤维支气管镜取出异物。此法

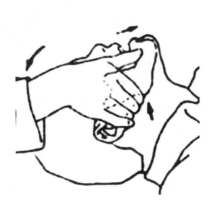

图 5-2-5 托颌法

较适用于异物窒息、溺水等情况。

6. 人工呼吸（breathing, B） 最常用的人工呼吸方法是口对口人工呼吸。实施口对口人工呼吸是借助急救者吹气的力量，使气体被动吹入肺泡，通过肺的间歇性膨胀，以达到维持肺泡通气和氧合作用，从而减轻组织缺氧和二氧化碳潴留。也可根据情况选用口对鼻（牙关紧闭者）或口对口鼻（婴儿）人工呼吸，或口对口咽通气管、气管导管吹气。还可应用简易呼吸器，行球囊连接气管导管挤压通气或球囊面罩挤压通气。

（1）口对口人工呼吸：急救者以开放气道时压前额的左手拇指和示指捏闭病人的鼻孔，用自己的双唇把病人的口完全包绕，然后吹气 1s 以上，吹气时眼睛斜视胸廓，以看到胸廓抬起为准；吹气毕，急救者松开捏鼻翼的手，让病人的胸廓及肺依靠其弹性自主回缩呼气，同时把面颊和耳部贴近病人口鼻感受病人气流的呼出。再次吸气，重复以上步骤 1 次。吹气时不可用力过猛，吹气量不可过大，注意包紧病人口唇，以防止漏气造成吹气效果下降。

（2）口对鼻和口对口鼻人工呼吸：针对牙关紧闭或口唇有创伤的病人，在确保呼吸道通畅的前提下，可采用口对鼻人工呼吸。婴幼儿口鼻较小，可对其采用口对口鼻人工呼吸。

成人一次通气量为 500～600 mL，吹气频率为 10～12 次/分。吹气与按压比为 30：2，即按压 30 次做 2 次人工呼吸。对传染病病人复苏不能行口对口人工呼吸时，可以选择球囊面罩挤压通气。人工呼吸时少量气体进入胃和食管是无害的，但如果胃内进入大量气体引起胃胀气，一方面使膈肌抬高，肺扩张受阻，肺容量减少，会影响肺的通气量；另一方面胃扩张会引起呕吐、反流和误吸。防止胃胀气的发生应注意吹气时间不能过短过猛，气流速度要慢，从而降低最大吸气压。如病人已发生胃胀气，可用手轻按上腹部，促进胃内气体排出；如有反流或呕吐，应将头部偏向一侧防止误吸；也可放置鼻胃管，抽出胃内气体。

7. 早期电除颤（defibrillation, D） 不启用同步触发装置，可在任何时间放电，主要用于转复心室颤动，称为非同步电复律，亦称为除颤。成人心搏骤停时最常见的心律失常类型是室颤，占到 80%～90%，除颤成功率随时间的推移而迅速下降，除颤复律的速度是心脏复律成功的关键。除颤的基本原理是利用高能量的脉冲电流，在瞬间通过心脏，使全部或大部分心肌细胞在短时间内同时除极，抑制异位兴奋性，使具有最高自律性的窦房结发放冲动，恢复窦性心律。目前，已出现电脑语音提示指导操作的自动体外除颤仪（AED）大大方便了非专业急救人员的操作，为心搏骤停的抢救争取了宝贵的时间。它是一种便携、易于操作、配置在公共场所、专为现场急救设计的急救设备，具有自动识别、鉴别和分析心律，自动充电、放电和自检功能。AED 使复苏成功率提高了 2～3 倍，非专业人员 30 min 就可学会。AED 适用于无反应、无呼吸和无循环体征（包括室上速、室速和室颤）的病人。公众除颤计划要求受过训练的急救人员（如警察、消防员等）在 5 min 内使用就近预先准备的 AED 对心搏骤停者实施电击除颤，可使院前急救生存率明显提高。在使用 AED 时，首先将所附的 2 个粘性电极板按指示分别贴于病

Note

人右锁骨下和心尖处,打开开关后按声音和屏幕文字提示完成简易操作。根据自动心律分析提示,在确认可电击的心律后,即可按下放电(shock)键,之后系统会立即再分析心律,以决定是否需要再除颤。在公共场所如机场、广场、体育场等推广应用 AED 可明显提高心搏骤停病人的存活率。

院内救护时,在可能的情况下,应在气管插管和建立静脉通道前先给予电除颤,在除颤前充电期间仍应持续胸外按压和口对口呼吸。除颤仪的使用方法如下。

(1)适应证:适用于心搏骤停、心室颤动、心室扑动及无脉性室速等。

(2)操作步骤:①物品准备:除颤仪、导电糊或 4~6 层生理盐水纱布。②病人准备:病人平卧于硬板床或硬地上,暴露胸部,如病人体毛过多,应提前备皮;如病人上身较湿润(出汗多或溺水)应提前擦干躯干。去除身上的金属及导电物质,身体不接触周围任何金属物品。了解病人有无安装起搏器,除颤时应避开起搏器部位至少 10 cm。③连接除颤仪上的心电监护仪,观察心电波形。确认心室颤动、心室扑动或无脉性室速,需要电除颤。在准备除颤仪的同时,胸外按压和人工呼吸不能中断。④开启除颤器,打开电源开关,机器设置默认为"非同步"状态。电极板均匀涂抹导电糊,在没有导电糊时应在电极板的放置位置铺厚盐水纱布。⑤电极板放置:一个电极板放在胸骨右缘锁骨下或第 2~3 肋间(心底部),另一个电极板放在左乳头外下方或左腋前线第 5 肋间(心尖部)。两块电极板之间的距离应超过 10 cm。如不便于前侧位放置电极板时,可采用前后位放置电极板,即一个电极板放置在胸骨右缘第 2 肋间,另一个电极板放置在左背肩胛下面。电极板紧贴皮肤,压力适中,争取使电极板的最大电流通过心肌,且需用较少电能,以预防潜在并发症。⑥能量选择:根据除颤仪的类型选择合适的能量。直线双向波除颤器选择 120J,双向方形波除颤器选择 150~200J,单向波除颤器选择 360J,如果对除颤器不熟悉,推荐用 200J 作为除颤能量。儿童为 2J/kg,第二次除颤可增加至 4J/kg。⑦充电:按下"充电"按钮,将除颤仪充电至所选择的能量。⑧放电:放电前检查电极板与皮肤是否接触良好,放电时电极板紧贴皮肤并施以一定压力,再次确认心电示波需要除颤,周围无任何人接触病人,并喊口令"我离开,你离开,大家都离开",然后按下"放电"按钮电击。放电后电极板不要立即离开胸壁,应稍停留片刻。⑨除颤后多数病人会出现数秒钟的非灌流心律,应立即给予 5 个循环的高质量心肺复苏,增加组织灌流,然后再观察除颤后心律,必要时再次除颤。⑩除颤成功后应擦干病人胸壁皮肤,关闭除颤仪,清洁电极板,留存并标记除颤时自动描记的心电图纸。

因在心搏骤停早期心肌缺氧、酸中毒不明显,所以除颤越早,效果越好;每推迟 1 min,成活率将下降 7%~10%。电击除颤后一般需要 20~30s 才能恢复窦性节律,所以电除颤后应继续进行 CPR,直到能触及颈动脉搏动为止。

8. 判断复苏效果 当 5 个循环 30∶2 的胸外按压与人工呼吸后,可评估复苏效果。可从大动脉搏动、自主呼吸、面色、口唇、甲床、皮肤色泽、皮温、瞳孔、对光反射、血压、心电图、心音等方面判断。心肺复苏成功者摆放病人为侧卧位,预防呕吐造成的误吸,并尽早安全转运至医院急诊科或 ICU,尽快实施高级生命支持;无效者继续进行 CPR。当有条件时,在 CPR 的同时也可由 2 名抢救人员尽早实施现场高级生命支持。

【心肺复苏有效指标】

急救中判断复苏是否有效,可根据以下 4 个方面综合考虑。

1. 大动脉搏动 胸外按压有效时,每一次按压可以触到一次大动脉搏动,如股动脉或颈动脉。如若停止按压时搏动消失,应继续胸外心脏按压。如停止按压后,大动脉搏动仍然存在,则提示病人心跳已恢复。有条件时可测量肱动脉血压,如按压有效,血压可在 60/40 mmHg 左右。

2. 瞳孔 复苏有效时,瞳孔由散大回缩;若瞳孔由小变大、固定,说明复苏无效。

3. 面色和口唇 复苏有效时,可见病人面色、口唇、甲床、皮肤色泽由发绀转为红润,皮温转暖;如病人面色仍为灰白,则说明复苏无效。

4. 神志 当复苏有效时,病人有眼球活动,睫毛反射与对光反射出现,甚至眼球活动及四肢开始抽动、肌张力增加。

需要注意的是自主呼吸的出现,并不意味着可以停止人工呼吸。如果自主呼吸微弱,仍要坚持人工呼吸。

【心肺复苏的终止】

现场心肺复苏应坚持不间断地进行,尤其当急救人员将病人通过救护车运往医院途中,仍应坚持持续不断地实施心肺复苏,并保证复苏的质量。不可轻易作出停止复苏的决定,如符合下列条件,抢救人员方可考虑终止心肺复苏。

1. 院外抢救人员终止复苏的标准 ①自主呼吸及循环有效恢复。②急救人员接手承担复苏或其他人员接替抢救。③施救者因自身体力消耗殆尽不能维持复苏、处于对自身有危险的环境或继续复苏将置他人于危险境地。④发现有不可逆性死亡的可靠指标、确认为明显死亡的标准。⑤专业急救人员确定病人无心跳和自主呼吸,CPR 在常温下持续 30 min 以上并确定病人已死亡。

如果在现场或转运途中,经评估后宣布终止复苏时应该做好在场家属的解释、安慰工作,取得充分的相互理解和信任。

2. 院内抢救人员终止复苏的标准 病人机体死亡是医院内终止抢救的唯一指标。院内终止复苏的决定由抢救医生下达,做决定时要考虑多方面因素,如心搏骤停时有无目击者、CPR 的时间、心搏骤停前状态及复苏过程中是否出现过自主循环恢复。传统概念认为,心跳、呼吸完全停止而不能再恢复时,即可判断机体死亡。伴随着医学科学发展,特别是一些新复苏技术的应用,使传统的死亡理论受到了挑战和冲击。例如某些呼吸停止或心跳停止的病人经过复苏后心脏可恢复跳动或恢复自主呼吸,且能继续存活多年。因此,当心跳或呼吸停止时并不表明机体必然死亡。相反,对部分失去大脑或脑干功能的病人,可采用呼吸机和心脏起搏器等现代手段继续维持被动的呼吸和心跳;然而实际上这部分死亡者的脑组织和机体很多功能已永久性丧失。因此,心肺功能得到维持的病人也并不意味着必然存活。于是,当前对死亡概念在认识上就产生了争议。另一方面,器官移植的广泛开展也要求对死亡标准做重新探讨。

脑死亡是指包括大脑、小脑和脑干在内的全脑功能不可逆转性完全丧失。主要见于脑组织的严重损伤、出血、炎症、水肿、肿瘤、脑疝及继发于心或肺功能障碍的脑功能丧失。人体死亡通常是一个渐进发展的过程,可分为濒死期、临床死亡期和生物学死亡期三期。人体的生命功能处于极度微弱状态,外部观察似乎已经死亡,但并未真正死亡,如能积极救治,能暂时地或长久地复苏,这种状态称为假死。假死通常见于电击、中毒、冻僵、日射病、重度脱水、颅脑损伤、低温治疗、迷走神经反射性抑制、各种机械性窒息等,新生儿,尤其是未成熟儿最容易产生假死。死亡过程的第一阶段濒死期会出现假死的特殊表现。

(1)脑死亡的诊断要点:①大脑反应消失:表现为不可逆性深昏迷,对任何刺激无反应,GCS 评分 3 分。②脑反射消失:瞳孔散大、对光反射消失,角膜、头眼反射等消失。③无自主呼吸:需要持续人工呼吸,停止 3 min 后仍无自主呼吸。④无循环特征:无脉搏,血压测不出。⑤出现平波脑电图:脑生物电活动消失,脑电图呈电静息,诱发电位各波消失,至少观察 30 min,24 h 后复查仍无反应。⑥脑循环停止:脑血流图检查可证实,为确诊脑死亡最可靠的指征。⑦CPR30 min 后心脏自主循环仍不能恢复,心电图(三个以上导联)为一条直线。

(2)判断脑死亡的检查方法:①阿托品试验:静脉注射阿托品 1～5 mg,同时作心电图观察 5～15 min,若心率较原来水平增加 20%～50% 为阳性,脑死亡时为阴性。②脑电图:排除药物中毒、代谢性酸中毒或低温等情况后,平波脑电图表明已脑死亡。③脑超声图:脑超声波检查时不显示脑动脉搏动的反射波为脑死亡。

(3) 脑死亡的法律:科学判断人的死亡时间,使医护人员对病人承担抢救复苏的义务有了明确的结束界线。即明确了何时要坚持复苏或停止复苏而宣布死亡,这对认定医护人员的医疗质量和责任具有非常重要的现实意义。另外,随着器官移植的发展,需要大量可供移植的器官,目前认为从脑死亡者身上摘除仍有功能的器官最为理想。但诊断脑死亡并作为宣布死亡依据及从死者身上摘取器官必须获得法律的允许和保证。科学的脑死亡概念在我国必须经过大量的宣传才能被公众认可。

【心肺复苏的并发症】

在心肺复苏过程中及心肺复苏之后,即使操作正确,仍有可能出现一些并发症。因此医护人员要仔细认真观察,做到及早发现,及时处理。

1. 骨折

(1) 原因:在胸外按压时如果按压力度过猛、按压部位不正确,或因老年病人骨质脆弱,常易引起肋骨骨折或胸骨骨折。其中,肋骨骨折是最常见的并发症,其发生率占 25%～50%。

(2) 诊断:CPR 引起骨折时,凭操作者按压时的直接感觉以及骨折侧胸壁部分塌陷或胸骨部位的变形,可作出诊断。肋骨骨折多是多根肋骨同时发生骨折。

(3) 处理:当 CPR 发生骨折后,如继续进行胸外按压,大多是徒劳的,此时应考虑的不是如何去处理肋骨骨折,而是如何继续进行 CPR。在病人病情合适而又条件允许时,宜立即改做开胸心脏按压。

2. 气胸或血胸

(1) 原因:可由肋骨、胸骨骨折刺破肺组织、血管或心内穿刺时刺破肺叶所致。CPR 时引起胸腹腔内脏损伤,常见的有肺脏损伤气体游离至胸膜腔引起气胸,甚至为严重的张力性气胸。胸壁血管或肺脏损伤可引起血胸或血气胸。

(2) 诊断:在 CPR 过程中,尤其是并发肋骨或胸骨骨折时,应考虑是否同时合并有气胸、血胸或血气胸。诊断主要依据体征,确诊的方法有时需要依靠胸膜腔穿刺抽吸,此法简便、迅速,可在复苏现场进行。

(3) 处理:一经诊断,应立即作相应的急救处理,如张力性气胸进行排气减压,血胸要引流积血,出血量大时应立即建立静脉通道输液、输血,活动性出血时应在复苏的同时做紧急剖胸探查止血。

3. 肝、脾破裂

(1) 原因:大多由不正确的胸部按压和用力过猛所引起,也可为胸廓下部肋骨骨折的并发症。有时因按压位置过低,可导致胸骨下端剑突折断并向后伤及肝、脾等脏器引起破裂大出血。

(2) 诊断:诊断主要依据体征,有时需要依靠腹腔穿刺来确诊,此法简便、迅速,且可在 CPR 现场进行。

(3) 处理:一经确诊,应立即作相应的急救治疗,快速建立静脉通道输血、输液,必要时应在复苏的同时作紧急剖腹手术治疗。

4. 心脏压塞

(1) 原因:大多因心内注射所致,另外在 CPR 时钝力引起心肌挫伤、心脏破裂、冠状血管损伤等均可引起心包积血,当心包腔压力升高到一定程度,便可导致心脏压塞。

(2) 诊断:正确操作 CPR 时,如无效果,应及时考虑无效的原因,注意是否存在某些并发症,其中也包括心脏压塞。

(3) 处理:考虑有心脏压塞时应立即做心包腔穿刺引流,既可确诊,又是治疗手段。如抽出心包积血往往可暂时减轻或解除对心脏的压迫,应争取时间及早进行心包切除术或心包开窗引流。

5．充气性胃扩张

（1）原因：因口对口人工呼吸时吹气量过大或时间过长引起，用简易呼吸器亦可发生此并发症。

（2）诊断：在 CPR 过程中，发现腹部逐渐隆起，应考虑到充气性胃扩张的可能。

（3）处理：一旦确诊应尽早气管插管，放置胃管可进行负压引流。

6．误吸

（1）原因：主要因饱胃时发生心搏骤停，进行 CPR 时胃内容物经食管反流而引起误吸。

（2）诊断：误吸后引起肺通气降低甚至发生严重通气障碍，PaO_2 降低，听诊两肺呼吸音减弱或伴湿啰音。

（3）处理：误吸的后果极为严重，预防误吸是重点。有研究报道使用喉罩通气及随后部分病人做气管内插管，引起反流误吸者的比例很低，因此 CPR 时如有条件可应用喉罩通气。气管内插管时用带气囊的气管导管，插管成功后将气囊充气，以防止胃内容物经食管反流造成误吸。气管内插管后应加强气管内吸引，及时清除呼吸道分泌物。已证实病人有误吸时，应做好气道的清理，及时应用抗生素预防感染。

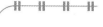

附：儿童和婴儿心肺复苏

根据儿童年龄阶段划分为：1 个月以内的小儿为新生儿，不足 1 岁的称为婴儿，1～8 岁称为儿童。小儿解剖学特点：①婴儿头部所占比例较成人大，枕凸明显，无意识时更易使头部前屈造成气道阻塞。②颈部过度伸展时易造成气管塌陷；咽喉部软组织松弛、舌体大，易后坠阻塞气道；咽部腺体组织大，经鼻插管困难；气道狭小，当炎症水肿时易阻塞。小儿心搏骤停的特点：小儿多因呼吸功能障碍或心血管功能相继恶化导致心搏骤停，约 78% 为心电静息，其次为心动过缓或无脉性电活动，室性心律失常的发生率<10%。小儿心搏骤停的特点决定了在复苏早期更要注重呼吸支持，改善缺氧症状。8 岁以上儿童心肺复苏的程序与方法基本与成人相同，8 岁以下的儿童和婴儿在复苏时有特殊之处。

知识链接
5-1

1．启动应急反应系统 儿童和婴儿启动应急反应系统与成人不同，成人 CPR 时如果是施救者独自一人且没有手机，则离开病人启动应急反应系统并取得 AED，然后开始 CPR。儿童和婴儿应给予 2 min 的 CPR，然后离开病人去启动应急反应系统并获取 AED。

2．判断意识 如婴幼儿对言语无反应，可用手拍击其足跟部，或掐压合谷穴，如能哭泣，则为有意识。

3．检查动脉 1 岁以上的小儿可触颈动脉判断搏动，1 岁以下婴幼儿因颈部短而圆胖，颈动脉不易触及，故可检查肱动脉或股动脉。肱动脉位于上臂内侧、肘和肩之间。抢救者大拇指放在上臂外侧，示指和中指轻压在内侧即可感觉到肱动脉脉搏。在施行 CPR 后 1 min 内，应再次检查肱动脉脉搏。

4．胸外按压的部位、深度和方法 儿童胸外心脏按压时可将双手或一只手（对于很小的儿童可用）放在胸骨下半部，按压深度至少为胸部前后径的 1/3，大约 5 cm。婴儿心脏按压的部位在胸部中央的乳头连线正下方，按压深度至少为胸部前后径的 1/3，大约 4 cm；如有 1 名施救者可将 2 根手指（示指和中指）放在按压部位，如有 2 名施救者按压多采用环抱法，以双手拇指并列或重叠放在按压部位。

5．开放气道与人工呼吸 仰头抬颏法开放气道时将一只手放在小儿前额并轻柔地使头部后仰，同时将另一手指尖放在下颏中点处，抬高下颏以开放气道。因婴幼儿韧带、肌肉松弛，打开气道时头不可过度后仰，以免气管受压，影响气道通畅。如怀疑颈部损伤，应避免头颈部后仰，施救者位于患儿头顶端，用双手 2～3 个手指分别放在患儿两侧下颌角处，轻轻用力托下

Note

颌向上,开放气道。以口对口鼻人工呼吸方法为主,也可采用球囊-面罩通气。

6. 胸外按压的频率与人工呼吸的比例 成人和儿童、婴儿胸外按压的频率均为100~120次/分,对成人来说,无论1名或2名施救者,其按压和通气的比例均为30∶2,儿童和婴儿按压和通气的比例当有1名施救者时为30∶2,而2名以上施救者时为15∶2。

第三节 高级心血管生命支持

基础生命支持(BLS)后需要进一步支持生命活动,恢复病人的自主心搏和呼吸,此阶段主要是在基础生命支持的基础上,在专业急救人员到达发病现场或在医院内进行,通过应用辅助设备、特殊技术及药物进行复苏。建立和维持有效的通气和换气,转复达血流动力学稳定,恢复脏器的灌注,及时治疗原发疾病,即为高级生命支持,亦称进行进一步生命支持(advanced life support,ALS)或二期复苏。高级生命支持的主要任务是对自主循环已恢复或未恢复的心搏骤停病人使用人工气道、机械通气、建立静脉通道并给以复苏药物。高级生命支持应尽可能早于8 min开始。

1. 人工气道

(1)气管内插管:如有条件,应尽早实施气管内插管以代替口对口人工呼吸,因为气管内插管是进行人工通气的最好方法。它能保持呼吸道通畅,并减少气道阻力,且便于清理呼吸道分泌物和减少解剖死腔,为吸氧、加压人工通气(呼吸机)、气管内给药等提供便利条件。

(2)气管切开:通过气管切开可较长时间保持病人呼吸道通畅,防止或迅速解除气道梗阻,清除气道分泌物,减少气道阻力和解剖无效腔,增加有效通气量,同时也便于吸痰、加压供氧及气管内滴药。气管切开常用于口面颈部创伤后呼吸困难或已行气管内插管需要较长时间应用呼吸机辅助呼吸者。

(3)口咽气道:主要用于意识丧失、无咳嗽和咽反射的病人。口咽通气管为 J 形装置,可放置于舌上方,将舌与咽下部软组织从咽喉壁分开。通过正确置入口咽通气管可预防舌或上呼吸道肌肉松弛所造成的气道阻塞,有利于应用简易呼吸器提供足够通气。

(4)鼻咽气道:适用于有气道阻塞,或因牙关紧闭或颌面部创伤不能应用口咽气道且有气道阻塞危险的病人。其可在鼻孔和咽之间提供气流通道,比鼻咽气道易于耐受,有利于应用简易呼吸器提供足够通气。

2. 呼吸支持

(1)机械通气:及时建立人工气道和呼吸支持至关重要。为了提高动脉血氧分压,开始一般主张吸入纯氧。吸氧可通过面罩及各种人工通道,以气管内插管及机械通气(呼吸机)最为有效。机械通气可增加或代替病人的自主通气,保证足够供氧,改善气体交换,且呼吸参数易于控制,是目前临床上唯一确切最有效的人工通气方法。

(2)简易呼吸器通气:即球囊-面罩通气法,是进行人工呼吸的简易工具,同口对口呼吸比较,供氧浓度高,操作简便。简易呼吸器由弹性球囊、三通呼吸阀门、衔接管和面罩组成。球囊的后面有单向活门,在球囊舒张时空气能单向流入;球囊后面有一个氧气入口,有氧气的条件下可自此输氧。分单人操作法及双人操作法:①单人操作法:EC 手法,操作者位于病人头部后方,将病人头部后仰,托住下颌使其朝上,保持气道通畅。将面罩固定在病人口鼻,用一手(通常为左手)拇指和示指呈"C"形按压面罩,中指和无名指放在下颌下缘,小指放在下颌角后面,呈"E"形,保持面罩密封。用另一手均匀挤压球囊,通过球囊加压通气,挤压成人球囊的 1/2可提供400~600 mL气体。送气时间为1 s以上,待球囊重新膨胀后再开始下一次挤压。

②双人操作法:一人负责固定面罩,另一人负责挤压球囊。固定面罩者分别用双手拇指和示指放在面罩主体中,中指和无名指放在下颌下缘,小指放在下颌角后面,将病人下颌向前拉,伸展头部畅通气道,保持面罩密闭,另一人挤压球囊。若1人进行急救时,简易呼吸器通气以30:2的比例进行按压-通气(约每6 s给予一次通气),以看到病人胸廓起伏即可。如病人尚有微弱呼吸,应使挤压球囊的频率和病人呼吸频率协调,尽量在病人吸气时挤压球囊。如有可能,尽早置入口咽通气管,这样简易呼吸器的通气效果更好。

3. 复苏监测 可用"ABCD"来概括,即 A(airway)气道,评价和处理气道问题,确定初次开放气道技术和通气是否适当;B(breathing)呼吸,评价和处理呼吸和通气是否充分;C(circulation)循环,开放静脉通路给予抗心律失常药,评价与处理循环问题和药物应用;D(differentiation)鉴别诊断,综合评价病情变化及原发疾病,做出鉴别诊断,及时处理可逆转的病情。

心搏骤停者应尽早进行心电监测,及时连接心电监护仪、除颤仪或心电图机进行持续监测,以明确心搏骤停的类型和心律失常的变化情况,指导抗心律失常救治。同时重视生命体征、尿量、电解质、颅内压、脑血流、脑电图、血气分析、肝肾功能、凝血机制、昏迷程度、中心静脉压等的监测。一旦发现异常,应立即采取针对性措施。

4. 复苏用药 复苏用药的目的在于增加脑、心等重要器官的血流灌注,纠正酸中毒,控制心律失常,提高心肌张力或室颤阈值,为电击除颤创造条件。

(1)给药途径:

①静脉通路:如无静脉通路,应首选建立外周静脉通路给予药物或液体,可选择的静脉如肘静脉(如肘正中静脉或贵要静脉)、颈外静脉、颈内静脉或锁骨下静脉,尽量不用手部或下肢静脉。对于已建立中心静脉通路者,优选中心静脉给药,因中心静脉给药比外周静脉给药药物峰浓度更高、循环时间更短,以便药物尽快起效。在 CPR 期间建立中心静脉通路,不可因置入中心静脉导管而中断 CPR。

②骨内通路:提供一个不塌陷静脉丛通路,类似中心静脉输送药物,可进行液体复苏、药物输送以及采集血标本。

③气管内给药:气管滴入的常用药物有肾上腺素、利多卡因、阿托品、纳洛酮及血管加压素等;一般以常规剂量(静脉给药)的 2～2.5 倍溶于 5～10 mL 生理盐水或蒸馏水,稀释后滴入,因药物可被气管内分泌物稀释或因吸收不良而需加大剂量;去甲肾上腺素、碳酸氢钠不能经气管滴入。

④心内给药:需中断胸外按压与人工呼吸,且可引起气胸、血胸、冠状血管和心肌损伤等并发症。如将肾上腺素注入心肌内,可引起顽固性室颤。目前不主张心内注射给药,仅在开胸心脏按压或其他途径无法注入药物时方可考虑应用。

(2)常用复苏药物:

①肾上腺素:国际公认心肺复苏的首选药物,能兴奋 α、β 肾上腺素能受体,适用于心搏骤停的各种临床类型。肾上腺素通过 α 受体兴奋作用使外周血管收缩(冠状动脉和脑血管例外),有利于提高主动脉舒张压,增加冠脉灌注和心、脑血流量;在心脏自主收缩恢复后,又通过 β 受体兴奋作用增强心肌收缩力和增快心率,从而增加心输出量;肾上腺素还可使室颤由细颤变粗颤而容易被电除颤。

无论何种类型心搏骤停,肾上腺素常用剂量为每次 1 mg(儿童为 0.02 mg/kg)静脉注射,必要时 3～5 min 重复用药 1 次。给药后再推注 20 mL 液体,能促进药物更快到达中心循环。近年来有人认为大剂量肾上腺素对自主循环恢复有利,但新近研究表明大剂量肾上腺素对心搏骤停病人出院存活率并无改善,或可出现心肌损害等并发症,故目前不主张大剂量应用肾上腺素。

②血管升压素:也称垂体后叶素或抗利尿激素,直接作用于血管平滑肌使其收缩,从而提

高冠状动脉和脑动脉的灌注压,它可在应用肾上腺素无效时使用,心搏骤停时间较长、心室停搏或无脉电活动(电机械分离)者亦可选用。此药半衰期为 10～20 min,成人首次静脉注射40 U,可代替第一剂或第二剂肾上腺素。

③胺碘酮:属Ⅲ类抗心律失常药物,作用于钠、钾、钙离子通道,延长心肌细胞的动作电位,并能阻断 α、β 受体。危险性心律失常是导致心搏骤停的主要原因,药物治疗可作为控制心律失常的重要手段。对心室扑动与心室纤颤者首选非同步电除颤,若首次除颤无效、应用肾上腺素无效或无除颤仪时,可在持续 CPR 和应用血管升压素的同时静脉注射胺碘酮,胺碘酮抗致命性心律失常效果优于利多卡因;对复杂性心动过速亦可首选胺碘酮;对无脉性室速行心前区捶击和电除颤无效者或伴心力衰竭的室速者首选胺碘酮。初始剂量为 300 mg 静脉注射,无效时可追加 150 mg,每日最大剂量不超过 2 g。

④利多卡因:治疗室性心律失常的常用药物,可考虑作为胺碘酮的替代药物,有利于心脏保持电的稳定性,抑制心室异位节律,提高室颤阈值。用于室颤或无脉性室速引起的心搏骤停。首次剂量 1～1.5 mg/kg 静脉推注,如果心室颤动和无脉性室速持续存在,间隔 5～10 min 重复给予 0.5～0.75 mg/kg,总剂量不超过 3 mg/kg。

⑤硫酸镁:镁剂静脉注射可有效终止尖端扭转型室速,如室颤或无脉性室速心搏骤停与尖端扭转型室速有关,可给予硫酸镁 1～2 g 以 5% 葡萄糖溶液 10 mL 稀释,5～20 min 缓慢静脉推入。对尖端扭转型室速应立即进行高能量电击治疗,硫酸镁仅是辅助用药。

⑥阿托品:对副交感神经有直接阻断作用,能解除迷走神经对心脏的抑制,从而提高窦房结的自律性,加快心率,增加心排出量,促进心房和房室结的传导。阿托品对呼吸道平滑肌的松弛和抑制腺体分泌的作用有助于改善通气。无论有无心脏电活动,阿托品可以增加心搏骤停病人自主循环恢复和存活率。对心室静止和无脉性电活动有益,同时也应用于心跳恢复但有严重心动过缓的病人。用法:首次 1 mg 静脉注射,每 3～5 min 重复 1 次,最大总剂量 3 mg。阿托品静脉注射后可引起心动过速、心肌耗氧增加,对心肌缺血或急性心肌梗死病人可加重缺血或扩大梗死面积,用药时应密切观察。

⑦纳洛酮:对于已知或疑似阿片类药物成瘾的病人,救治的同时可给予病人肌内注射或鼻内给药,即 0.4 mg 肌内注射或 2 mg 滴鼻,并可根据病人反应在 4 min 后重复给药。

⑧碳酸氢钠:非一线药物,不再做常规使用,仅用于纠正代谢性酸中毒,如原本存在代谢性酸中毒、高钾血症或三环类抗抑郁药过量等。在纠正酸中毒过程中,当 pH＞7.26 时,应停止使用碳酸氢钠,以免加重组织缺氧。用法:初始剂量 5% 碳酸氢钠 100 mL 静脉滴注,随后在血气分析监测下调整剂量。主张"宜晚不宜早、剂量宜小不宜大、速度宜慢不宜快"。

在复苏中使用的复苏药物种类较多,相关指南已经进行了评级,目前复苏的主要用药包括肾上腺素、血管升压素、阿托品、胺碘酮、利多卡因等。静脉注射钙剂已不再推荐常规使用,因既不需要又不安全,只有在急性高血钾发生持续性室颤、低血钙时才考虑使用。

5. 电除颤或心脏起搏 当室颤首次除颤无效时,应持续 CPR、纠正缺氧和酸中毒、静脉注射肾上腺素(可重复使用)及利多卡因,可提高再次除颤的成功率。人工心脏起搏是利用心脏起搏器发放脉冲电刺激,引起心肌兴奋与收缩的治疗手段。心搏骤停时临时心脏起搏主要用于心室停搏、严重心动过缓等情况。

6. 明确诊断 在救治心搏骤停的过程中,应尽可能迅速明确引起心搏骤停的病因,以便及时对病因采取相应的救治措施,概括起来为"6H"和"6T"。"6H"指低氧血症(hypoxia)、低血容量(hypovolemia)、氢离子增多/酸中毒(hydrogen ion/acidosis)、低钾血症/高钾血症(hypo-/hyperkalemia)、低血糖(hypoglycemia)、体温降低(hypothermia)。"6T"指毒素/药物过量(toxins/drug overdose)、心脏填塞(tamponade)、张力性气胸(tension pneumothorax)、冠状动脉血栓(thrombosis,coronary)、肺动脉血栓形成(thrombosis,pulmonary)、外伤(trauma)。

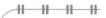

第四节 脑 复 苏

延续生命支持(prolonged life support，PLS)是指自主循环恢复(return of spontaneous circulation，ROSC)后采取一系列措施确保脑功能的恢复和其他器官功能的稳定,以使病人在CPR成功后不遗留包括神经系统的后遗症。心搏骤停后最常发生脑损伤,是引起死亡的最常见原因,院外心搏骤停后脑损伤所致死亡率可达68%,院内为23%。脑损伤的临床表现有昏迷、抽搐、肌阵挛、不同程度神经认知功能障碍和脑死亡。尽早采取脑复苏的综合治疗措施是后续生命支持的重点。

1. 脑复苏 心搏骤停后心肺复苏的目的不仅是心跳、呼吸的恢复,最终目的是通过脑的再灌注促进中枢神经功能的恢复,恢复智能、生活和工作能力,因此脑复苏是心肺复苏成败的关键。脑复苏(cerebral resuscitation)是指心肺功能恢复后,主要针对保护和恢复中枢神经系统功能的治疗,目的是在心肺复苏的基础上,加强对脑损伤的防治和促进脑功能的恢复,此过程决定病人的后续生命质量。这一认识应贯穿于复苏的全过程,才有可能确保脑组织不出现无法逆转的脑损伤。早期脑复苏取决于脑动脉灌注压和动脉血氧分压,故有效的心肺复苏同时也起到了脑复苏的作用。因此,在心肺复苏的同时和自主循环恢复后,应尽早采取脑复苏措施。脑复苏是心肺复苏的目的,是防治脑缺血缺氧、减轻脑水肿、保护脑细胞、恢复脑功能到心搏骤停前水平的综合措施。研究表明各种药物在脑复苏领域疗效甚微,而亚低温疗法(32～35 ℃)对脑具有保护作用,且无明显不良反应。脑复苏的措施包括:

(1) 维持血压:在缺氧状态下,脑血流的自主调节功能丧失,主要靠脑灌注压来维持脑血流量,任何导致颅内压升高或体循环平均动脉压降低的因素均可降低脑灌注压,从而进一步减少脑血流量。自主循环恢复后,尽快提高动脉压和脑灌注压在改善脑循环、防止缺氧性脑损伤和恢复脑功能方面有重要作用。因此,在补充血容量的基础上,适当应用血管活性药物将平均动脉压维持在90～100 mmHg。维持正常或稍高于正常水平的血压,降低增高的颅内压,从而保证良好的脑灌注。但长时间血压过高或补液过多可加重脑水肿,必要时监测颅内压。若血压过高可使用血管扩张剂。

(2) 低温疗法:研究证明体温每下降1 ℃,脑代谢率下降5%～7%,当体温32 ℃时脑组织代谢率可降至正常的50%,因此低温是降低大脑代谢率的一种有效方法。此方法适用于自主循环恢复后仍处于昏迷且血流动力学稳定者,即循环正常、血压稳定者。肛温降至32～34 ℃,并至少维持24 h。降温技术有多种:体表降温的冰袋、冰毯、冰帽等,但降温速度缓慢;使用冬眠合剂药物降温;4 ℃的冰盐水经外周静脉快速滴注;4 ℃的冰盐水经动脉灌注;4 ℃的冰生理盐水灌肠等。快速输注大量冷却液体能显著降低机体核心温度,但易导致病人输注液体过量,加重脑水肿。

目前,多主张头部亚低温疗法:有条件者可在心搏骤停少于5 min内实施。方法:应用冰帽或冰袋降低头部温度,持续时间根据病人具体情况而定,以听觉恢复为限,一般2～5 d。严格避免体温显著波动或高热。冬眠疗法有助于降温并能防止物理降温过程中寒战反应。方法:异丙嗪50 mg、氢化麦角碱0.6 mg,每4～6 h肌内注射1次,氯丙嗪、哌替啶都不利于脑复苏,应慎用。降温的注意事项:降温越早,脑复苏的效果越好,脑缺氧的最初10 min是降温的关键;降温要快,争取30 min内降至37 ℃,6 h内降到最适宜的低温;降温要足够,头部温度降至27 ℃左右,肛温降至32～34 ℃,温度低于28 ℃以下有发生室颤的危险;降温要彻底,维持到病情稳定,皮质功能开始恢复,听觉出现为止;复温时要缓慢,先撤冰帽后撤冬眠药物。

81

（3）脱水疗法：心搏骤停后脑细胞因缺血缺氧常出现脑水肿，而治疗脑水肿又是改善脑灌注、促进神经功能恢复的主要措施。对有颅内压增高或神志恢复缓慢者，应及时使用甘露醇、利尿剂等脱水利尿。原发病伴心力衰竭者首选呋塞米（速尿），每次呋塞米 20 mg，稀释后静脉注射，2～3 次/日。其余情况首选甘露醇，20％的甘露醇 250 mL，4～6 次/日，快速静脉滴入，15～30 min 滴完。其他脱水剂可选用复方甘油、甘油果糖等，但不宜选用高渗葡萄糖，因心搏骤停后存在应激性血糖升高，再输入葡萄糖易产生高血糖危象。脱水治疗时间一般为 5～7 d。治疗过程中要注意脱水所造成的不良反应，如低血压、低血容量和水、电解质紊乱等。

（4）控制抽搐和癫痫：严重抽搐可由缺氧性脑损伤、脑水肿引起，反过来又可加重脑水肿和能量消耗，因要积极处理。癫痫发作时，脑代谢水平增加 300％～400％，因而加重氧供/氧需失衡和脑代谢紊乱。尽管预防癫痫治疗并未改善神经功能预后，但通常的共识是对癫痫应积极、有效处理。常用的抗癫痫治疗药物有苯二氮䓬类、苯妥英钠及巴比妥类。

（5）药物治疗：

①激素的应用：糖皮质激素在脑复苏的应用中优点很多，具有抗炎、消除自由基、稳定溶酶体膜、保持血脑屏障和毛细血管的完整性、减轻脑水肿、恢复 Na^+-K^+ 酶原功能等作用；与甘露醇合用可防止甘露醇减量或停药后引起的反跳性脑水肿。应用原则为早期、大量、短程。一般用地塞米松，首次 5～10 mg 静脉注射，每 4～6 h 注射 1 次，一般用 3～5 d，注意可诱发消化道出血等并发症，也可选用氢化可的松。

②钙拮抗剂：脑细胞缺血后钙离子超载，钙拮抗剂可降低血小板聚集、降低血黏度、扩张血管、增加 ATP 产生及降低自由基的产生；缓解缺血后脑血管痉挛，尤其是增加低血流灌注时脑组织的血流量，改善脑缺血缺氧状态。一般选用尼莫地平、利多氟嗪、维拉帕米等。尼莫地平用法：20～40 mg，3 次/日，胃管内给药。

③纳络酮：通过抑制 β-内啡肽与内源性阿片受体结合竞争性拮抗作用，稳定细胞膜、减少自由基等，在减轻再灌注脑损伤、减轻脑水肿、促进意识恢复等方面有一定作用。用法：0.4～1.2 mg，静脉注射，30 min 可重复 1 次。

④改善脑细胞代谢药物：临床常用 1,6 二磷酸果糖、谷氨酸、细胞色素 C、辅酶 A、多种维生素、ATP、胞二磷胆碱、脑复新、脑活素等药物，可能对脑复苏有益，可根据病人情况酌情选用。

（6）高压氧疗：将病人置于 2～3 个标准大气压的高压氧舱内，高压氧可很大程度地提高病人的动脉血氧分压，明显提高脑组织和脑脊液的氧分压，增加血氧含量和提升血氧弥散能力，可有效纠正脑缺氧，减轻脑水肿，降低颅内压，促进脑细胞功能修复，促进意识的恢复，同时高压氧也有利于其他器官的血氧供应。有条件者可尽早实施。

（7）控制血糖：高血糖或低血糖均会加重脑代谢紊乱，加重脑损害。在脑复苏治疗过程中，应积极治疗高血糖，除非有低血糖发生，应注意避免输注含糖液体。

2. 维护其他器官功能

（1）维持循环功能：自主循环恢复后常伴有血压不稳或低血压、血容量不足或过多、周围血管阻力增加或降低、心力衰竭、心率过快或过慢引起灌注不足及急性肺水肿等问题。为维持有效循环功能，应建立和维持良好的静脉通路、应用血管活性药物、严密监测心电和血压、评估病情变化，技术发现心电图和血流动力学改变并采取相应措施，如抗心律失常、抗休克等。

（2）维持呼吸功能：自主循环恢复后自主呼吸未必立即恢复或病人存在不同程度的肺功能障碍，主要与急性左心衰引起的肺水肿、严重肺不张、复苏期间发生的误吸等有关。应进行必要的呼吸支持，直到呼吸功能恢复正常。呼吸支持包括选择理想的通气方式、加强气道管理、保持气道通畅、防治肺部并发症、调节吸氧浓度等；选用呼吸机辅助通气时应调节和监测好通气模式、通气参数、呼吸频率和节律、血氧饱和度等，维持 $PaCO_2$ 在正常高值（40～45

mmHg)。

（3）防治肾衰竭：心搏骤停时间长、复苏后持续低血压或大量缩血管药物的应用，均可并发急性肾衰竭，必须以预防为主。最有效的方法是维持循环稳定，确保肾脏的灌注压。尽量避免应用损害肾功能的药物，纠正酸中毒，使用肾血管扩张药物（如小剂量多巴胺）等保护肾功能的措施。复苏后病人宜留置导尿，记录每小时尿量、尿比重；监测血压、血肌酐、尿素氮及血、尿电解质浓度变化。一旦出现肾脏替代治疗指征，应考虑透析治疗。

（4）防治消化道出血：复苏后病人因应激性溃疡等可引起急性上消化道大出血。尽快恢复胃肠黏膜的血液供应是控制应激性溃疡发生与发展的关键，同时可考虑使用保护胃黏膜、降低胃内氢离子浓度的药物，如质子泵抑制剂。

3. 其他治疗　维持水、电解质及酸碱平衡，及时控制感染等。

本章小结

心肺脑复苏基础生命支持阶段的操作要点以 2015 版复苏指南为标准，基本流程是 C-A-B，有条件时则需及早电除颤。胸外按压的重点在位置、深度和频率等方面，开放气道要根据病人是否对颈部损伤采取不同方法，人工呼吸的重点在吹气的频率、速度和有效性等。院外成功的 CPR 是后期复苏的前提，院内高级生命支持和综合的心搏骤停后治疗是 CPR 的延续。高级生命支持的重点在呼吸支持、循环支持及复苏药物的应用。复苏后的治疗以稳定呼吸、循环功能为主要内容，重点放在脑复苏的低温疗法和脱水疗法。整个心肺脑复苏过程紧密衔接、环环相扣。

目标检测

第五章参考答案

一、选择题

1.判断口对口人工呼吸有效的标准是（　　）。

A.发绀减轻　　　B.瞳孔缩小　　　C.抽搐停止　　　D.心跳恢复　　　E.胸廓抬起

2.成人胸外按压和人工呼吸的比例是（　　）。

A.2∶15　　　B.2∶30　　　C.1∶1　　　D.15∶2　　　E.30∶2

3.心肺复苏 CAB 中 C 指的是（　　）。

A.胸外按压　　　B.人工呼吸　　　C.开放气道　　　D.电除颤　　　E.建立静脉通道

4.早期判断心搏骤停的主要依据（　　）。

A.心音、脉搏消失，血压测不到　　　　　　B.呼吸停止伴发绀

C.意识丧失伴大动脉搏动消失　　　　　　D.瞳孔散大，反射消失

E.心电图提示心室颤动

5.心脏按压有效的主要指征是（　　）。

A.能触及大动脉搏动　　　　　B.闻及心音　　　　　C.测到血压

D.瞳孔对光反射出现　　　　　E.心电图见 QRS 波群

6.下列胸外心脏按压方法错误的一项是（　　）。

A.病人仰卧在硬板床或地面上　　　　　　B.按压胸骨中、上 1/3 交界处

C.按压与松开的时间比是 1∶1　　　　　　D.垂直下压，使胸骨下陷 5～6 cm

E.按压频率为 100～120 次/分

7.成人心搏骤停最常见的心源性原因是（　　）。

A.心肌病　　　B.冠心病　　　C.心脏瓣膜病　　　D.主动脉疾病　　　E.病毒性心肌炎

Note

8.大脑对缺血缺氧的耐受力是(   )。

A.10 s   B.30 s   C.60 s   D.1～3 min   E.4～6 min

9.心肺复苏的院外生存链不包括下列(   )。

A.早期识别和启动 EMSS   B.早期心肺复苏   C.早期电除颤

D.早期运送   E.早期由专业人员实施高级生命支持

10.下列对复苏的理解正确的是(   )。

A.指心脏按压   B.指人工呼吸   C.指电除颤

D.指为挽救生命采取的医疗措施   E.指对脑缺血缺氧的救治

11.成人胸外心脏按压时,一般胸骨下陷深度为(   )。

A.5～6 cm   B.4～5 cm   C.3～4 cm   D.2～3 cm   E.1～2 cm

12.用于解除迷走神经对心脏抑制的药物是(   )。

A.肾上腺素   B.利多卡因   C.阿托品   D.碳酸氢钠   E.胺碘酮

13.心肺复苏时最常用的复苏药物是(   )。

A.血管加压素   B.硫酸镁   C.肾上腺素   D.氯化钙   E.胺碘酮

14.复苏用药首选的给药途径是(   )。

A.心内注射   B.骨内给药   C.肌内注射   D.静脉给药   E.气管内给药

15.复苏后治疗脑水肿首选的脱水剂是(   )。

A.50%葡萄糖溶液   B.25%山梨醇溶液

C.20%甘露醇溶液   D.10%葡萄糖溶液

E.5%碳酸氢钠溶液

16.脑复苏时低温治疗应将肛温降至(   )。

A.28 ℃以下   B.28～30 ℃   C.30～31 ℃   D.32～34 ℃   E.35～36 ℃

17.病人,男,32岁,篮球场上打球时突然倒地,神志丧失、呼吸不规则,进行心肺复苏时胸外按压的部位是(   )。

A.心尖部   B.心底部   C.剑突处

D.胸骨上 1/3 处   E.两乳头连线正中处

18.病人,女,54岁,早晨在公园跳广场舞时突然倒地不起,呼之不应,现场群众首先应采取的急救措施是(   )。

A.监测和预防   B.识别和启动 EMSS   C.高质量心肺复苏

D.寻找 AED   E.联系病人家属

19.病人,男,25岁,因高空坠落致心跳、呼吸停止,颈部伴血肿,开放气道时应选(   )。

A.仰面举颏法   B.仰面抬颈法   C.气管切开

D.仰卧头侧法   E.双手托颌法

二、简答题

1.心搏骤停的诊断要点是什么?

2.基础生命支持的顺序是什么?

3.心脏按压的操作要点是什么?

4.成人与婴幼儿心肺复苏的区别是什么?

5.常用心肺复苏药物的作用和使用方法是什么?

(余小柱)

第六章 休 克

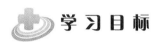

学习目标

1.掌握 休克的临床表现、急诊处理。
2.熟悉 休克的病因、诊断与鉴别诊断。
3.了解 休克的发病机制。

案例导入

病人,男,35 岁。因交通事故 2 h 来院急诊。入院时 BP 65/51 mmHg,P 130 次/分,R 38/分,仰卧位,烦躁不安,胸廓疼痛,呼吸困难,腹部压痛、反跳痛阳性,腹穿血性液体,双下肢外旋畸形,活动受限;已留置尿管,无尿,四肢冰凉,双侧足背动脉未触及,感觉检查不能配合。

1.该病人临床表现有什么特点?
2.该病人首先应考虑什么诊断?
3.应该如何抢救?
4.还需要哪些辅助检查?

第一节 概 述

休克(shock)是机体有效循环血容量减少、组织灌注不足,细胞代谢紊乱和功能受损的病理过程,它是一种由多种病因引起的综合征。氧供给不足和需求量增加是休克的本质,产生炎症介质是休克的特征,因此恢复对组织细胞的供氧、促进其有效地利用,重新建立氧的供需平衡和保持正常的细胞功能是治疗休克的关键环节。现代的观点将休克视为一个序贯性事件,是一个从亚临床阶段的组织灌注不足向多器官功能障碍综合征(multi-ple organ dysfunction syndrome,MODS)或多器官衰竭(multiple organ failure,MOF)发展的连续过程。因此,应根据休克不同阶段的病理生理特点采取相应的防治措施。

【分类及病因】

1.脓毒性休克 细菌、真菌、病毒和立克次体引起的严重感染所致,主要是革兰阴性细菌感染引起的休克,其内毒素起着主要的作用,又称内毒素性休克或中毒性休克。如腹膜炎、化脓性胆管炎、中毒性肺炎及各种原因引起的脓毒血症。

2.心源性休克 由于心脏功能受损致心排出量降低,不能满足器官与组织血液供应导致的休克。如大面积心肌梗死、急性心肌炎、乳头肌炎或腱索断裂、严重主动脉瓣或肺动脉瓣狭窄、急性心包压塞、心律失常、严重房室瓣狭窄等。

3. 低血容量性休克 由于血容量急骤减少,回心血量不足,导致心排出量和动脉血压降低,外周血管阻力增高。如肝脾破裂、消化道大出血、异位妊娠破裂、动脉瘤破裂、严重呕吐腹泻、肠梗阻、大面积烧伤、挤压伤等。

4. 过敏性休克 由于抗原进入被致敏的机体内,与相应抗体结合后发生变态反应,血管活性物质释放,全身毛细血管扩张,通透性增加,血浆渗出到组织间隙,有效循环血容量迅速减少引起的休克。如花粉、牛奶、蛋清、胰岛素、抗血清、抗生素类、麻醉药物、化学试剂等。

5. 神经源性休克 由于剧烈神经刺激引起血管活性物质释放,使动脉调节功能障碍导致外周血管扩张,有效循环血容量迅速减少引发休克。如剧烈疼痛、脊髓损伤、药物麻醉等。

【发病机制】

各种休克的共同发病机制是有效循环血容量锐减,组织灌注不足,细胞缺氧。涉及的内容包括微循环的改变、代谢的变化和内脏器官的继发性损害等过程。

(一)微循环变化

1. 休克早期 微循环以收缩为主,有效循环血容量减少,反射性引起交感神经-肾上腺髓质系统兴奋,使心率加快、心肌收缩力增强、小血管收缩,周围血管阻力增加、以维持血压水平。同时,毛细血管网的血流量减少,毛细血管内静水压降低,增加了回心血量。

2. 休克代偿期 休克未能有效控制时,使毛细血管前阻力显著增加,大量真毛细血管网关闭,组织细胞处于严重缺血缺氧状态。导致微循环内淤血加重,回心血量减少,血压下降,休克发展至不可逆状态。此时周围血管的阻力也降低,重要器官出现严重缺血。

3. 休克失代偿期 微循环淤血后缺氧激活凝血因子,启动内源性凝血系统引起弥散性血管内凝血(DIC),微循环障碍更加明显,形成微血栓。由于 DIC 早期消耗大量的凝血因子和血小板,激活纤维蛋白溶解系统继发出血。但是并非所有休克病人都会发展为 DIC,一旦发生 DIC,预后较差。

(二)代谢改变

(1)休克早期儿茶酚胺释放能促进胰高糖素生成,使血糖升高;休克后期,由于肝糖原消耗和肝细胞功能降低,血糖随之降低。另外,在肝脏灌注不良情况下乳酸不能正常地在肝内代谢,而引起酸中毒。由于蛋白质分解代谢增加,致使血中尿素、肌酐、尿酸增加。休克时脂肪分解受限,可能与脂肪组织低灌注、乳酸增高和 ATP 不足有关。

(2)休克时由于细胞缺氧,使细胞膜的钠泵功能障碍,导致细胞肿胀,甚至死亡。

(3)休克时缺氧使三磷酸腺苷生成减少,代谢性酸中毒导致组织蛋白分解为具有生物活性的多肽,如缓激肽、心肌抑制因子和前列腺素等,这些物质具有强烈扩张血管的作用,使微循环障碍明显加重。线粒体膜破坏使细胞的呼吸功能破坏,导致细胞死亡。

(三)重要器官继发性损害

1. 心脏 休克中晚期,血压明显降低使冠状动脉的血流量减少,心肌供血不足;低氧血症、酸中毒、高血钾、心肌抑制因子的作用均使心脏功能抑制。DIC 使心肌血管内形成微血栓,导致心肌缺血,心肌受损,心肌收缩力下降,心功能不全。

2. 肺 微循环障碍使肺泡表面活性物质减少,肺泡塌陷,产生肺不张,肺内分流、无效腔内通气、通气血流比例失调和弥散功能障碍致动脉血氧分压进行性下降,出现急性呼吸衰竭,即急性呼吸窘迫综合征(ARDS)。

3. 脑 血压下降使脑组织灌流不足,脑缺氧。脑部微循环障碍反过来又加重了缺氧程度,出现脑水肿,表现为神经系统功能紊乱,烦躁不安,神志淡漠,谵妄甚至昏迷。

4. 肾脏 早期大量儿茶酚胺使肾血管痉挛,产生功能性少尿,随着时间的推移,肾小管受累,出现急性肾小管坏死,最终出现急性肾损伤。

5. 肝脏 休克时肝细胞缺血缺氧,使肝脏的代谢功能延缓或停止,凝血因子合成障碍,通过肠道吸收的毒素不能在肝脏解毒。

6. 胃肠 胃肠小血管的痉挛,使黏膜细胞缺血坏死,最终形成急性胃黏膜病变、急性出血性肠炎、肠麻痹、肠坏死。

7. 多器官功能障碍综合征(MODS) 休克晚期可发生 MODS(详情参见第七章"重症监测与治疗")。

【临床表现】

按照休克的病程演变,休克可以分为两个阶段,即休克代偿期和休克抑制期(休克失代偿期)。

1. 休克代偿期 在此阶段内,有效循环血容量减少使机体的代偿机制启动。中枢神经系统兴奋性提高,交感-肾上腺轴兴奋,表现为精神紧张、兴奋或烦躁不安,周围血管收缩使皮肤苍白、四肢厥冷,心率加速、呼吸变快和尿量减少等表现。血压正常或稍高,但因小动脉收缩使舒张压升高,故脉压缩小。在此阶段,若能及时作出诊断并予以积极治疗,休克多可较快被纠正。否则,病情继续发展,则进入休克抑制期。

2. 休克抑制期 在此阶段,病人的意识改变十分明显,有神志淡漠、反应迟钝,甚至出现意识模糊,或昏迷。还常伴随有冷汗,口唇肢端发绀,脉搏细速,血压进行性下降。严重时,全身皮肤黏膜发绀,四肢厥冷,脉搏摸不清,血压测不到,尿少或无尿。若皮肤黏膜出现淤斑或消化道出血,提示病情已发展到 DIC 阶段。如果出现进行性呼吸困难、烦躁、发绀,吸氧治疗不能改善,应考虑已发生急性呼吸窘迫综合征。

【辅助检查】

1. 血常规 失血性休克时红细胞计数、血红蛋白量及血细胞比容常下降,有效治疗后上述指标明显改善。感染性休克时白细胞计数及分类可帮助诊断。

2. 尿便常规 尿常规能够了解休克对肾功能的影响及病因判定。大便常规及潜血试验可以帮助诊断部分感染性休克或失血性休克。

3. 血生化检查 丙酮酸、乳酸、血 pH 值及二氧化碳结合力有助于了解休克时酸中毒的程度;尿素氮、肌酐有助于了解休克时肾功能情况;肝功能检查有助于了解休克对肝功能的影响;心肌标志物检测有助于判断休克对心肌代谢的影响及心源性休克的诊断;电解质检测有助于了解休克时电解质平衡紊乱情况。

4. 凝血功能检查 血小板计数、凝血时间、凝血酶原时间、纤维蛋白原及纤维蛋白降解产物(FDP)的测定有助于判断休克的进展及 DIC 的发生。

5. 心电图检查 可以发现心肌缺血、心律失常,有利于心源性休克的诊断。

6. X线检查 对休克病因的诊断有一定的意义。

7. 血流动力学监测

(1) 中心静脉压(central venous pressure,CVP):代表了右心房或胸腔段腔静脉内的压力变化,在反映全身血容量及心功能方面较动脉早。常通过颈内、外静脉等处置入导管监测,正常值为 $5\sim10$ cmH$_2$O。当 CVP<5 cmH$_2$O 提示血容量不足;当 CVP>15 cmH$_2$O 则提示心功能不全或静脉血管床收缩。有助于判断是否有休克的发生;同时有助于鉴别休克病因,低血容量性休克时 CVP 降低,心源性休克通常是增高的。

(2) 肺动脉楔压(pulmonary artery wedge pressure,PAWP):肺动脉楔压监测是指用带有漂浮球囊的导管(肺动脉导管,也称 Swan-Ganz 导管)监测的肺动脉压力(PAP)、右心房压力(RAP)、肺动脉楔压(PAWP)等指标。肺动脉楔压是左心室前负荷与左心功能状态的指标,直接反映左房压及左室充盈压。PAWP 低于正常值则反映血容量不足(较 CVP 敏感),提示休克;高于正常值则反映左房压力增高,如肺水肿。

肺动脉楔压正常值:6~15 mmHg,>18 mmHg肯定升高,>25~30 mmHg有肺水肿可能。肺动脉压力正常值:10~22 mmHg。右心房压力正常值:平均压2~6 mmHg,超过10 mmHg提示升高。

(3)心排血量(cardiac output,CO)及心脏指数(cardiac index,CI):有助于了解心脏功能状态。CO正常值为4~8 L/min,CI正常值为2.5~3.5 L/(min·m²)。CI<2.0 L/(min·m²)提示心功能不全,CI<1.3 L/(min·m²)提示心源性休克。

8.微循环检查 眼底镜检查可见小动脉痉挛和小静脉扩张,严重时出现视网膜水肿。指甲根部甲皱微血管的管拌数目明显减少,排列紊乱,拌内血流状况由正常的线形持续运动变为缓慢流动,微血栓形成,血细胞聚集成小颗粒或絮状物;压迫指甲后放松时,血管充盈时间延长>2 s,皮肤与肛门温差增大,常超过1.5 ℃。

【诊断及鉴别诊断】

根据病史、典型临床表现和辅助检查,诊断一般并无困难。关键是早期发现并及时处理。

重视病史,凡是严重损伤、大量出血、严重感染、过敏和有心功能不全病史者,都应警惕可能并发休克。

若发现病人有出汗、兴奋、心率加快(心率>100次/分)、脉压减小(脉压<30 mmHg)、尿少<25 mL/h等症状应考虑休克的存在。

若病人出现神志淡漠、反应迟钝、皮肤苍白、呼吸浅快、血压下降及尿少等,提示病人已进入休克抑制期。

【急诊处理】

休克的治疗原则是首先稳定生命体征,保证组织灌注和改善细胞代谢,在病因治疗的前提下,纠正休克。

1.一般处理 吸氧,禁饮食,进行心电、血压、血氧饱和度及呼吸监护,急查血常规、血液生化、血气分析等,留置尿管、监测尿量等。

2.原发病处理 积极处理引起休克的原发病,是抢救成功的关键。主要针对出血、感染等病因进行积极治疗,多需急诊手术治疗。

3.补充血容量 除心源性休克外,补液是抗休克的基本治疗。尽快建立大静脉通道或多条静脉通道补液,先快速补充等渗晶体液(如林格液或生理盐水),后补胶体液(低分子右旋糖酐、血浆、白蛋白或代血浆),必要时进行成分输血。根据休克的监护指标调整补液量和补液速度,其中CVP和血压是简便、客观的监测指标。

关于补液的种类、盐与糖的比例、晶体液与胶体液的比例,应按休克的类型和临床表现的不同而不同,血细胞比容低时,应输红细胞,血液浓缩时应输等渗晶体液,血液稀释时应输胶体液。

4.纠正酸中毒 休克时常合并有酸中毒,当机械通气和液体复苏后仍然无效时,可给予碳酸氢钠静脉滴注,并根据血气分析及时调整。另外,还需要结合病史、电解质及阴离子间隙等因素综合考虑。

5.改善低氧血症 ①保持呼吸道通畅,必要时行气管插管。②宜选用可携氧面罩或无创正压通气给氧,使血氧饱和度>95%。③选择广谱抗生素控制感染。

6.其他药物 可使用:①应用血管活性药物:适用于经补充血容量后血压仍不稳定,或休克症状未见缓解,血压仍继续下降的严重休克。如多巴胺、肾上腺素等。②糖皮质激素:适用于过敏性休克、感染性休克。

知识链接
6-1

Note

7. 防治并发症

（1）急性肾损伤：①纠正水、电解质及酸碱平衡紊乱，保持有效肾灌注；②在补足血容量的前提下使用利尿剂，无效可重复；③必要时采用血液净化治疗。

（2）急性呼吸衰竭：①保持呼吸通畅，持续吸氧；②适当应用呼吸兴奋剂；③必要时呼吸机辅助通气。

（3）脑水肿的治疗：①降低颅内压；②昏迷病人可酌情给予呼吸兴奋剂；③使用脑代谢活性剂；④加强支持疗法。

（4）DIC 治疗：①抗血小板凝集及改善微循环；②高凝血，可以使用肝素，根据凝血酶原时间调整剂量；③补充凝血因子；④纤溶低下、栓塞者可酌情使用溶栓剂。

【预后】

对于基本病因明确，可以通过手术方法或特殊的心内科治疗纠正者，或有明显的诱因并能去除者，预后较好。病因不明的心脏病、无法手术的冠心病，如多支病变、多发、大面积心肌梗死的病人，预后较差。据报道急性肺水肿的院内死亡率 12%～40%，心源性休克可高达80%～90%。

第二节　常见休克简介

知识链接
6-2

一、脓毒性休克

【病因】

脓毒性休克（septic shock）在外科较常见，常见于急性腹膜炎、胆道感染、绞窄性肠梗阻、泌尿系统感染及急性创伤等，主要致病菌是革兰阴性菌，内毒素可促使组胺、激肽、前列腺素及溶酶体酶等炎性介质释放，引起全身性炎症反应，最终可导致微循环障碍、代谢紊乱，发生休克和多器官功能障碍。

【分类】

临床上，根据四肢微循环扩张情况，分为"暖休克"和"冷休克"（表 6-2-1）。

表 6-2-1　暖休克和冷休克的区别

临床表现	暖休克	冷休克
意识	清醒	躁动、淡漠、嗜睡、昏迷
皮肤色泽	潮红色或粉红色	苍白、发绀或花斑
皮肤温度	不湿、不凉	湿凉或冷汗
脉搏	乏力、慢，可触及	细数或不清
脉压	>30 mmHg	<30 mmHg
尿量	>30 mL/h	0～30 mL/h
病因	多见于 G$^+$球菌感染	多见于 G$^-$杆菌感染
毛细血管充盈时间	<2 s	延长

Note

【急诊处理】

急诊处理时经验使用抗生素控制感染,积极治疗原发病,同时液体复苏,取标本行细菌培养＋药敏试验,指导用药。其他治疗详见第一节休克概述。

二、心源性休克

【病因】

心源性休克主要是由于心脏收缩功能、舒张功能障碍以及心律失常等原因导致心排出量减少,组织灌注量减少和组织缺氧的病理生理改变。

【急诊处理】

病人取半卧位,保持气道通畅,吸氧,心电监测,建立多条静脉通路,给予抗心律失常,应用血管活性物质,限制补液量,必要时可应用心脏机械辅助循环装置。

三、低血容量性休克

【病因】

低血容量性休克主要是由于大血管破裂,肝、脾破裂,消化道出血,大量丢失体液及严重创伤等因素引起。如果短时间内快速失血量超过全身总血量的20%,可出现休克。

【急诊处理】

病人保持气道通畅、吸氧、心电监测、建立多条静脉通路、快速补充血容量,同时积极处理原发病,控制进一步的出血或失液。

三、过敏性休克

【病因】

过敏性休克多是极严重的过敏反应,常常为药物或食物过敏,短时间内大量毛细血管扩张,引起休克。

【临床表现】

早期表现主要为身体不适,口唇、舌头、手足发麻,喉部发痒,头晕、心悸、胸闷、恶心呕吐、烦躁不安等;随即全身大汗、面色苍白、口唇发绀、喉头阻塞、咳嗽、气促,部分病人有垂危濒死恐惧感;严重者可有昏迷及大小便失禁等表现。

体征:可见球结膜充血,瞳孔缩小或散大,对光反射迟钝,神志不清,咽部充血、四肢厥冷、皮肤弥漫潮红和(或)皮疹、手足水肿,心音减弱,心率加快,脉搏细速难以触及,血压下降或测不出;有肺水肿者,双下肺可闻及湿啰音。

【急诊处理】

积极处理原发病,病人保持气道通畅,吸氧,心电监测,建立多条静脉通路,快速补充血容量,立即注射肾上腺素、糖皮质激素、升压药、脱敏药。

四、神经源性休克

【病因】

神经源性休克主要是由于剧烈的疼痛或创伤刺激,引起血管活性物质释放,血管扩张引起的有效血容量减少。

【急诊处理】

同时积极处理原发病、止痛、立即给予肾上腺素皮下注射。病人保持气道通畅、吸氧、心电监测、建立多条静脉通路、快速补充血容量。

本章小结

现代急诊医学常发生强大暴力损伤,病人往往是多发伤、复合伤,病人在发生其他损伤的同时常合并有休克。本章主要阐述了急诊医学中常见休克的病因、分类、发病机制和急救处理,提示我们急诊工作中应当时刻警惕休克的发生,更好地为病人解除病痛。

目标检测

第六章参考答案

一、选择题

1.复合性创伤病人出现下列情况,应首先抢救(　　)。

A.休克   B.开放性气胸

C.四肢开放性骨折   D.昏迷

E.肾挫裂伤

2.定期测量血压,可以帮助判断有无休克及其程度,下列哪项数字表示存在休克?(　　)

A.血压逐渐下降,收缩压 100 mmHg,脉压<20 mmHg

B.收缩压<95 mmHg,脉压<40 mmHg

C.血压逐渐下降,收缩压<90 mmHg,脉压<20 mmHg

D.收缩压 100 mmHg,脉压<30 mmHg

E.收缩压<95 mmHg,脉压<30 mmHg

3.在休克早期不宜进行下列哪项处理?(　　)

A.大量抗生素   B.碱性药物   C.强心剂

D.激素   E.扩血管剂

4.下列哪种休克的微循环变化和内脏继发性损害比较严重?(　　)

A.心源性休克   B.低血容量性休克   C.感染性休克

D.过敏性休克   E.神经源性休克

5.纠正休克所并发的酸中毒的关键在于(　　)。

A.及时应用大量碱性药物   B.过度通气

C.改善组织灌注   D.利尿排酸

E.提高血压

二、简答题

1.试述休克的共同病理生理特点。

2.试述休克的治疗。

(赵敦)

Note

第七章　重症监测与治疗

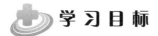
1.掌握　急性呼吸窘迫综合征、急性心力衰竭、急性肝衰竭的临床表现、急诊处理;DIC 的常见病因、临床表现及诊断标准;MODS 的概念、病因。

2.熟悉　急性呼吸窘迫综合征、急性心力衰竭、急性肝衰竭的病因、诊断与鉴别诊断。DIC 的基本处理;MODS 的诊断及基本处理。

3.了解　急性呼吸窘迫综合征、急性心力衰竭、急性肝衰竭、DIC、MODS 的发病机制。

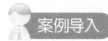案例导入

病人,男,75 岁。因突发呼吸困难 2 h 来院就诊。自诉 3 d 前受凉后出现低热,咳嗽,咳少量黏液痰。2 h 前睡眠中突感胸闷、呼吸急促,坐起时减轻;1 h 前呼吸困难持续不缓解,伴大汗、咳嗽频繁,咳血性泡沫痰。有高血压病史 10 年。入院时 BP 188/108 mmHg,P 130 次/分,R 32 次/分,坐位,烦躁不安,大汗淋漓,皮肤湿、暖,双肺布满哮鸣音、湿啰音,心率 130 次/分,闻及频发期前收缩,心音低钝,P_2 亢进,下肢无水肿。ECG:窦性心动过速,左心室肥大伴劳损,频发房性期前收缩;血气分析:PaO_2 46 mmHg,$PaCO_2$ 30 mmHg,SaO_2 80%。

1.该病人临床表现有什么特点?

2.该病人首先应考虑什么诊断?

3.应该如何抢救?

4.还需要哪些辅助检查?

第一节　呼吸功能监测

一、呼吸功能监测

从简单直接床旁观察病人的呼吸频率到各项呼吸力学指标测定,呼吸功能监测已成为急危重症医学中主要内容之一。合理、有效的呼吸功能监测能够及时发现病人呼吸功能的变化,以明确是否存在呼吸衰竭及其发生机制、严重程度和动态演变过程,为临床决策提供客观的依据。呼吸支持主要包括氧气疗法和人工机械通气。

呼吸功能监测的目的:①对呼吸功能状态做出客观评价;②对呼吸功能障碍的类型和程度做出正确诊断;③为临床病情评估和制订治疗方案提供客观依据;④为评估治疗效果和判断预

后提供客观依据;⑤为机械通气策略提供客观依据并保障机械通气的安全顺利进行。

呼吸功能监测的内容包括以下几个方面。

【生命体征监测和动态体格检查】

生命体征监测和动态体格检查是最基本和最重要的呼吸功能监测内容,因为其简单、实用、有效且便于操作,主要包括意识与精神状态、是否发绀、呼吸道或人工气道是否通畅,自主呼吸的幅度、频率和节律,呼吸运动的协调性等。

1. 观察病人呼吸频率、类型变化 如自主呼吸频率超过 24 次/分,提示存在呼吸功能不全的可能。胸式、腹式呼吸不协调,出现交替呼吸,甚至反常呼吸,吸气时下胸廓向内收缩,提示有呼吸肌疲劳或衰竭的可能。呼吸减慢见于麻醉状态、药物中毒和脑干疾病等。

2. 观察病人呼吸节律和深度变化 浅而快的呼吸要比相同通气量深而慢的呼吸效果差,提示肺泡通气不足,见于限制性呼吸困难。深大而快速的呼吸提示病人有严重的缺氧和代谢性酸中毒。呼气性呼吸困难见于下呼吸道阻塞,吸气性呼吸困难见于上呼吸道阻塞。呼吸时,辅助呼吸肌参与活动,病人出现耸肩、低头、皱眉呼吸及"三凹征",说明呼吸极度困难。

3. 观察病人的神志和意识变化 严重二氧化碳潴留、酸中毒($pH<7.20$)者,可出现精神萎靡、嗜睡,甚至昏迷;急性缺氧、代谢性碱中毒可引起兴奋、烦躁,甚至抽搐。

4. 皮肤、黏膜变化 皮肤、黏膜发绀提示缺氧,二氧化碳潴留时皮肤潮红、多汗、结膜充血与水肿。

【血气分析】

血气分析既是监测呼吸功能的重要手段,同时也能判断酸碱平衡失调类型、指导治疗、评估治疗效果和判断预后。

1. pH pH 是血液酸碱度指标,其参考值范围为 $7.35\sim7.45$,动脉血比静脉血高$0.02\sim0.10$。当发生酸碱平衡失调时,机体启动代偿机制,使 pH 维持在正常范围,可作为判断酸碱失调机体代偿程度的重要指标。当 $pH<7.35$ 或 $pH>7.45$,则称为失代偿性酸中毒或失代偿性碱中毒。

2. 动脉血二氧化碳分压 动脉血二氧化碳分压($PaCO_2$)是指血浆中物理溶解的二氧化碳所产生的压力,是主要的肺通气功能指标。$PaCO_2$ 参考值为 $35\sim45$ mmHg。$PaCO_2>45$ mmHg 表示存在肺通气不足,即呼吸性酸中毒;$PaCO_2<35$ mmhg 存在肺通气过度,即呼吸性碱中毒。

3. 动脉血氧分压 动脉血氧分压(PaO_2)是指血液中以物理溶解的氧分子所产生的压力,PaO_2 受吸入氧浓度、通气功能、弥散功能及肺内分流量的影响,并随年龄增长而略有降低。PaO_2 参考值为 $95\sim100$ mmHg。PaO_2 可以判断有无缺氧和缺氧的程度以及有无呼吸衰竭。轻度缺氧者 PaO_2 $60\sim80$ mmHg、中度缺氧者 PaO_2 $40\sim60$ mmHg、重度缺氧者 $PaO_2<40$ mmHg。$PaO_2<60$ mmHg 可诊断为呼吸衰竭。呼吸衰竭根据动脉血气结果分为Ⅰ型和Ⅱ型,Ⅰ型是指缺氧而无 CO_2 潴留($PaO_2<60$ mmHg,$PaCO_2$ 降低或正常);Ⅱ型是指缺氧伴有 CO_2 潴留($PaCO_2>50$ mmHg)。

4. 氧饱和度 氧饱和度(SaO_2)是指在一定的氧分压下,氧合血红蛋白(HbO_2)占血红蛋白总量的百分比,它与血红蛋白的多少无关。PaO_2 与 SaO_2 之间呈 S 形的氧离曲线关系。正常参考值为 $95\%\sim98\%$。脉搏氧饱和度(SpO_2)监测是指用脉氧仪测定的氧饱和度。它具有无创性及连续监测的优点,已成重症监护的必备设备,但反映氧合状态正确性较差。当 SaO_2 正常时,其误差小于 3%,而 SaO_2 降低至 80% 或以下时,则可信度较差,误差可达 5% 以上。

5. 标准碳酸氢盐和实际碳酸氢盐 标准碳酸氢盐(standard bicarbonate,SB)是指在标准条件下($37\ ℃$,$PaCO_2=40$ mmHg,血红蛋白完全氧合)所测的碳酸氢根(HCO_3^-)含量。正常值为 $22\sim27$ mmol/L。SB 一般不受呼吸的影响,是准确反映代谢性因素的指标,实际碳酸

Note

盐(actual bicarbonate,AB)是血浆中实际测得碳酸氢根(HCO_3^-)的含量。正常情况下,SB=AB。AB与SB的差值则反映了呼吸因素对酸碱平衡的影响程度:AB>SB表示有二氧化碳潴留,见于呼吸性酸中毒;AB<SB,表示二氧化碳过度呼出,提示呼吸性碱中毒;AB=SB,两者数值均低于正常值提示代谢性酸中毒,两者数值均高于正常值提示代谢性碱中毒。

6. 碱剩余 碱剩余(BE)是指在38 ℃,血红蛋白完全饱和,在$PaCO_2$为40 mmHg的气体平衡后的标准状态下,将血液标本滴至pH=7.40所需要的酸或碱的量,表示全血或血浆中碱储备增加或减少的情况。需加酸者表示血中有多余的碱,BE为正值;相反,需加碱者表明血中碱缺失,BE为负值。正常值为(0±3)mmol/L,BE只反映代谢性因素的指标,与SB的意义大致相同。

【胸部影像学检查】

胸部X线摄片是了解病人胸部情况的常用检查方法,能直接获得肺部病变的性状,连续对比能反映病变和治疗后的变化,有利于确认人工气道及其他导管的位置,对确认气胸、肺不张、肺炎、胸腔积液或积血有重要价值。

【肺功能监测】

1. 通气功能监测

(1)潮气量(tidal volume,VT):VT是指平静呼吸时,一次吸入或呼出的气体量,它反映人体静态下的通气功能,正常成人参考值约500 mL,VT因性别、年龄及体表面积不同而有差异,呼吸衰竭和呼吸抑制时VT减少。手术刺激或$PaCO_2$升高时VT增加。

(2)肺活量(vital capacity,VC):VC是指尽力吸气后缓慢而完全呼出的最大气体量,它反映肺每次通气所能达到的最大能力,即反映肺、胸廓最大扩张和收缩的幅度。正常成人参考值为65~75 mL/kg。

(3)每分通气量(minute ventilation,VE):VE是指静息状态下每分钟呼出的气体量,等于潮气量(VT)×呼吸频率(次/分)。正常成人参考值:4~10 L/min。VE>10 L/min,提示通气过度,可造成呼吸性碱中毒;VE<3 L/min,提示通气不足,可造成呼吸性酸中毒。

(4)肺泡通气量(alveolar ventilation,VA):VA是指安静状态下每分钟进入呼吸性细支气管及肺泡可参与气体交换的有效通气量。正常成人潮气量500 mL中约150 mL不参与气体交换,仅在呼吸性细支气管以上气道中起传导作用,称解剖无效腔。进入肺泡中气体,若无相应肺泡毛细血管血流与之进行气体交换,产生死腔效应,称肺泡无效腔。解剖无效腔、肺泡无效腔合称生理无效腔(dead space ventilation,VD)。正常情况下,通气/血流的值正常,肺泡死腔量小至可忽略不计,故肺泡通气量=(潮气量-生理无效腔)×呼吸频率。正常时肺泡通气量为每分通气量的70%。肺泡通气量不足是低氧血症和高碳酸血症的主要原因。而肺泡通气量过大,又可引起呼吸性碱中毒。

(5)用力肺活量(forced vital capacity,FVC):又称用力呼气量(forced expiratory volume,FEV),是指深吸气至肺总量后以最大的力量、最快的速度所呼出的全部气量。在1 s、2 s、3 s内呼出的气体量称1 s、2 s、3 s用力呼气容积,其中第1秒用力呼气容积(FEV1)临床意义较大,是测定呼吸道阻力的重要指标。正常值FEV1/FVC>80%。FEV1/FVC<80%提示呼吸道阻力增加。其中,60%~79%为轻度、40%~59%为中度、小于40%为重度。

2. 换气功能监测 肺泡内的气体与肺泡周围毛细支气管内气体通过肺泡或毛细血管进行气体交换的过程,称气体弥散过程,即肺换气。肺换气功能障碍包括呼吸膜面积减少或呼吸膜异常增厚引起的气体交换障碍,常见原因包括慢性阻塞性肺疾病、肺水肿、肺透明膜形成、肺纤维化等。肺换气功能还与肺血容量、红细胞数量以及血红蛋白浓度有关。

(1)氧合指数:指动脉血氧分压(PaO_2)与吸入氧浓度(FiO_2)的比值,即PaO_2/FiO_2。氧合指数是氧合功能指标,也是监测肺换气功能的主要指标之一,常用于危重病人的床旁监测和指

Note

导机械通气。PaO_2/FiO_2 正常值是 $400\sim500$，当肺弥散功能正常时，FiO_2 提高，则 PaO_2 相应地升高。若 FiO_2 升高，而 PaO_2 不能相应地升高，提示可能存在不同程度的肺内分流和肺弥散障碍，如急性肺损伤时常小于 300，急性呼吸窘迫综合征时小于 200。

（2）肺泡动脉血氧分压差：指肺泡气体氧分压（PAO_2）与动脉血氧分压（PaO_2）之差，是反映肺内气体交换效率的重要指标。正常人参考值 $15\sim20$ mmHg，该数值随年龄的增加及吸入氧浓度的升高而加大。临床上以呼吸指数（肺泡动脉血氧分压差/动脉血氧分压）作为氧合指标之一，正常参考值为 $0.1\sim0.37$，大于 1 表明氧合功能明显减退，大于 2 常需机械通气。

（3）肺内动静脉分流：判断肺内分流最准确的指标，动态随访肺内动静脉分流可反映病人病情变化和疗效。正常人解剖分流量为 $3\%\sim5\%$，吸纯氧时小于 10%，肺炎、肺泡萎缩、肺不张、肺水肿、肺纤维化或先天性心脏病时肺内动静脉分流增加。

二、呼吸支持

呼吸支持技术是救治呼吸衰竭的有效手段。临床上常针对呼吸衰竭的不同程度采用不同呼吸支持方法。呼吸支持技术包括开放气道、吸氧、气管插管、气管切开、机械通气、体外膜肺和血管内氧合等技术。本节主要对机械通气技术进行介绍。

用呼吸机对病人进行人工通气，支持病人肺的呼吸功能，称为机械通气。

1. 机械通气的目的　机械通气是指病人正常通气和（或）换气功能出现障碍时，运用机械装置（主要是通气机），使病人恢复有效通气并改善氧合的一种呼吸支持方法。它不是一种病因治疗，而是一种功能替代疗法，为针对呼吸衰竭的各种病因治疗争取时间和创造条件。机械通气的目的是保证病人充分的通气和氧合，改善换气，纠正低氧血症，减少呼吸肌做功，节约氧耗，稳定血流动力学，改善压力-容积关系，防止气道和肺泡萎陷，改善肺顺应性，减少和防止肺损伤。

2. 机械通气的适应证

（1）应用范围：①通气功能障碍为主的疾病：COPD、支气管哮喘、重症肌无力、格林-巴利综合征、多发性肌炎、胸廓畸形、胸部外伤或胸部手术后等所致外周呼吸衰竭；脑炎、外伤、肿瘤、脑血管意外和药物中毒等引起的中枢性呼吸衰竭。②换气功能障碍为主的疾病：ARDS、肺炎、间质性肺疾病、肺栓塞等。③需强化气道管理者：使用某些呼吸抑制药时；各种外科手术麻醉和术后管理的需要；体弱或患有心脏疾病者需行手术治疗。

（2）机械通气的时机判断：是否需要行机械通气可参考以下条件。①意识障碍；②呼吸频率 >35 次/分或 <8 次/分、呼吸节律异常或自主呼吸微弱或消失；③PaO_2<50 mmHg，尤其是吸氧后仍 <50 mmHg；④$PaCO_2$ 进行性升高，pH 进行性下降；⑤呼吸衰竭经常规治疗后效果不佳，有病情恶化趋势。

3. 相对禁忌证　一般来说，凡发生呼吸衰竭者原则上均应行机械通气，但由于气道施加正压有时会使病情加重，导致不良后果，所以应均衡利弊，选择对病人有利且有效的治疗方案。相对禁忌证有低血容量性休克、严重肺大疱、未经引流的气胸、大量胸腔积液、大咯血或严重误吸所致的窒息性呼吸衰竭、活动性肺结核等。

4. 机械通气模式

（1）控制通气（CMV）：呼吸机完全替代自主呼吸的通气方式。包括容积控制通气和压力控制通气。

①容积控制通气（volume controlled ventilation，VCV）：此模式的潮气量（VT）、呼吸频率（f）、吸呼比（I/E）和吸气流速完全由呼吸机来控制。特点：能保证潮气量和每分通气量的供给，完全替代自主呼吸，有利于呼吸肌休息，但不利于呼吸肌锻炼。此外，由于所有的参数都是人为设置，易发生人机对抗。适用于躁动不安的 ARDS、休克、急性肺水肿病人，以及中枢或外

周驱动功能很差需要过度通气者。

②压力控制通气(pressure controlled ventilation,PCV):此模式是预置压力控制水平和吸气时间。吸气开始后,呼吸机提供的气流很快使气道压达到预置水平,之后送气速度减慢,维持预置压力至吸气结束,之后转向呼气。特点:吸气峰压较低,可降低气压伤的发生,能改善气体分布和通气/血流,有利于气体交换。需不断调节压力控制水平,以保证适当水平的VT。适用于较重的ARDS病人,有利于改善换气。

(2)辅助控制通气(assisted controlled ventilation,ACV):此模式是自主呼吸触发呼吸机送气后,呼吸机按预置参数(VT、f、I/E)送气;病人无力触发或自主呼吸频率低于预置频率,呼吸机则以预置参数通气。特点:具有CMV的优点,并提高了人机协调性;可出现通气过度。其应用范围同CMV。

(3)间歇指令通气(intermittent mandatory ventilation,IMV)和同步间歇指令通气(synchronized IMV,SIMV):①IMV:按预置频率给予CMV,间歇控制通气之外的时间允许自主呼吸存在。②SIMV:IMV的每一次送气在同步触发窗内由自主呼吸触发,若在同步触发窗内无触发,呼吸机按预置参数送气,间歇控制通气之外的时间允许自主呼吸存在。特点:支持水平可调范围大(从完全控制通气到完全自主呼吸),能保证一定的通气量,同时在一定程度上允许自主呼吸参与,防止呼吸肌萎缩,对心血管系统影响较小。发生过度通气的可能性较CMV小。IMV时指令通气可以和病人的自主呼吸不完全同步,SIMV时则同步进行。适用于具有一定自主呼吸能力者,逐渐下调IMV辅助频率,向撤机过渡,若自主呼吸频率过快,采取这种方式可降低自主呼吸频率和呼吸功能的消耗。

(4)压力支持通气(pressure support ventilation,PSV):此模式是吸气努力达到触发标准后,呼吸机提供一高速气流,使气道压很快达到预置的辅助压力水平以克服吸气阻力或扩张肺,并维持此压力到吸气流速降低至吸气峰流速的一定百分比时,吸气转为呼气。有较好的人机协调。特点:属自主呼吸模式,病人感觉舒服,有利于呼吸肌休息和锻炼;自主呼吸能力较差或呼吸节律不稳定者,易发生触发失败和通气不足;压力支持水平设置不当者,可发生通气不足或过度。可应用于有一定自主呼吸能力、呼吸中枢驱动稳定者,也可作为撤机技术应用。

(5)指令(每)分钟通气(mandatory minute volume ventilation,MVV):此模式是呼吸机按预置的分钟通气量(VE)通气。自主呼吸的VE若低于预置VE,不足部分由呼吸机提供;若等于或大于预置VE,呼吸机停止送气。临床上应用MVV模式主要为保证从控制通气到自主呼吸的逐渐过渡,避免通气不足的发生。这种模式不适用于呼吸浅快、易发生CO_2潴留和低氧血症者。

(6)持续气道正压(continuous positive airway pressure,CPAP)/呼气末正压(positive end expiratory pressure,PEEP)通气:CPAP是在自主呼吸条件下,整个呼吸周期内气道均保持正压。PEEP是指在机械通气时,气道持续保持正压。两者具有相似的功效:①增加肺泡内压和功能残气量,防止气道和肺泡的萎陷,改善肺顺应性,扩张气道,使PaO_2减少,以利于氧向血液内弥散;②使萎陷的肺泡复张,在整个呼吸周期维持肺泡的通畅;③对容量和血管外肺水肿的肺内分布产生有利影响;④增加气道峰压和平均气道压,减少回心血量,保证重要脏器如肝、肾等的血液灌流。CPAP适用于治疗阻塞型睡眠呼吸暂停综合征,减少COPD呼吸功能的消耗,治疗支气管哮喘,作为撤机技术应用,改善心源性或非心源性的肺水肿。PEEP主要应用于急性呼吸窘迫综合征(ARDS)的治疗。

(7)双相间隙正压气道通气(bi-level positive airway pressure,BIPAP):BIPAP为一种双水平CPAP的通气模式,高水平CPAP和低水平CPAP按一定频率进行切换,二者所占时间比例可调。在高压相和低压相,吸气和呼气都可以存在,做到"自主呼吸"。这种模式突破了传统控制通气与自主呼吸不能并存的难题,能实现从PCV到CPAP的逐渐过渡,具有较广的临床应用范围和较好的人机协调。

5. 无创正压机械通气(non-invasive positive pressure ventilation,NIPPV) NIPPV 是指人机连接界面相对无创,不经人工气道(气管插管或气管切开)而主要通过鼻面罩或口鼻面罩进行的正压通气,保留了人体正常的呼吸气体交换通路,保留病人说话和吞咽功能,有效避免了有创正压通气的常见并发症。NIPPV 的方法相对简便,病人易于接受。随着面罩、无创通气机内置自动漏气补偿系统、人机同步性能以及机械通气模式等的不断改进与完善,NIPPV 在临床应用日趋广泛,应用指征逐渐扩展,在急、慢性呼吸衰竭的救治中发挥越来越重要的作用。

NIPPV 的相对禁忌证:①气道分泌物过多;②一般情况较差;③缺乏有效的气道保护,如咳嗽反射、会厌反射减弱,有消化道大出血;④生命体征不稳定;⑤精神状态不稳定;⑥自主呼吸微弱或无自主呼吸。

6. 有创正压机械通气 有创正压机械通气是指经人工气道(气管插管或气管切开)进行的机械通气,是临床上应用于治疗各型呼吸衰竭最主要的呼吸支持技术。由于有创正压机械通气技术采用正压通气,有悖于人体生理条件下的负压呼吸,因此呼吸机使用过程中应注意在保证病人氧合基础上,减轻正压通气所致并发症,如呼吸机所致肺损伤。目前,临床上普遍认同使用小潮气量(6～8 mL/kg)的肺保护性通气策略,允许一定的二氧化碳潴留($PaCO_2 < 80$ mmHg)和呼吸性酸中毒(pH 为 7.25～7.30),即允许性高碳酸血症。为防止呼气末肺泡萎陷,可应用一定水平的呼气末正压(PEEP)通气。

三、急性呼吸窘迫综合征

任何突发的致病因素如严重肺疾病、创伤、休克、电击、急性气道阻塞以及呼吸中枢病变等,可在短时间内导致肺通气和(或)换气功能迅速出现严重障碍,引起急性呼吸衰竭。由于机体氧合在短时间内迅速降低,无法适应严重缺氧状况,各系统器官功能会受到严重影响。其中,以心源性以外的肺内、肺外因素导致的急性进行性呼吸衰竭称为急性肺损伤(acute lung injury,ALI)或急性呼吸窘迫综合征(acute respiratory distress syndrome,ARDS),若不及时处理,会危及病人生命。

急性呼吸窘迫综合征(ARDS)以进行性严重低氧血症、呼吸窘迫为特征,其病理生理特点为肺顺应性降低、肺内分流增加、肺水肿而肺毛细血管内压力正常,主要病理特征为肺微血管通透性增高,肺泡渗出富含蛋白质的液体,进而导致肺水肿及透明膜形成,可伴有肺间质纤维化。

ALI 和 ARDS 为同一疾病过程的两个阶段,ALI 代表早期和病情相对较轻的阶段,是ARDS 前期,ARDS 为 ALI 的重度表现,55% 的 ALI 在 3 d 内会进展成为 ARDS。

【病因】

在几乎所有严重、威胁生命的疾病发展过程中都有可能发生 ALI/ARDS,可以分为肺内因素(直接因素)和肺外因素(间接因素)。肺内因素是指直接引起肺损伤的因素,包括如下几种:①化学性因素,如吸入毒气、烟尘、胃内容物及氧中毒等;②物理性因素,如肺挫伤、放射性损伤等;③生物性因素,如细菌、病毒、真菌及寄生虫弥漫性肺部感染;肺外因素包括严重感染、休克、严重非胸部创伤、大面积烧伤、大量输血、急性重症胰腺炎、急性药物中毒等。

国外研究表明 ARDS 的危险因素依次为全身性感染、创伤、肺炎、休克、输血、误吸和急性胰腺炎;国内则以重症肺炎、DIC、胰腺炎为主要原因。在全身性感染的病人中,ARDS 患病率为 30%～60%,因此控制感染为防止 ARDS 发生的重要环节。

【病理生理与发病机制】

ALI/ARDS 的基本病理生理改变是肺泡上皮和肺毛细血管内皮通透性增加所致的非心源性肺水肿。由于肺泡水肿、肺泡塌陷导致严重通气/血流值失调,特别是肺内分流明显增加,

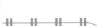

从而产生严重的低氧血症。肺血管痉挛和肺微小血栓形成,引发肺动脉高压。

ARDS 早期的特征性表现为肺毛细血管内皮细胞与肺泡上皮细胞屏障的通透性增高,肺泡与肺间质内积聚大量的液体,其中富含蛋白质及以中性粒细胞为主的多种炎症细胞。中性粒细胞附在受损的血管内皮细胞表面,进一步向间质和肺泡腔移行,释放大量促炎介质,如炎症性细胞因子、过氧化物、白三烯、蛋白酶、血小板活化因子等,参与中性粒细胞介导的肺损伤。除炎症细胞外,肺泡上皮细胞以及成纤维细胞也能产生多种细胞因子,从而加剧炎症反应过程。凝血和纤溶紊乱也参与 ARDS 的病程,ARDS 早期促凝机制增强,而纤溶过程受到抑制,引起广泛血栓形成和纤维蛋白的大量沉积,导致血管堵塞以及微循环结构受损。ARDS 早期在病理学上可见弥漫性肺损伤,透明膜形成及Ⅰ型肺泡上皮或内皮细胞坏死、水肿,Ⅱ型肺泡上皮细胞增生和间质纤维化等表现。

少数 ALI/ARDS 病人在发病第 1 周内可缓解,但多数病人在发病 5~7 d 后病情仍然进展,进入亚急性期。在 ALI/ARDS 的亚急性期,病理上可见肺间质和肺泡纤维化,Ⅱ型肺泡上皮细胞增生,部分微血管破坏并出现大量新生血管。部分病人呼吸衰竭持续超过 14 d,病理上常表现为严重的肺纤维化,肺泡结构破坏和重建。肺纤维化是病人晚期最严重的后遗症,严重影响病人以后的生活质量。

【临床表现】

ALI/ARDS 起病急骤,多于原发病起病后 5 d 内发生,约半数发生于 24 h 内。病人出现用原发病不能解释的进行性加重的呼吸困难,并感到胸廓紧束,严重憋气,呼吸频率大于 30 次/分,口唇及肢端发绀,对一般性氧疗无效。病人焦虑不安、烦躁、大汗等。早期无阳性体征,可出现散在干、湿啰音;后期呼吸音降低,多可闻及水泡音,可有管状呼吸音。

【辅助检查】

1. X 线检查　早期无明显异常,随即出现肺纹理增多和沿肺纹理分布的斑片状浸润阴影;后期为大片状浸润阴影,可见支气管充气征。由于重力依赖作用,肺部浸润阴影主要位于下垂肺区(重力依赖性影像改变)。

2. CT 检查　较 X 线检查更能准确反映肺部病变情况,尤其是病变范围更能准确反映异常气体交换的程度。对小感染病灶、脓肿及气压伤更能精确地显示。

3. 动脉血气分析　气体交换异常是 ALI/ARDS 最具诊断价值的标准。典型的改变为 PaO_2 降低,$PaCO_2$ 降低,pH 升高;在早期,由于病人呼吸困难、过度通气而出现呼吸性碱中毒;随着病情进一步恶化,低氧血症进行性加重,常规吸氧不能缓解,需要机械通气治疗。氧合指数(PaO_2/FiO_2)为肺损伤严重程度的重要指标,是诊断 ALI/ARDS 的必要条件。正常值为 400~500,ALI≤300、ARDS≤200。

4. 床边肺功能监测　ARDS 时肺的顺应性降低,无效腔通气量比例(VD/VT)增加,但无呼气流速受限。顺应性的改变,对严重性评价和疗效判断有一定的意义。

5. 血流动力学检查　通过置入 Swan-Ganz 导管可测定肺动脉楔压(PAWP)、心排血量(CO)、动静脉分流率(Q/Q_1)。PAWP 是反映左心房压较可靠的指标,PAWP 一般小于 12 mmHg,若大于 18 mmHg 则支持左心衰竭的诊断。

【诊断】

须满足以下条件才能诊断 ALI 或 ARDS:

(1) 有 ALI/ARDS 的高危因素;

(2) 急性起病,呼吸频数和(或)呼吸窘迫;

(3) 低氧血症,ALI 时氧合指数≤300;ARDS 时氧合指数≤200;

(4) 胸部 X 线检查显示两肺浸润阴影;

(5) PAWP≤18 mmHg 或临床上能排除心源性肺水肿。

上述 ARDS 的诊断标准并非特异性的,建立诊断时必须排除大片肺不张、自发性气胸、上呼吸道阻塞、急性肺栓塞和心源性肺水肿等。通常能通过详细询问病史、体检和胸部 X 线检查等做出鉴别,心源性肺水肿病人卧位时呼吸困难加重、咳粉红色泡沫样痰、肺部湿啰音多在肺底部,对强心和利尿等治疗手段反应较好;测定 PAWP、超声心动图检测心室功能等有助于鉴别并指导治疗。

知识链接
7-1

【急诊处理】

主要治疗措施包括积极治疗原发病、氧疗、机械通气及调节液体平衡等。

1. 病因治疗 病因治疗是 ALI/ARDS 首要治疗的原则和基础。应积极寻找原发病灶并予以彻底治疗,否则将由于过度的炎症反应持续存在和炎症的"瀑布效应"而使病情急转直下,其他任何支持性治疗措施亦会无济于事。

2. 抗感染 感染是导致 ALI/ARDS 的常见原因。无论感染是否为该疾病的始动因素,ALI/ARDS 病人肯定会并发肺部感染,因此抗生素是非常重要的治疗措施。宜选择广谱抗生素、痰培养及真菌培养和药物敏感试验作为常规检查。

3. 纠正缺氧 采取有效措施,尽快提高 PaO_2,一般需高浓度给氧,使 $PaO_2 \geqslant 60$ mmHg 或 $SaO_2 \geqslant 90\%$。轻者可使用面罩给氧,重症者需使用机械通气。

4. 机械通气支持 对所有低氧血症病人,最重要的呼吸支持治疗是机械通气。由于 ALI/ARDS 病人顽固性低氧血症的存在,应尽早实施机械通气,不但有利于改善氧合提高全身氧供,而且还有利于防止其他器官的进一步损伤,提高治疗效果,ALI 病人可试用无创正压通气,无效或病情加重时尽快行气管插管或气管切开行有创机械通气。

由于 ARDS 肺病变具有"不均一性"和"小肺"的特点,当采用较大潮气量通气时气体容易进入顺应性较好、位于非重力依赖区的肺泡,使这些肺泡过度扩张,造成肺泡上皮和血管内皮损伤(即气压伤),加重肺损伤;而萎陷的肺泡在通气过程中仍维持于萎陷状态,在局部扩张肺泡和萎陷肺泡之间产生剪切力,也可引起严重肺损伤,因此,ARDS 机械通气的关键在于复张萎陷的肺泡并使其维持在开放状态,以增加肺容积和改善氧合,同时避免肺泡随呼吸周期反复开闭所造成的损伤,目前,ALI/ARDS 的机械通气推荐采用肺保护性通气策略,主要措施包括给予合适水平的呼气末正压(PEEP)和小潮气量。其机械通气策略如下。

(1)小潮气量与允许性高碳酸血症:ARDS 机械通气采用小潮气量,即 4~7 mL/kg,旨在将吸气平台压控制在 35 cmH_2O 以下,防止肺泡过度扩张。为保证小潮气量,可允许一定程度的 CO_2 潴留($PaCO_2 < 80$ mmHg)和呼吸性酸中毒(pH 为 7.25~7.30),合并代谢性酸中毒时需适当补碱。

(2)呼气末正压(PEEP):适当水平的 PEEP 可使萎陷的小气道和肺泡再开放,防止肺泡随呼吸周期反复开闭,使呼气末肺容量增加,并可减轻肺损伤和肺泡水肿,从而改善肺泡弥散功能和通气/血流值,减少肺内分流,达到改善氧合和肺顺应性的目的。但 PEEP 可增加胸内正压,减少回心血量,从而降低心排出量,并有加重肺损伤的潜在危险。因此,在应用 PEEP 时应注意补充足够的血容量以代偿回心血量的不足,同时不能过量,以免加重肺水肿。同时压力从低水平开始,先采用 5 cmH_2O,逐渐增加至合适的水平,争取维持 PaO_2 大于 60 mmHg 而 FiO_2 小于 0.6。一般 PEEP 水平为 5~15 cmH_2O。

(3)无创正压通气:无创正压通气(NIPPV)用于急性呼吸衰竭的治疗已取得了良好效果。经鼻/面罩行无创正压通气,无须建立有创人工气道,简便易行,与机械通气相关的严重并发症发生率低。但病人应具备以下基本条件:①清醒能够合作;②血流动力学稳定;③不需要气管插管保护;④无影响使用鼻/面罩无创正压通气的面部创伤;⑤能够耐受鼻/面罩无创正压通气。

5. 液体管理 为减轻肺水肿,应合理限制液体摄入量,以可允许的较低循环容量来维持

Note

有效循环。在血压稳定和保证组织器官灌注的前提下,液体出入量宜轻度负平衡,可使用利尿药促进水肿的消退。关于补液性质尚存在争议,由于毛细血管通透性增加,胶体物质可渗入肺间质,所以在 ARDS 早期,除非有低蛋白血症,否则不宜输注胶体液。对于创伤出血多者,最好输新鲜血液;使用库存 1 周以上的血液时,应加用微过滤器,以免发生微栓塞而加重 ARDS。

6. 营养支持 ALI/ARDS 时机体处于高代谢状态,应补充足够的营养;静脉营养可引起感染和血栓形成等并发症,应提倡全胃肠外营养,不仅可避免静脉营养的不足,还能够保护胃肠黏膜,防止肠道菌群移位。

7. 其他治疗 ALI/ARDS 病人应入住 ICU,动态监测呼吸、循环、水与电解质酸碱平衡及其他重要脏器的功能,以便早期发现并及时处理 MODS;可试用糖皮质激素、表面活性物质和一氧化氮等。

第二节　循环功能监测

一、循环功能监测

人体循环系统的功能对生命的维持起着至关重要的作用,构成血液在循环系统中流动的三个主要因素是正常心脏的泵血功能、充足的血容量和适当的外周血管张力。循环功能监测的目的在于能及时、准确发现各种循环功能异常,如容量负荷过重或不足、心律失常、循环阻力增加等,是维持急危重症病人循环系统功能的重要手段,对早期诊断、早期治疗、防止严重并发症及提高病人的救治成功率均有极其重要的意义。循环功能支持的方法主要包括保证氧供、抗休克治疗、应用血管活性药物、机械循环辅助及手术等。

传统的循环功能监测内容包括观察意识状态、皮肤色泽,测量皮肤温度、触诊周围脉搏、测量血压等,这些都是评估心功能和循环功能极有价值的指标。随着现代急诊医学的发展,完整而系统的循环功能监测还包括持续心电监护、无创性和有创性血流动力学监测等。

【一般监测】

1. 意识状态 意识状态反映病人的脑灌注,是循环功能的直接观测指标,病人如出现烦躁、焦虑或淡漠、嗜睡,甚至意识丧失,在排除了神经系统疾病后,主要反映循环功能障碍的加重。

2. 心率 监测心率可反映心血管功能状态的变化,当心率>180 次/分或<35 次/分时,均可出现血流动力学障碍的表现。心率增快可能是循环血量丢失的早期征象,这种反应可先于血压及中心静脉压的变化出现或两者同时出现,监测心率可以及时发现心动过速、心动过缓、期前收缩和心搏骤停等心律失常。

3. 呼吸状态 呼吸状态的变化可以间接反映循环功能的改变,如急性左心功能不全表现为阵发性呼吸困难或端坐呼吸。

4. 尿量 监测尿量是心功能和循环血量是否正常的重要而简单的指标,通过记录单位时间内的尿量来评价循环功能:尿量<30 mL/h,提示血容量不足或心功能不全。

5. 毛细血管充盈时间 检查毛细血管充盈时间可以观察组织灌注情况。检查方法:检查者用手指轻压病人的单个手指甲床使其颜色变白,然后观察去除压力后甲床恢复到粉红色的时间。正常人 2s 恢复,若大于 2s 为再充盈延迟,提示周围组织灌注不足。在保暖状态下出现四肢冰凉,是周围循环血量不足的有效指标。

【血流动力学监测】

1. 动脉血压监测 动脉血压能反映心室后负荷、心排出量、循环血容量、血管张力和血管壁弹性,动脉血压监测能了解病人循环情况和血流动力学状态。常用的血压监测指标包括收缩压(SBP)、舒张压(DBP)、脉压和平均动脉压(MAP)。收缩压主要由心肌收缩力和心排出量决定,是维持主要器官血供的主要指标;舒张压是维持冠脉灌注的重要指标;脉压取决于心脏每搏输出量和血容量;平均动脉压与心排出量和外周血管阻力有关,是反映脏器、组织灌注是否良好的重要指标。

血压监测分为无创血压监测和有创血压监测两种方法。无创血压监测常用间断袖带测量法,由监测仪自动完成和显示。有创血压监测为表浅动脉内插管直接监测,所测血压较无创血压高 10~30 mmHg。有创血压监测可以连续记录压力曲线,反映一段时间内血压变化趋势,适用于急危重症或无创血压监测有困难的病人。

血压变化可衡量循环功能,但不是唯一的标准。因为组织灌注取决于血压和血管阻力两个因素。若血管收缩,阻力增加,血压虽然不低,但组织灌注减少,循环功能仍不能满足组织代谢的需要,所以单纯血压正常并不能完全反映循环状态良好。

2. 中心静脉压监测 中心静脉压(central venous pressure,CVP)是指血液流经右心房及上下腔静脉胸段时产生的压力,它反映静脉回流与右心室排出量之间的平衡关系。对评估血容量、前负荷及右心功能非常有意义,还可以帮助判断急性循环衰竭与少尿或无尿的原因。中心静脉压正常值为 $5\sim10$ cmH$_2$O。

中心静脉压受到多重因素的影响,同时监测血压、中心静脉压,共同分析判断两者可以指导制订临床策略(表 7-2-1)。

表 7-2-1 中心静脉压的临床意义

中心静脉压	血压	临床意义
高	低	心功能不全或血容量相对过多
高	正常	容量血管过度收缩
正常	低	心功能不全或血容量不足
低	正常	血容量不足
低	低	血容量严重不足

3. 肺动脉压监测 肺动脉压监测是指用带有漂浮球囊的导管(肺动脉导管,也称 Swan-Ganz 导管)监测肺动脉压力(PAP)、右心房压力(RAP)、肺动脉楔压(PAWP)等指标。肺动脉楔压是左心室前负荷与左心功能状态的指标,直接反映左心房压力及左心室充盈压。

临床适应证:心功能不全、心肌梗死、心脏手术;呼吸衰竭、肺栓塞;各种类型休克;严重创伤等。

肺动脉楔压正常值为 6~15 mmHg,>18 mmHg 肯定升高,>25~30 mmHg 有肺水肿可能,肺动脉压力正常值为 10~22 mmHg;肺动脉压力(PAP)反映了肺循环的压力状况,其舒张压间接反映左心室舒张末压;PAP 升高见于左心功能不全、二尖瓣病变、肺动脉高压、慢性肺部疾病等。右心房压力正常值:平均压 2~6 mmHg,超过 10 mmHg 提示升高,见于右心功能不全、三尖瓣病变、限制性心肌和心包疾病。

4. 心排血量监测 心排血量(cardiac output,CO)监测方法包括:染料稀释法、温度稀释法、超声心动图、二氧化碳心排出量测定法等。CO 正常值:4~6 L/min,CO 是每分钟从左心室排入主动脉的血量,它是反映心脏泵血功能的重要指标,有助于心功能不全的诊断、处理和评估预后。

心脏指数(CI)是指单位体表面积的心排血量,正常值为 $2.5 \sim 3.5 \ L/(min \cdot m^2)$。

【心电图监测】

心电图监测是急诊室和重症监护病房最基本的床旁监测项目,可以提高急危重症病人抢救成功率,还可确保手术、特殊检查与治疗的安全。

1. 心电图监测目的 急危重症病人常在原发疾病的基础上伴有多系统的功能异常和继发性神经内分泌的激活,以及水、电解质和酸碱失调,均可直接或间接影响心脏电生理活动。

(1)及时发现异常心电变化:通过直观的心电图监测能够迅速发现心电变化是否异常,尤其是致命性心律失常,可及时采取果断的抢救措施。

(2)辅助诊断和鉴别诊断:心电图监测的持续性记录保证了心电活动得到实时准确的反映,有利于某些疾病的诊断或鉴别诊断,如胸痛、晕厥和呼吸困难等。血流动力学变化出现在临床症状之前,因此,及时取得血流动力学变化资料,可为早期诊断、早期治疗提供客观依据。

(3)协助治疗:在心电图监测状态下,可以动态观察药物疗效,特别是一些影响心脏活动的药物和急性心肌梗死溶栓药物的疗效,并可根据病情变化随时调整治疗方案。

2. 心电监测内容 直观的心电图监测表现为心率、心律和变化的心电图波形。同时,它还能够自动分析、存储,并根据设置自动报警。

3. 心电图监测适用范围 心电图监测能够动态了解急危重症病人既往和即时的生命信息,不仅为急危重症的诊断、治疗提供客观依据,也极大地提高了急危重症病人的抢救成功率。其适用范围由原来的心律失常、心脏病扩大到心脏以外的急危重症病人、麻醉及术后病人,即一切存在或潜在生命体征不稳定的急危重病人。

【周围循环监测】

周围循环可反映外周组织的灌注状态,除了血压、周围血管阻力是周围循环监测的重要指标外,临床上常采用一些间接而简单的指标。

1. 毛细血管充盈时间 正常值为 $2 \sim 3 \ s$,延长表明灌注不足。

2. 体温 正常时中心温度和周围温度差<2 ℃,如>3 ℃表明周围循环不良。

3. 尿量 正常时不应少于 $40 \ mL/h$,少尿或无尿常是组织灌注不足的表现。

4. 代谢性酸中毒及高乳酸血症 提示组织低灌注导致细胞缺氧和无氧酵解。

二、急性心力衰竭

急性心力衰竭(acute heart failure,AHF)是指心脏病变在短时间内发生心肌收缩力明显降低,或心室负荷加重而导致急性心排出量显著、急剧地降低,导致组织器官灌注不足和急性肺淤血的临床综合征。根据心脏病变部位和性质可分为急性左心衰竭和急性右心衰竭。临床上以急性左心衰竭最为常见,表现为急性肺水肿、心源性休克甚至心搏骤停。急性右心衰竭比较少见,多由大面积肺栓塞所致,偶可见于急性右心室心肌梗死。急性心力衰竭通常危及病人生命,必须紧急实施抢救和治疗。本节重点讨论急性左心衰竭。

【病因】

临床上老年病人急性左心衰竭多由冠心病、高血压引起,年轻病人的急性左心衰竭多由于扩张型心肌病、心肌炎或瓣膜性心脏病引起。常见病因包括以下几点。

1. 急性弥漫性心肌损伤 如急性广泛心肌梗死、急性心肌炎等。

2. 急性容量负荷过重 由急性心肌梗死及感染性心内膜炎等引起的乳头肌功能不全、腱索断裂、瓣膜穿孔等导致,静脉输血或输液过多、过快时也可导致。

3. 急性心脏后负荷过重 血压突然升高或高血压危象、二尖瓣或主动脉瓣狭窄、左心室流出道梗阻、二尖瓣口黏液瘤或血栓嵌顿等导致心脏压力负荷过重,排血阻力增加。

4. 急性心室舒张受限 如急性大量心包积液或积血所致的急性心脏压塞、过快异位心律失常导致舒张期顺应性降低。

5. 诱发因素 急性左心衰竭多有明显的诱因,使心功能代偿的病人突然失代偿,或使已有心力衰竭的病人突然病情加重。如感染、快速型心律失常、输液过多过快、妊娠及分娩、酸中毒、电解质紊乱、劳累、情绪激动、不恰当用药等。无心脏病病人由于心脏高心排出量状态(如甲亢危象、贫血、败血症)、快速大量输液导致容量陡增,可引起肺水肿,称非心源性急性左心衰竭。

【发病机制】

急性左心衰竭是由于心肌损伤或心肌负荷过重使左心室失去有效泵血,左心室射血能力降低,导致肺静脉压增高和肺淤血;同时主动脉搏出量减少,充盈速度减慢,导致主动脉内压力感受器敏感性降低,反射性使血管运动中枢及交感神经兴奋,全身静脉张力增加,导致静脉回心血液增加,进一步加重肺淤血或肺水肿。当肺水肿进一步发展时,肺的气体交换严重受阻,机体出现严重的呼吸困难。

【临床表现】

急性左心衰竭主要表现为急性肺水肿,若不及时纠正,很快发生心源性休克甚至心搏骤停。

1. 症状 起病急剧,病人突然出现严重呼吸困难,端坐呼吸,呼吸可达30～40次/分。伴频繁咳嗽、烦躁不安,严重时咳白色泡沫痰或粉红色泡沫痰,病人有濒死感。

2. 体征 病人面色苍白、口唇青紫、皮肤湿冷,心率增快;心尖部第一心音减弱、舒张期奔马律(S_3)、肺动脉瓣区第二心音(P_2)亢进,但常被肺部湿啰音所掩盖;血压在开始时升高,以后可降至正常或低于正常;开始肺部无啰音,典型者双肺布满湿啰音和哮鸣音。

急性心肌梗死或重症心肌炎病人还可同时出现心源性休克,表现为:血压≤90/60 mmHg,皮肤苍白、湿冷、发绀,脉搏细数,烦躁不安,反应迟钝,昏睡或昏迷,尿量减少等。

【辅助检查】

急性左心衰竭的病人,在积极处理的同时,应及时进行必要的辅助检查,进一步明确心脏的病变情况和急性左心衰竭发作的原因,以便采取针对性治疗措施。

1. 心电图检查 可以发现心肌缺血、心肌梗死、房室肥大劳损及各种心律失常。可提供急性左心衰竭病因诊断依据。

2. 胸部X线检查 可显示以肺门为中心的蝴蝶状阴影,并向周围扩展;可发现心界扩大、心尖搏动减弱。

3. 超声心动图 有条件者可做床旁超声心动图检查,对评估急性心力衰竭的心脏功能和结构改变有直接、肯定的作用。

4. 实验室检查 血浆B型脑钠肽检查有助于急性左心衰竭的快速诊断与鉴别,阴性值可排除急性左心衰竭。心肌损伤标志物异常有助于诊断急性冠脉综合征。其他检查如血常规、电解质、尿素氮和肌酐、动脉血气分析、血糖、尿常规等,有助于发现急性左心衰竭的诱因。

【诊断及鉴别诊断】

根据心脏病史、典型临床表现和辅助检查,诊断一般并无困难。进一步明确基础疾病、严重程度和发作诱因,有助于进行针对性治疗。

急性肺水肿需与突然出现呼吸困难的疾病相鉴别,如重度支气管哮喘、气胸、急性肺源性心脏病及急性呼吸衰竭等。心源性休克尚需与其他类型休克相鉴别。

【急诊处理】

急性左心衰竭死亡率很高,需要紧急抢救。处理以减轻心脏前后负荷、增强心肌收缩力等措施为主,其目的是改善血流动力学、减轻肺水肿、纠正缺氧、缓解症状。病因治疗是缓解和根本消除肺水肿的积极措施。

知识链接
7-2

Note

1. 病人取端坐位或半卧位 可减少下肢静脉回流,降低心脏前负荷。必要时交替绑扎四肢或静脉放血。

2. 立即供氧并消除泡沫 可将氧气通过 $50\%\sim70\%$ 的乙醇湿化瓶或有机硅消泡剂,以降低泡沫表面张力使泡沫破裂,改善肺通气功能;尽量给予面罩吸氧(慢性阻塞性肺疾病和 CO_2 潴留病人除外),通常吸氧浓度在 $40\%\sim60\%$。

3. 严密监测心电图、血压、血氧饱和度 略。

4. 尽快建立静脉通道 略。

5. 镇静 即刻缓慢静脉注射吗啡 $3\sim5$ mg 或 $5\sim10$ mg 皮下或肌内注射,必要时每隔 15 min 重复 1 次,共 $2\sim3$ 次。吗啡通过抑制交感神经兴奋,控制焦虑、烦躁,减慢呼吸,降低氧耗量,扩张支气管,改善通气;同时还可反射性降低周围血管阻力,增加射血分数,扩张静脉而减少回心血量,降低前、后负荷,对肺水肿治疗效果明显、迅速。对于意识不清、严重肺部疾病、二氧化碳潴留以及心动过缓、房室传导阻滞者慎用或禁用。

6. 快速利尿 静脉给予袢利尿剂,如呋塞米 $20\sim40$ mg,30 min 后利尿作用达高峰,可使动、静脉扩张,肺毛细血管压下降,可使肺水肿明显好转。应注意低血压、低钾血症和低氯性碱中毒的发生。

7. 血管扩张剂 对收缩压 >95 mmHg 者,可舌下含服硝酸甘油 0.5 mg,重度肺水肿者应静脉给予硝酸甘油或硝普钠,能快速扩张血管,减轻心脏前、后负荷。注意从小剂量开始,可重复给药,直至症状改善或收缩压降至 $90\sim100$ mmHg。

8. 洋地黄制剂 洋地黄类强心苷可加强心肌收缩力和减慢心率,因此对于非洋地黄过量或中毒者,静脉给毛花苷丙 $0.2\sim0.4$ mg,特别对快速型室上性心动过速更佳,$2\sim4$ h 可酌情重复 $0.2\sim0.4$ mg,直至心室率得到有效控制或总量达到 $1.2\sim1.6$ mg;急性心肌梗死 $12\sim24$ h 内不宜使用;二尖瓣狭窄合并严重肺动脉高压者亦不宜应用。

9. 氨茶碱 静脉给予氨茶碱 250 mg,以 $25\%\sim50\%$ 葡萄糖稀释,$15\sim20$ min 内缓慢静脉注射,可扩张支气管,并有一定的扩血管作用、正性肌力作用及利尿作用,以改善通气、降低心脏前负荷。

10. 其他治疗 如:①糖皮质激素;②对于不适宜应用洋地黄的病人,可考虑多巴胺、多巴酚丁胺、氨力农等非洋地黄正性肌力药;③药物治疗无效时,有条件的医院可采用机械辅助循环,如主动脉内气囊反搏术、体外反搏术及心室辅助装置等;④去除病因和诱因。

【预后】

对于基本病因明确,可以通过手术方法或特殊的心内科治疗纠正者,或有明显的诱因并能去除者,预后较好。病因不明的心脏病、无法手术的冠心病,如多支病变、多发、大面积心肌梗死的病人,预后较差。据报道急性肺水肿者的院内死亡率为 $12\%\sim40\%$,心源性休克者可高达 $80\%\sim90\%$。

知识链接

7-3

第三节　肾功能监测

一、肾功能监测

肾脏是体液代谢平衡的重要器官,它担负着保留体内所需物质、排泄代谢废物、维持电解质平衡及细胞内外渗透压平衡、保持机体内环境相对稳定的作用。急危重症病人常存在肾功能损伤,绝大多数情况下肾损伤继发于其他原发疾病,故常与其他器官功能障碍或衰竭并存,

Note

急性肾损伤的发生率相当高,在住院病人中可达5%,在ICU病人中则高达30%左右。

肾功能的损害有时出现在症状出现之前,因此肾功能检查可以帮助早期发现某些肾脏疾病。但由于肾脏的储备能力较强,有些肾脏功能的改变却要到肾脏损害明显时才表现出来。因而肾功能监测十分必要。肾功能检测是动态观察肾功能的变化,可作为了解病情程度、判断治疗效果以及估计预后的依据。主要目的是防止急性肾功能不全或水、电解质和酸碱平衡紊乱。肾脏支持的重点在于积极控制原发病并去除加重肾损害的可逆因素,维持机体水、电解质和酸碱平衡,以及肾脏替代治疗如血液透析等。

肾功能监测主要包括肾小球滤过功能监测、肾小管功能监测、尿液监测等。

【肾小球滤过功能监测】

1. 血清肌酐(Scr)测定 体内每日产生的肌酐与机体肌肉量成正比,比较稳定,且血中肌酐主要由肾小球滤过排出,肾小管基本不吸收,分泌很少,所以血清肌酐测定能比较准确反映肾小球的滤过功能。正常值为男性53~106 μmol/L,女性44~97 μmol/L。

2. 血尿素氮测定 血尿素氮(blood urea nitrogen,BUN)是肾小球滤过功能监测的重要指标,其增高程度与病情严重性成正比,所以血尿素氮测定对肾功能损伤的诊断、病情的判断和预后的估计均有十分重要的意义。

血尿素氮正常值为3.2~7.1 mmol/L。当血尿素氮值超过正常时,提示有效肾单位的损伤已达60%~70%,因此血尿素氮不能作为早期肾损伤的监测指标。血尿素氮正常值受多种因素影响,如血容量不足、利尿剂、高蛋白质饮食、分解代谢增强等因素均可使血清尿素氮升高。

血尿素氮/肌酐值:正常情况下比值约为10:1(以mg/L为计量单位),器质性肾功能不全因尿素氮与肌酐同时升高,故比值常不超过10:1;肾前性少尿、肾外因素所致的氮质血症常大于10:1;而低蛋白质饮食、肝脏疾病病人常小于10:1。因此,血尿素氮/肌酐值有助于鉴别氮质血症的原因。

3. 内生肌酐清除率(Ccr) 肌酐基本不被肾小管重吸收及分泌,仅由肾小球滤过。临床上常用24 h内生肌酐清除率来估计肾小球滤过率。留取24 h尿标本,测定尿肌酐浓度和血肌酐浓度即可算出血肌酐清除量,正常值为80~120 mL/min,老年人随年龄增长,Ccr有自然下降趋势。西咪替丁、甲氧苄啶应用者、长期限制剧烈运动者均下降。以正常肌酐清除量为100%,计算具体病人肌酐清除量与正常肌酐清除量之比即为肌酐清除率,正常值为85%~115%。内生肌酐清除率是判断肾小球损害的敏感指标。

4. 胱抑素C测定 胱抑素C是一种新的反映肾小球滤过率的内源性标志物,近年来受到临床重视。人体内胱抑素C产生恒定,不受年龄、性别、炎症、活动、肌肉量及饮食等因素影响。血胱抑素C浓度与肾小球滤过率有良好的相关性。其灵敏度高,当肾功能轻度受损,且血肌酐无升高时,胱抑素C已升高,可作为早期发现急性肾功能不全的指标。正常值≤1.03 mg/L。

5. 血清 β₂微球蛋白测定 正常人血清 β_2 微球蛋白浓度为1~2 mg/L,当肾小球滤过功能下降时血清 β_2 微球蛋白水平升高。血清 β_2 微球蛋白水平可作为反映肾小球滤过功能的指标之一,但炎症和肿瘤时血清 β_2 微球蛋白亦可升高。

【肾小管功能监测】

1. 尿 β₂微球蛋白测定 正常人 β_2 微球蛋白生成量较恒定、相对分子质量小并且不和血浆蛋白结合,可自由经肾小球滤入原尿,同时原尿中99.9%的 β_2 微球蛋白在近端肾小管被重吸收,并在肾小管上皮细胞中分解破坏,仅微量自尿中排出。成人正常值低于0.3 mg/L,尿 β_2 微球蛋白增多较敏感地反映近端肾小管重吸收功能受损,如肾小管间质性疾病、药物或毒物所致早期肾小管损伤,以及肾移植后急性排斥反应早期。

2. 昼夜尿比重试验 试验当天正常饮食,每餐含水限 500～600 mL,上午 8 时排尿弃去,8 时至 20 时,每隔 2 h 留尿 1 次,共 6 次(即昼尿)。自晚 20 时至次日 8 时收集全部尿量,共 1 个尿标本。分别测定尿量和尿比重。正常人尿量为 1000～2000 mL/d,昼尿量和夜尿量之比为(3～4):1,夜尿量不应超过 750 mL,尿液最高比值应在 1.020 以上,最高与最低比值之差不应小于 0.009。夜尿量超过 750 mL,是肾功能损害的早期表现;若昼夜尿比重固定在 1.010～1.012,称固定低比重尿,提示肾小管浓缩功能严重损害。

3. 尿渗透压测定 留取晨间第一次尿液,用渗透压计测定。正常成人尿渗透压为 700～1500mOsm/L;如低于 700mOsm/L 提示浓缩功能不全,若进一步禁水 12 h,尿渗透压低于 800mOsm/L(正常应大于 800mOsm/L),则肯定存在肾浓缩功能不全。尿比重或渗透压过低,反映远曲肾小管浓缩功能减退,见于慢性肾盂肾炎、间质性肾炎(重金属或药物肾损害)、高血压动脉硬化等。

4. 尿钠测定 钠的排出途径主要是经肾由尿液排出,排出的钠少于肾小球滤过量的 1%,因此尿钠是反映肾小管重吸收的指标。正常值为 130～260 mmol/d(3～5 g/d),少尿、尿钠浓度≤30 mmol/L 时,多系肾前性因素所致;少尿且尿钠浓度≥40 mmol/L 时,提示肾小管重吸收功能障碍,如急性肾小管坏死。

二、血液净化

血液净化发展迅速,越来越多地被用于急危重症病人的治疗,从而成为 ICU 的重要治疗手段之一。

【概述】

血液净化,指把病人的血液引出体外并通过一种净化装置,通过血液透析、血液滤过、血液灌流、血浆置换、免疫吸附等方法,将血液中积蓄的有害成分除去,矫正血液中某些成分在质量和数量的异常,以达到治疗和抢救急危重症病人的目的。基本原理是透析、过滤和吸附。连续血液净化可通过弥散、对流和吸附机制清除细胞因子、炎症介质、代谢产物以及某些毒性物质,床旁连续血液净化装置统称为连续性血液净化系统,此系统已超出了单纯替代肾脏的功能,也用于治疗非肾源性疾病。连续性血液净化(continuous blood purification,CBP)是近年来急救医学领域重要的进展之一,广泛应用于肾脏疾病和非肾脏疾病领域。其是多种急危重症救治所必需的辅助治疗措施,已成为危重病、急诊医学的重要组成部分。从广义上来讲,腹膜透析以腹腔积液交换达到净化血液的目的,也应该包括在血液净化疗法之内。

【作用机制】

血液净化的作用机制为应用净化技术清除与肾衰竭有关的钾、尿素氮、肌酐,清除多余的水分,改善心力衰竭、肺水肿、组织供氧和修复血管损伤;清除体液中的炎症介质或细胞因子;清除内毒素;纠正水、电解质酸碱紊乱;维持营养;进行内脏功能支持,如人工肝的使用等。

【适应证】

1. 急性肾损伤 包括:①急性肺水肿;②无尿或少尿>2 d 伴高分解代谢状态:每日 BUN 上升≥14.3 mmol/L,或 Scr 上升≥177 μmol/L,或血清钾上升 1～2 mmol/L,或血浆 HCO$_3$ 下降 2～5 mmol/L;③血清钾>6.5 mmol/L 或心电图有高钾血症表现者;④明显尿毒症中毒症状:频繁恶心呕吐、意识障碍等。

2. 慢性肾衰竭 包括:①有明显尿毒症症状;②BUN≥35.7 mmol/L 或 Scr≥884 μmol/L,Ccr 为 10 mL/min 左右;③容量性高血压和充血性心力衰竭导致的水潴留;④严重贫血,血细胞比容(HCT)在 15% 以下;⑤病情急性发作,肾功能迅速恶化;⑥有严重并发症,如糖尿病肾病、心力衰竭、肺水肿、脑水肿、尿毒症性心包炎等;⑦高龄病人。

3. 急性药物或毒物中毒 如①对水溶性、血浆蛋白结合较少的小分子药物或毒物中毒;

②伴发急性肾功能衰竭;③中毒症状严重:如低血压、低体温、呼吸衰竭、重度昏迷;④病人原有肝病或肾病,解毒功能障碍者;⑤其他:某些疾病的术前准备,如高钙血症、高尿酸血症、高镁血症、梗阻性黄疸病人等。

【禁忌证】

无绝对禁忌证,但在下述情况下可加重病情而危及生命:①休克或低血压状况;②有严重出血倾向;③重度贫血(血红蛋白≤60 g/L)状态;④心功能不全或严重心律失常不能耐受体外循环;⑤恶性肿瘤晚期;⑥脑血管意外;⑦未控制的严重糖尿病;⑧精神异常、不能合作者。

【方法】

1. 血液透析 其利用半透膜原理,通过扩散、将流体内各种有害以及多余的代谢废物和过多的电解质移出体外,以净化血液,同时达到纠正水、电解质及酸碱平衡的目的。

2. 血液灌流 原理是将病人的血液引出体外,与固态的吸附剂(如 HA 树脂血液灌流器内的树脂)接触,以吸附的方式清除体内某些代谢产物以及外源性药物或毒物等,然后将净化后的血液回输给病人,从而达到治疗疾病的目的。目前,临床上最为常用的血液灌流吸附剂为树脂。

【物品准备】

1. 透析设备准备 透析器是物质交换的场所,最常用的是中空纤维型透析器。中空纤维是由人工合成的半透膜,空芯腔内供血液通过,外为透析液。血液透析机可控制透析液的流量及温度、脱水量、血液的流量等,并具有体外循环的各种监护系统。护士应熟练掌握透析机的操作,且注意在开机后各项指标达到稳定后才能开始进行透析。透析设备还包括透析供水系统、透析管道和穿刺针、透析液的准备。透析液可分为醋酸盐和碳酸氢盐两类,首先配制成浓缩 35 倍的透析液,经机器稀释后流入透析器。

2. 透析药品准备 包括透析用药(生理盐水、肝素、5%的碳酸氢钠)、急救用药、高渗葡萄糖注射液、地塞米松及透析液等。

【病人准备】

主要是血管通路的准备,如使用动静脉内瘘,应熟悉内瘘的穿刺和保护方法;如使用动静脉外瘘,应熟悉其使用方法,并注意观察导管有无滑脱、出血、栓塞、感染等情况的发生,保持导管的清洁无菌。另外,透析病人的营养问题也很重要,应注意补充蛋白质(摄入量为 1.2~1.4 g/(kg·d),此外特别要控制摄入水量,即透析间期病人的体重增长不能超过 2.5 kg。

【操作方法】

1. 建立血管通路 血管穿刺部位多在颈内静脉和股静脉,插管成功后,用肝素盐水封闭后待用。

2. 预充血滤器(或分离器或药用炭吸附器) 用肝素盐水冲洗装置,排尽空气,用生理盐水冲满整个装置,一般用 2000 mL。关闭进出口备用。

3. 肝素液的配制 用 12500 U 肝素加 18 mL 生理盐水稀释成 625 U/mL 后置入肝素泵,再接在血管通路上备用。临床低分子量肝素抗凝也很常用。

4. 床边连接血管通路与装置 略。

5. 开机工作 打开所有开关机及血管通路,开始工作,在动脉端(血液进入血滤器或分离器或药用炭吸附器的一端)注入 1/4~1/2 支肝素(12500 U/支),病人凝血酶原时间如无异常,每小时给予 10 U/kg 肝素持续泵入,血滤时再根据凝血酶原时间调整肝素用量。不同血液净化方式的血流速度不同,常见血液透析血泵的流速为 200~300 mL/min,记录各项生命体征、监测资料和用药。

6. 置换液的使用 根据病人电解质检测值来配制置换液,CBP 现多采用成品置换液,输液量视治疗需要而定。

7. 透析液的使用 可在静脉端的滤出口接受与血流相反方向的透析液,以清除高分解代谢的代谢产物。其流速一般为血流速度的 2 倍,普通血液透析的透析液流速多为 500 mL/h。

【注意事项】

1. 抗凝及监测 ①全身肝素化:在血滤前,动脉端给予负荷量肝素后,用一定量的肝素持续泵入体内;②局部肝素化:在动脉端以每小时 10 U/kg 的肝素持续泵入,静脉端以等量的鱼精蛋白泵入,维持滤期内凝血时间>30 min 即可,适用于任何病人。

2. 超滤率的调整 超滤率是每平方米滤过面积,在单位压力(mmHg)的作用下,每小时滤出的液体量,它受跨膜压和血液黏稠度的影响,可增加跨膜压来提高滤过率。

【并发症】

主要包括水、电解质紊乱,血栓形成,出血、发热反应、寒战等并发症。

三、急性肾损伤

急性肾损伤(acute kidney injury,AKI)又称急性肾衰竭(acute renal failure,ARF),是指由多种病因引起的肾功能快速下降而出现的一组临床综合征。可发生在原有慢性肾脏病的基础上,也可发生于既往无肾脏病的病人。AKI 死亡率高,目前无特异治疗,是肾脏病中的急危重症,因此早期诊断、早期治疗非常重要。

【病因】

急性肾损伤的病因可分为肾前性、肾性和肾后性三大类。

1. 肾前性因素 包括①血管内容量减少:细胞外液丢失如烧伤、腹泻、呕吐等,细胞外液滞留如胰腺炎、烧伤、挤压综合征、创伤等;②心输出量减少如心功能不全、心肌梗死、心律失常、高血压、严重肺心病等;③外周血管扩张如服用降压药、脓毒症,其他如肾上腺皮质功能不全、高镁血症、高碳酸血症、低氧血症等;④肾血管严重收缩如脓毒症、药物(NSAIDs,β 受体阻滞剂)、肝肾综合征;⑤肾动脉机械闭锁如血栓、栓塞、创伤等。

2. 肾实质或肾血管性因素 ①肾血管性疾病:血管炎、恶性高血压、肾静脉血栓形成;②肾小球肾炎:感染后、膜增生性、急进性肾炎;③间质性肾炎:如药物、高钙血症导致;④肾小管坏死:如肾缺血、肾毒素(氨基糖苷类、造影剂、重金属、有机溶剂、其他抗生素)、色素毒素(肌红蛋白尿、血红蛋白尿)等导致。

3. 肾后性因素 主要由尿道梗阻导致:①肾外因素如输尿管、盆腔疾病,内在的阻塞(肿瘤、结石、血块等)、外在阻塞(腹膜后和盆腔恶性肿瘤、肝纤维化、结扎术等);②膀胱因素如前列腺增生、恶性肿瘤、结石、血块、药物等;③尿道狭窄等。

【临床分期】

急性肾损伤早期症状隐匿,可被原发疾病所掩盖,即使尿量开始减少,也容易被忽视。典型急性肾损伤一般经过少尿期、移行期、多尿期和恢复期。

1. 少尿期 每日尿量少于 400 mL,此期一般持续 1~2 周,少数病人仅持续数小时,延长者可达 3~4 周。少尿期长,则肾损害重,如超过 1 个月,提示有广泛的肾皮质坏死可能。

2. 移行期 病人度过少尿期后,尿量超过 400 mL/d 即进入移行期。这是肾功能开始好转的信号。

3. 多尿期 每日尿量达 2500 mL(可多达 4000~6000 mL/d)。此期的早期阶段 BUN 尚可进一步上升。此后,随着尿量的继续增加,水肿消退,血压、BUN 和 Scr 逐渐趋于正常,尿毒症及酸中毒症状随之消失。本期一般持续 1~3 周,可发生脱水、低血压(低血容量性)、低钠血症和低钾血症,应注意监测和纠正。

4. 恢复期 肾功能完全恢复需 6 个月至 1 年时间,少数病人肾功能不能完全恢复,遗留永久性肾损害。

【临床表现】

1. 尿量减少 通常发病后数小时或数日出现少尿(尿量<400 mL/d)或无尿(尿量<100 mL/d)。无尿,通常提示完全性尿路梗阻,但也可见于严重的肾前性或肾性急性肾损伤(如肾动脉阻塞、血管炎)。但非少尿型急性肾损伤病人,尿量可正常甚至偏多。

2. 氮质血症 急性肾损伤时,摄入蛋白质的代谢产物不能经肾脏排泄而潴留在体内,可产生中毒症状,即尿毒症。BUN 每日上升≥8.93 mmol/L(25 mg/dL)者,称为高分解代谢。少尿型急性肾损伤病人通常有高分解代谢。此外,BUN 升高不一定都是高分解代谢,如胃肠道大出血、血肿等积血被吸收后,也会加重氮质血症。

3. 水、电解质平衡紊乱 水肿常见,水潴留明显者可出现高血压、心力衰竭、稀释性低钠血症、脑水肿等,是导致病人死亡的原因之一。高钾血症是急性肾损伤严重的并发症之一,也是少尿期的首位死因。通常血钾每日递增 0.3 mmol/L,当血钾浓度≥6 mmol/L 时,可能有生命危险。引起高钾血症的原因如下:①肾脏排钾减少;②并发感染、溶血及大量组织破坏,钾离子由细胞内释放入细胞外液;③酸中毒致使 H^+-K^+ 交换增加,钾离子由细胞内转移到细胞外;④摄入富含钾的食物、使用保钾利尿剂或输注库存血,均可加重高钾血症。另外,还可出现低钠血症、高磷血症、低钙血症、高镁血症或低镁血症。

4. 代谢性酸中毒 在少尿期数日后即可发生。代谢性酸中毒会加重高钾血症的发展。频繁呕吐的病人,由于胃酸大量丢失可发生低氯性碱中毒。

5. 呼吸系统 可有呼吸困难、咳嗽、咳粉红色泡沫痰、胸闷等,与体液潴留、肺水肿和心力衰竭有关。急性肾损伤往往并发难治性肺部感染,偶见急性呼吸窘迫综合征。

6. 循环系统 可有充血性心力衰竭、心律失常、心包炎和高血压等。

7. 神经系统 可有昏睡、精神错乱、木僵、激动、精神病等精神症状,以及肌阵挛、反射亢进、不宁腿综合征、癫痫发作等。

8. 血液系统 可表现为贫血、白细胞升高、血小板功能缺陷和有出血倾向。

9. 营养和代谢异常 急性肾损伤病人常处于高分解代谢状态,蛋白质分解代谢加快,肌肉分解率增加,重者每天丢失肌肉 1kg 或 1kg 以上。

10. 感染 感染是急性肾损伤病人常见和严重并发症之一,多见于严重外伤致高分解代谢型急性肾损伤,预防性应用抗生素不能减少发生率。常见的感染部位,依次为肺部、泌尿道、伤口和全身。

【辅助检查】

1. 血液检查

(1)血常规:可出现轻、中度贫血;BUN 和 Scr 可进行性上升;血钾浓度可升高(>5.5 mmol/L),部分正常,少数偏低;血 pH 常低于 7.35,碳酸氢根离子浓度多低于 20 mmol/L,甚至低于 13.5 mmol/L;血清钠浓度可正常或偏低;血钙浓度可降低,血磷浓度升高。

(2)血清学异常:自身抗体阳性(抗核抗体、抗 ds-DNA 抗体、抗中性粒细胞胞浆抗体、抗 GBM 抗体等),补体水平降低,提示可能为急性感染后肾小球肾炎和狼疮性肾炎等肾实质性疾病。

(3)有感染者,应行血培养,排除急性肾损伤伴发脓毒症。

2. 尿液检查

(1)尿常规:尿液外观多混浊,尿色深。根据病情不同,尿蛋白定性可为阴性~++++。

(2)尿沉渣检查:可发现肾小管上皮细胞、上皮细胞管型、颗粒管型、红细胞、白细胞和晶体存在,有助于急性肾损伤的鉴别诊断,对区分肾前性、肾性和肾后性具有重要价值。

(3)尿液生化检查:包括尿钠、钠滤过分数、肾衰指数、尿/血渗量、尿和血尿素氮或肌酐比值等,有助于肾前性氮质血症和急性肾小管坏死的鉴别。

Note

3. 影像学检查

（1）肾脏超声检查：鉴别有无尿路梗阻、判断肾脏大小。

（2）腹部 X 线平片：显示肾、输尿管和膀胱等部位的结石，以及超声难以发现的小结石。

（3）CT 扫描：评估尿道梗阻，确定梗阻部位，明确腹膜后感染或腹膜后恶性肿瘤。

（4）肾血管造影：怀疑肾动脉梗阻（栓塞、血栓形成、动脉瘤）时。

4. 肾组织活检　肾组织活检的指征如下：①可能存在缺血和肾毒性因素之外的肾性急性肾损伤；②原有肾脏疾病的病人发生急性肾损伤；③伴有系统性受累表现的病人，如伴有贫血、长期低热、淋巴结肿大等；④临床表现不典型者，肾组织活检鉴别是贫血还是中毒性急性肾小管坏死或急性间质性肾炎；⑤临床诊断缺血或中毒性急性肾小管坏死，4～6 周后肾功能不恢复；⑥肾移植后移植肾功能延迟恢复，已排除外科并发症者。

【诊断】

急性肾损伤的诊断需要结合病史、实验室检查等来综合考虑，必要时行肾组织活检明确诊断。AKI 的诊断标准：肾功能在 48 h 内突然减退，血清肌酐绝对值升高≥0.3 mg/dL（26.5 μmol/L），或 7 d 内血清肌酐增至≥1.5 倍基础值，或尿量<0.5 mL/(kg·h)，持续时间>6 h。

【鉴别诊断】

（1）鉴别是肾前性、肾后性急性肾损伤或肾血管疾病。

（2）进一步寻找导致急性肾损伤的原因和性质。

【急诊处理】

包括尽早识别并纠正可逆病因、维持内环境稳定、营养支持、处理并发症和血液净化治疗等。

1. 早期干预治疗病因　在 AKI 起始期及时干预可最大限度减轻肾脏损伤，促进肾功能恢复。如停用可能具有肾毒性、导致过敏和影响肾脏血流动力学的药物，控制感染，改善心功能，解除泌尿系统梗阻等。

临床上多数急性肾损伤是肾前性的，及时扩容多可恢复；液体正平衡可降低急危重症病人生存率，延长机械通气时间和 ICU 住院时间。记录每日出入量与体重变化，可协助判断补液量。

2. 保证足够营养摄入　以肠内营养为主。不能口服者需静脉营养。AKI 时总能量摄入为 20～30 kcal/(kg·d)，一般包括糖类 3～5 g/(kg·d)，脂肪 0.8～1.0 g/(kg·d)，蛋白质或氨基酸 0.8～1.0 g/(kg·d)，适用于高分解、连续性接受肾脏替代治疗的病人，蛋白质或氨基酸的摄入最大量可达 1.7 g/(kg·d)。可适当增加。

3. 处理并发症　高钾血症是 AKI 主要死因之一，应予以及时监测与纠正。代谢性酸中毒可用碳酸氢钠纠正。严重的或内科治疗效果不佳的高钾血症、代谢性酸中毒均可考虑急诊血液净化。

AKI 者可能发生心力衰竭，此时对洋地黄和利尿剂反应较差。药物治疗以扩血管为主。血液净化超滤脱水是减轻负荷、缓解心力衰竭症状较为有效的方式。

感染也是 AKI 的常见并发症及主要死亡原因之一。有感染时要及时合理使用抗生素。急诊处理时多无细菌培养结果供参考，经验选药时要特别考虑到肾脏，尽量选取对肾脏无毒性或低毒性的药物，合理调整剂量。

4. 血液净化　目前 AKI 的肾脏替代治疗主要由血液净化来完成。其目的在于"肾脏替代"和"肾脏支持"。重症 AKI 倾向于早期开始肾脏替代治疗。

肾脏替代是干预因肾功能严重减退而出现可能危及生命的严重内环境紊乱，主要是纠正水、电解质紊乱和酸碱失衡及氮质血症。急诊透析指征：动脉血 pH<7.2；血钾>6.5 mmol/L 或出现严重心律失常；积极治疗无效的肺水肿以及严重尿毒症症状。

肾脏支持可帮助维持机体的内环境稳定,清除多种致病性物质,防治肾脏损害进一步加重,促进肾功能恢复,并在一定程度上支持其他脏器功能,为原发病和并发症的治疗创造条件。

目前 CRRT 对血流动力学严重不稳定或合并严重并发症的病人在治疗上更具优势,因而在急诊或 ICU 中经常使用。但还需在治疗期间根据病情动态调整,从而实现更为精准的肾脏替代治疗。

第四节　其他常见器官功能衰竭

一、急性肝衰竭

急性肝功能衰竭(acute hepatic failure,AHF)是由于重症肝炎、药物及感染等因素引起的急性肝细胞大量坏死或严重的肝功能损害而发生肝性脑病、凝血功能障碍、黄疸、腹腔积液的临床综合征,简称急性肝衰竭。发病急,一般起病 2 周内即发生肝性脑病,病情凶险、进展迅速,预后极差,亦称为暴发性肝功能衰竭。

【病因和发病机制】

1. 病因

(1)病毒感染:国内 $85\%\sim90\%$ 的急性肝衰竭是由急性病毒性肝炎所致,其中以急性乙型肝炎病毒最常见,占 $70\%\sim75\%$。其他病毒如巨细胞病毒、疱疹病毒和 EB 病毒感染亦可引起。

(2)药物和肝毒性物质:以药物常见,如对乙酰氨基酚、异烟肼、利福平、四环素等可引起急性肝衰竭,应引起重视。某些毒物如毒蕈、鱼胆、猪胆、四氯化碳、氯仿、氟烷等可致急性肝衰竭。

(3)缺血缺氧:急性循环衰竭如休克、急性心力衰竭或门静脉血栓形成等,可导致肝细胞缺血、坏死甚至功能衰竭。

(4)其他病因:如妊娠脂肪肝,恶性肿瘤及自身免疫性肝炎等。

2. 发病机制　细胞急剧坏死的同时肝细胞再生能力不足以进行代偿是急性肝衰竭的发生基础,不同病因引起急性肝衰竭的机制不一样。目前认为造成肝衰竭的机制主要包括两个方面:一方面是各种因素对肝细胞的直接损伤,如药物、病毒等对肝细胞的直接破坏作用,造成肝细胞不同程度坏死;另一方面则为免疫机制,例如通过细胞因子或内毒素等介导的免疫损伤。病毒性肝炎发生急性肝衰竭可能与细胞毒性 T 淋巴细胞为主的免疫损伤、病毒直接作用、细胞因子(以肿瘤坏死因子为主)作用等有关,大量肝细胞破坏引起黄疸、转氨酶升高、低蛋白血症和凝血因子缺乏而出现相应临床表现,同时,肝脏代谢功能损害及合成功能紊乱致体内大量有害物质潴留,作用于中枢神经系统,导致肝性脑病的发生。

【临床表现】

急性起病,2 周内出现Ⅱ度及以上肝性脑病,80% 以上的病人消化道症状明显,如早期出现极度乏力、明显厌食、恶心、呕吐、腹胀等,由于大多数发病者为 40 岁以下的青壮年人,既往体健,对疾病的耐受性较强,所以在疾病早期仍能坚持劳动或工作。另外,对疾病的认识不足,也是疾病加重和迅速恶化的原因之一。

急性肝衰竭在发展过程中临床表现复杂,常有多系统受累,但以神经精神症状最为突出。

1. 肝性脑病　与慢性肝病导致的肝性脑病表现相似,最早多出现轻度性格和行为改变,如情绪激动、精神错乱、嗜睡等,然后有阵发性抽搐、扑翼样震颤,逐渐进入昏迷,最后各种反射消失。肌痉挛、癫痫发作较慢性肝性脑病多见。

2. 脑水肿 常见,60%～80%急性肝衰竭病人存在脑水肿的组织学改变。半数病人因脑水肿引起脑干功能损害而死亡。急性肝衰竭病人脑水肿的典型表现如喷射状呕吐、视乳头水肿常不出现或出现很晚,所以临床判断较困难。

3. 严重出血倾向 大多数病人会发生出血,常见出血部位为上消化道、皮肤、牙龈、口腔黏膜和鼻黏膜,颅内出血亦可发生,但往往后果严重。出血原因如下:凝血因子合成减少、血小板减少及功能障碍、纤溶亢进及继发 DIC。

4. 黄疸 绝大多数病人出现黄疸,并呈进行性加重,极少数病人黄疸轻甚至缺如。

5. 肾功能不全 50%～80%发生肾功能异常,多见于药物性肝炎。

6. 感染 急性肝衰竭容易发生各种感染,以肺炎、败血症及泌尿道感染多见;在病程晚期主要为真菌感染,常合并细菌性脓毒血症,部分脓毒血症病人无发热及白细胞增多。

7. 电解质紊乱 以呼吸性碱中毒和低钾血症常见。

【辅助检查】

1. 血清胆红素 常呈进行性升高,多超过 $171\mu mol/L$。

2. 血清转氨酶 ALT 及 AST 常明显升高,尤其是 AST。肝衰竭时,由于肝细胞大量坏死,ALT 及 AST 活性迅速下降,而血清胆红素显著升高,此现象称为"胆酶分离现象",对急性肝衰竭的诊断及预后均有重要意义。

3. 凝血功能 急性肝衰竭常有明显凝血功能异常:凝血因子Ⅱ、Ⅴ、Ⅶ、Ⅸ、Ⅹ明显减少,凝血酶原时间延长和凝血酶原活性降低,部分活化凝血活酶时间延长,纤维蛋白原含量降低。

4. 其他 肝炎标志物检查有利于病因诊断,血氨测定和脑电图检查有助于肝性脑病的诊断和处理,细菌学检查有利于确定感染的存在,电解质和血气分析对监测病情极为重要。

【诊断】

根据病史,典型临床表现和相关辅助检查,急性肝衰竭的诊断并不困难,中华医学会《肝衰竭诊治指南(2018 年版)》中提出的急性肝衰竭诊断标准如下:急性起病,2 周内出现Ⅱ度及以上肝性脑病(按Ⅳ度分类法划分)并有以下表现者:①极度乏力,并有明显厌食、腹胀、恶心、呕吐等严重消化道症状;②短期内黄疸进行性加深;③出血倾向明显,PTA≤40%,且排除其他原因;④肝进行性缩小。

【急诊处理】

急性肝衰竭缺乏特效治疗方法,目前强调综合治疗,其目的在于维持血流动力学和脑、肾功能的稳定,逆转代谢紊乱,预防或控制并发的细菌感染或真菌感染,预防应激性溃疡,适时改善凝血异常。有条件者可采用人工肝支持系统和肝移植。肝移植可明显提高急性肝衰竭病人生存率。

1. 监护 急性肝衰竭病人应置于重症肝病监护病房,进行血压、脉搏、呼吸、中心静脉压、尿量及肝性脑病程度的监测;每天检查血清转氨酶、胆红素、凝血酶原时间、血糖、电解质、肾功能和血气分析;入院时即给予 H_2 受体阻滞剂或质子泵抑制剂,以减少胃酸相关性胃肠道出血。

2. 支持治疗 基础支持治疗对改善预后有重要作用,包括:绝对卧床休息,给予含足够热量(以高糖、低动物蛋白质、低脂肪为主)的饮食,应用新鲜血浆、白蛋白及支链氨基酸,纠正电解质、酸碱平衡紊乱等。

3. 病因治疗 对于乙肝病毒导致的肝衰竭病人,在病人知情同意的基础上尽早酌情使用核苷类药物如拉米夫定、替比夫定、恩替卡韦等抗病毒药物;积极有效的抗病毒治疗可抑制病毒复制,遏制肝衰竭的炎症过程,延缓肝纤维化,降低肝癌发生率;但应注意后续治疗中病毒变异和停药后病情加重的可能。对于药物或酒精所致肝衰竭,应及时停用可疑药物和严格戒酒。

4. 激素治疗 有研究表明,糖皮质激素对降低急性肝衰竭(尤其是酒精性肝衰竭)病死率有显著效果,在抗病毒治疗的基础上应用糖皮质激素可有效改善临床症状、总胆红素及凝血酶原活动度,同时降低腹腔感染、消化道出血等并发症的发生率。

5. 促进肝细胞再生 疗效不肯定,可试用肝细胞生长因子、前列腺素 E_2 等。

6. 防治出血 应根据出血原因进行相应治疗:①血小板减少者可用血小板悬液;②凝血酶原时间延长者应给予新鲜血浆或凝血酶原复合物;③常规给予维生素 K;④消化道出血者可给予 H_2 受体阻滞剂或质子泵抑制剂;⑤一旦出现 DIC,则按 DIC 处理。

7. 治疗肝性脑病 积极治疗肝性脑病、肾功能不全、脑水肿及感染等。

8. 人工肝支持系统 治疗目的为清除体内有毒物质,为肝细胞再生创造条件和争取时间。血浆置换是目前临床上最为常用的一种方法。其原理是通过将肝衰竭病人血浆与新鲜血浆进行置换,达到清除有害物质,补充机体必需物质,改善内环境的作用,暂时替代衰竭肝脏部分功能,为肝细胞再生及肝功能恢复创造条件或等待机会进行肝移植。

9. 肝移植 原位肝移植已取得较大进展,据报道 5 年生存率可达 80%。

二、急性弥散性血管内凝血

弥散性血管内凝血(DIC)是指在某些致病因子作用下凝血因子和血小板被激活,大量可溶性促凝物质入血,从而引起以凝血功能失常为主要特征的病理过程(或病理综合征)。在微循环中形成大量微血栓,同时大量消耗凝血因子和血小板,继发性纤维蛋白溶解过程加强,导致出血、休克、器官功能障碍和贫血等临床表现。

【病因】
引起 DIC 的病因很多,以感染性疾病和恶性肿瘤最为多见。病因分类见表 7-4-1。

表 7-4-1 DIC 的病因分类

类型	主要疾病
感染性疾病	革兰阴性菌或革兰阳性菌感染、病毒性肝炎、流行性出血热、病毒性心肌炎等
肿瘤性疾病	转移性癌、肉瘤、恶性淋巴瘤等
血液性疾病	急/慢性白血病、溶血性疾病、异常蛋白血症等
妇产科疾病	感染流产、死胎滞留、妊娠毒血症、羊水栓塞、胎盘早剥等
创伤及手术	严重软组织损伤、挤压伤综合征、大面积烧伤、大手术等

【发病机制】
DIC 始于凝血系统被激活,基本病理变化是在微小血管内形成微血栓。因此,启动凝血过程的病因和途径是 DIC 发病的重要环节。

1. 凝血酶原酶形成

(1)血管内皮广泛受损:细菌及内毒素、病毒、缺氧和酸中毒等均可损伤血管内皮细胞,使内皮下胶原纤维暴露,促使血小板聚集和Ⅻ因子激活,然后相继激活多种凝血因子,最终形成凝血酶原酶。由于参与反应的各种因子都存在于血浆中,因此这一凝血系统被称为内源性凝血系统。

(2)组织破坏:在严重创伤、烧伤、外科大手术、恶性肿瘤时,损伤和坏死组织可释放组织因子(或称Ⅲ因子)入血,形成凝血酶原酶。由于触发物质(Ⅲ因子)来源于组织,故该凝血系统被称为外源性凝血系统。目前认为组织因子释放引起的外源性凝血系统激活是造成 DIC 的主要途径。

(3)促凝物质释放:损伤的红细胞、白细胞和血小板可释放大量的促凝物质,如磷脂蛋白、血小板 3 因子(PF3),可加速凝血过程。

2. 凝血酶形成　凝血酶原在凝血酶原酶的作用下,形成凝血酶。

3. 纤维蛋白形成　在凝血酶作用下,纤维蛋白原首先形成纤维蛋白单体,进而形成稳定的不溶性纤维蛋白。

与凝血系统保持相对平衡的是纤维蛋白溶解系统,它的主要功能是将沉积在血管中的纤维蛋白溶解,去除由于纤维蛋白沉着引起的血管阻塞。纤维蛋白溶解过程大致分为两个阶段:首先是纤溶酶原被激活,形成纤溶酶。随后纤溶酶分解纤维蛋白(原),形成纤维蛋白(原)降解产物(FDP),随血流运走(图7-4-1)。

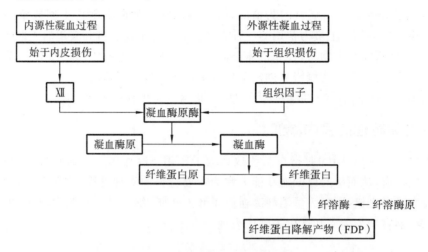

图7-4-1　血液凝固与纤溶系统

【分期】

DIC通常分为三期,即高凝期、消耗性低凝期和继发性纤溶亢进期(表7-4-2)。

表 7-4-2　DIC 分期

分期	病理生理特点	临床表现
高凝期	凝血系统被激活,血中凝血酶量增多,导致微血栓形成	血液处于高凝状态
消耗性低凝期	凝血因子和血小板因消耗而减少,继发纤维蛋白原减少,纤溶过程逐渐加强	出血
继发性纤溶亢进期	纤溶系统异常活跃,纤维蛋白降解产物形成且具有很强的抗凝作用	出血十分明显

【临床表现】

DIC的临床表现复杂多样,但主要表现是出血、休克、器官功能障碍和贫血。

1. 出血　出血是DIC最常见的临床表现,病人可有多部位出血倾向,如皮肤淤斑、紫癜、咯血、消化道出血等。轻者仅表现为局部(如注射针头处)渗血,重者可发生多部位出血。出血的机制如下。

(1)凝血物质被消耗而减少:在DIC的发生、发展过程中,大量血小板和凝血因子被消耗,凝血因子及血小板明显减少,导致凝血障碍而引发出血。

(2)继发性纤溶亢进:活化的凝血因子Ⅻa可激活纤溶系统,使纤溶酶原变成纤溶酶。纤溶酶既能溶解已形成的微血栓纤维蛋白凝块,引起血管损伤部位再出血,还能水解多种凝血因子和凝血酶原而造成低凝状态,加重出血。

(3)FDP的形成:FDP是纤维蛋白原在纤溶酶作用下生成的多肽碎片,可抑制凝血酶功能和抑制血小板聚集,加重出血。

2. 休克 广泛的微血栓形成使回心血量明显减少,加上广泛出血造成的血容量减少等因素,使心输出量减少,加重微循环障碍而引起休克。DIC 形成过程中产生多种血管活性物质(激肽、补体 C_3a 和 C_5a),造成微血管平滑肌舒张,通透性增高,回心血量减少。

3. 器官功能障碍 DIC 时,广泛的微血栓形成导致器官缺血而发生功能障碍,严重者甚至发生衰竭。累及的器官有肾(临床表现为少尿、蛋白尿、血尿等)、肺(表现为呼吸困难、肺出血等)、肝(黄疸、肝衰竭等)、肾上腺皮质出血及坏死造成急性肾上腺皮质功能衰竭,称为华-佛综合征(Waterhouse-Friderichsen syndrome);垂体微血栓引起的垂体出血、坏死,导致垂体功能衰竭,即席汉综合征(Sheehan syndrome)。

4. 贫血 由于出血和红细胞破坏,DIC 病人可伴有微血管病性溶血性贫血。

【辅助检查】

1. 快速简易实验室筛选检查 包括:血小板计数、凝血酶原时间、激活的部分凝血活酶时间、凝血酶时间、纤维蛋白原水平、D-二聚体。

2. DIC 特殊检查 适用于筛选检查后仍不能确诊者。

【诊断】

DIC 的诊断必须依据临床表现,结合实验室检查结果进行综合分析,其诊断标准如下。

1. 存在易致 DIC 的基础疾病 无论是国内,还是国外的诊断标准,是否存在基础疾病极为重要。若没有明确诱发 DIC 的基础疾病诊断应慎重,如感染、恶性肿瘤、大型手术或创伤、病理产科等。

2. 有下列 2 项以上的临床表现 ①严重或多发性出血倾向;②不能用原发病解释的微循环障碍或休克;③广泛性皮肤黏膜栓塞、灶性缺血性坏死、脱落及溃疡形成,或不明原因的肺、肾、脑等器官功能衰竭;④抗凝治疗有效。

3. 实验室符合下列条件 ①血小板计数、凝血酶原时间、激活的部分凝血活酶时间、凝血酶时间、纤维蛋白原水平、D-二聚体等 3 项以上异常者;②疑难或特殊病例进行特殊检查。

【急诊处理】

1. 防治原发病及消除诱因 预防和去除引起 DIC 的病因是防治 DIC 的根本措施。如积极控制感染、治疗肿瘤、及时处理外伤及各种病理产科疾病等。某些轻度 DIC,只要及时去除病因,病情即可迅速恢复。

2. 抗凝治疗 抗凝治疗是终止 DIC 病理过程,减轻器官损伤,重建凝血-抗凝平衡的重要措施。一般认为,DIC 的抗凝治疗应在处理基础疾病的前提下,与凝血因子补充同步进行。

(1) 肝素治疗:肝素使用指征如下:①DIC 早期(高凝期);②消耗性低凝期病因短期内不能去除者,在补充凝血因子情况下使用;③血小板及凝血因子呈进行性下降,微血管栓塞表现明显的病人。下列情况应慎用肝素:①手术后或大面积损伤创面出血未控制者;②近期病程中有出血表现,如咯血、呕血、尿血等,以及活动性消化性溃疡;③DIC 晚期,明显纤溶亢进者。

肝素钠:急性 DIC 时用量为 5000～10000 U/d,每 6 h 用量不超过 5000 U,静脉点滴,根据情况可采取静脉注射或静脉滴注。待病情好转,血压稳定,各项实验室检查指标改善或恢复正常时,逐渐减量至停药,疗程为 3～5 d。

低分子量肝素:与肝素钠相比,半衰期较长,生物利用度较高,副作用小。常用剂量为 75～150 U/(kg·d),分两次皮下注射,连用 3～5 d。

肝素治疗监测指标最常用者为 APTT,正常值为 35～45s,肝素治疗使其延长 60%～100% 为最佳剂量,如用凝血时间(CT)作为肝素使用的血液学监测指标,不宜超过 30 s。

肝素治疗有效指标如下:①出血停止或逐步减轻;②休克改善或纠正;③尿量增多;④PT 较治疗前缩短 5 s 以上,纤维蛋白原和血小板不再继续下降或有不同程度的回升;⑤其他凝血

知识链接
7-4

Note

项目检查逐步改善。

（2）其他抗凝及抗血小板药物：包括①复方丹参注射液：可单独应用或与肝素联合应用。剂量为复方丹参20～40 mL,加入100～200 mL葡萄糖液中静脉滴注,2～3次/日,连用3～5 d;②右旋糖酐：用量为500～1000 mL/d,连用3～5 d。但应注意右旋糖酐可引起过敏反应;③噻氯匹定：噻氯匹定(ticlopidine)为抗血小板药物,用法为250 mg口服,2次/日;④双嘧达莫：用量为500 mg/d,静脉滴注,1次/日。

3. 血小板及凝血因子补充　适用于有明显血小板或凝血因子减少证据和已进行病因及抗凝治疗,DIC未能得到良好控制者。常用的血液制品有新鲜全血、新鲜冷冻血浆、血小板悬液、纤维蛋白原、FⅧ及凝血酶原复合物。

4. 纤溶抑制药物　常用于有明显纤溶亢进者或DIC晚期。常用药物：氨甲苯酸600～800 mg/d;氨甲环酸500～700 mg/d;氨基己酸4～10 g/d;抑肽酶5万～10万U/d。

5. 溶栓疗法　主要用于DIC后期、脏器功能衰竭明显及经上述治疗无效者,可试用尿激酶或t-PA。

三、多器官功能障碍综合征(MODS)

多器官功能障碍综合征(MODS)又称为多系统器官功能衰竭(MSOF)或称多器官功能衰竭(MOF),是指在严重感染、创伤或大手术等急性疾病过程中,同时或相继并发一个以上系统或(和)器官的急性功能障碍或衰竭,一般肺先受累,其次为肾、肝、心血管、中枢系统、胃肠、免疫系统和凝血系统功能障碍。MODS发病的特点是继发性、顺序性和进行性。

【病因】

MODS大多数是综合因素作用的结果,病因很多,主要有以下几种。

1. 严重感染　感染是引起MODS的最常见和最重要的原因,临床上败血症、腹腔脓肿、急性坏死性胰腺炎、化脓性梗阻性胆管炎、绞窄性肠梗阻等更易导致MODS的发生。

2. 严重创伤　严重创伤、烧伤及大手术后病人无论有无并发感染均可发生MODS。

3. 休克　各脏器常因血流不足而呈低灌流状态,组织缺血、缺氧,导致各器官的功能损害,尤其是创伤性大出血和严重感染引起的休克更易发生MODS。目前,创伤或休克后器官缺血和再灌注损伤在MODS发病中的作用是研究的重点。

4. 其他　急性药物或食物中毒等亦可引起MODS。

另外,MODS高危因素包括原发疾病的严重性、年龄＞65岁、创伤评分＞25分、血乳酸浓度＞2.5 mmol/L和碱缺失＞8 mmol/L、大量输液、严重营养不良、长期酗酒及大量输血或输液等。

【发病机制】

目前尚未明确。病因不同,发病机制也存在差异,但任何能够导致机体炎症反应紊乱的疾病均可以引起MODS。从本质上来看,MODS是机体炎症反应失控的结果。正常情况下,感染和组织损伤时,局部炎症反应对细菌的清除和损伤组织的修复都是必要的,具有保护性作用。当炎症反应异常放大或失控时,炎症反应对机体的作用从保护性转变为损害性,导致自身组织细胞死亡和器官衰竭。无论是感染性疾病(如严重感染、重症肺炎、重症急性胰腺炎后期),还是非感染性疾病(如创伤、烧伤、休克、重症急性胰腺炎早期)均可导致MODS。感染、创伤是机体炎症反应的促发因素,而机体炎症反应的失控,最终导致机体自身性破坏,是MODS发生的根本原因。炎症细胞激活和炎症介质的异常释放、组织缺氧和自由基、肠道屏障功能破坏及细菌和(或)毒素移位均是机体炎症反应失控的表现,构成了MODS的炎症反应。

【临床特点】

MODS 的起病与感染关系密切,早、中期会出现"高排低阻"的高动力型循环状态,通常因全身高代谢状态而出现严重营养不良。可在原发病或致病因素基础上同时或短时间内出现两个或两个以上器官功能障碍(原发型),亦可首先出现一个器官功能障碍,继而序贯发生其他器官功能障碍(继发型),以后者多见。器官功能障碍中肺是最早累及的器官,依次为肝、胃肠道、肾等,以呼吸衰竭和肾功能衰竭者死亡率最高,随着涉及脏器数目增多,死亡率累积性升高。在合并 3 个脏器衰竭的病人中,只有不伴肾功能衰竭者才能生存。MODS 病程一般为 30 d 左右。

虽然 MODS 的临床表现很复杂,但在很大程度上取决于器官受累的范围及损伤是由一次打击还是多次打击所致。临床表现的个体差异很大,一般情况下,MODS 病程为 14~21 d,并经历 4 个阶段。每个阶段都有其典型的临床特征(表 7-4-3),且发展速度极快,病人可能死于 MODS 的任何一个阶段。

表 7-4-3　MODS 的临床分期和特征

脏器系统	第 1 阶段	第 2 阶段	第 3 阶段	第 4 阶段
一般情况	正常或轻度烦躁	急性病容,烦躁	一般情况差	濒死感
循环系统	容量需要增加	高动力状态,容量依赖	休克,心输出量下降,水肿	血管活性药物维持血压,水肿,SvO_2 下降
呼吸系统	轻度呼吸性碱中毒	呼吸急促,呼吸性碱中毒,低氧血症	严重低氧血症,ARDS	高碳酸血症,气压伤
肾脏	少尿,利尿剂反应差	肌酐清除率下降,轻度氮质血症	氮质血症,有血液透析指征	少尿,血透时循环不稳定
消化系统	胃肠胀气	不能耐受食物	肠梗阻,应激性溃疡	腹泻,缺血性肠炎
肝脏	正常或轻度胆汁淤积	高胆红素血症,PT 延长	临床黄疸	转氨酶升高,严重黄疸
代谢系统	高血糖,胰岛素需要量增加	高分解代谢	代谢性酸中毒,高血糖	骨骼肌萎缩,乳酸酸中毒
中枢神经系统	意识模糊	嗜睡	昏迷	昏迷
血液系统	正常或轻度异常	血小板降低,白细胞增多或减少	凝血功能异常	不能纠正的凝血障碍

【诊断】

MODS 病情凶险,进展迅速,死亡率极高。其病死率高与诊断滞后密切有关,故应强调 MODS 前期或早期诊断,凡遇到严重感染、休克、严重创伤、急性药物毒物中毒和胸腹外科手术后病人均应监测各器官功能状态的改变,早期诊断重在对相对高危发病因素和临床表现警觉和识别,全身炎症反应综合征(SIRS)常是 MODS 的前奏,出现时应提醒医师高度警觉病人可能发生 MODS。

目前诊断 MODS 尚无统一标准,诊断时应综合考虑以下因素。

(1) 存在致病或高危因素。

(2) 全身炎症反应综合征(SIRS)的表现。SIRS诊断需下列两种或两种以上的表现：①体温＞38 ℃或＜36 ℃；②心率＞90 次/分；③呼吸＞20 次/分或 $PaCO_2$＜32 mmHg；④外周血白细胞计数＞12×10^9/L 或＜4.0×10^9/L，或未成熟白细胞占 10%。

(3) 器官功能衰竭表现(表 7-4-4)。

表 7-4-4　器官功能衰竭的表现

器官系统	功能障碍	功能衰竭
肺	低氧血症需呼吸机支持至少 3 d	进行性 ARDS，需 FEEP＞10 cmH_2O 和 FiO_2＞0.50
肝	血清胆红素≥34 μmol/L，GOT、GPT 等≥正常值 2 倍	临床黄疸，胆红素≥272 μmol/L
肾	少尿≤479 mL/24 h 或肌酐≥177 μmol/L	需肾透析
胃肠	腹胀，不能耐受经口进饮食＞5 d	应激性溃疡需输血，无结石性胆囊炎
血液	PT 和 PTT 升高＞25% 或血小板＜80×10^9/L	DIC
中枢神经	意识混乱，轻度定向力障碍	进行性昏迷
心血管	射血分数降低或毛细血管渗漏综合征	心血管系统对正性血管和心肌药无反应

【急诊处理】

MODS 一旦发生不易控制，发病急，病程进展快、死亡率高，是医学领域的一个难题。当有三个系统或器官功能损害时死亡率可高达 80%，目前尚无有效的治疗方法，主要的治疗措施仍是器官功能的有效监测及支持治疗，预防其发生发展是降低死亡率的最重要的方法。处理措施主要着重以下几点。

1. 积极治疗原发病　如控制感染、积极抗休克等处理。

(1) 控制感染：对明确诊断为败血症等严重全身感染应选择两种以上高效抗生素，力求迅速控制感染，严重感染者经积极抗生素治疗未能取得预期效果，且疑有真菌感染时，应及时、合理选用抗真菌药物。此时，原有的抗生素不宜立即全部撤除。

(2) 去除感染灶：彻底清除坏死组织、早期引流脓肿是外科控制感染的主要方法，早期清创是预防感染最关键的措施。对已有的感染，只要有适应证，外科处理也是最直接、最根本的治疗方法，如伤口的清创、脓腔的引流、坏死组织的清除、空腔脏器破裂的修补和切除或转流(如肠造口)等。

(3) 预防感染：在创伤、大手术、休克、复苏后、重症胰腺炎等可预防性地使用抗生素，其原则如下：广谱、足量、有效、短期；尽量减少侵入性诊疗操作，各种有创性诊疗操作均增加了危重病人的感染机会；选择性消化道去污染，临床上可采用口服或灌服不经肠道吸收、能选择性抑制需氧菌尤其是革兰阴性需氧菌和真菌的抗生素，最常用的配伍是多黏菌素 E 或妥布霉素和两性霉素 B。

(4) 抗休克：主要措施是及时补充血容量，大出血病人应输血，维持血细胞比容在 25%～35%，同时输注乳酸钠林格液，以增加循环血量和心排出量。处理原则如下：先补充晶体液、后补充胶体液；速度先快、后慢。液体复苏有效指标是观察尿量、血压、心率、外周循环和中心静脉压，经积极液体复苏和输血后血压仍不能恢复者，应使用血管活性药物或正性肌力药物。

2. 器官功能支持 MODS 的病因治疗对衰竭的脏器不会立即产生效果。因此对不同脏器的支持疗法非常重要。

（1）循环支持：低血容量是引起 SIRS 病人低血压和休克的主要原因，维持有效血容量尤为重要，晶体液扩容效果较差，需要用 4～5 倍胶体液才能产生同样的扩容效果。常用胶体液有白蛋白、右旋糖酐，一般不主张应用新鲜冰冻血浆治疗危重病人的低血容量，贫血病人可输注红细胞。

MODS 病人易发生急性左心功能不全，严重时表现为急性肺水肿，其治疗措施详见"急性心力衰竭"章节。

（2）呼吸支持：供氧是基本支持治疗措施，对急性呼吸窘迫综合征病人应早期有条件时采用机械辅助通气联合氧疗，借助呼吸支持维持生命体征。呼吸末正压通气是目前临床上较常用的方法，早期使用可预防肺泡萎缩或使萎缩肺泡重新充气，提高功能残气量，增加肺泡通气量，减少肺内分流，改善气体交换；潮气量不宜过大，否则会引起气压伤和心血管抑制。

（3）肝功能衰竭的防治：目前对肝衰竭缺乏有效的支持措施。血液灌流、控制感染、适当营养支持以及注意药物的肝毒性对防治肝衰竭有效。适当补充高渗葡萄糖液和维生素 K。有条件者可应用体外生物人工肝支持系统。

（4）肾脏支持：维持急性肾衰竭病人水、电解质和酸碱平衡，液体补充不当可加重急性肾衰竭，MODS 病人常伴有高代谢状态，故合并肾衰竭时应尽早施行透析治疗，早期透析有助于维持水、电解质、内环境稳定和保护细胞正常的生理功能，保护心肺功能，预防威胁生命的并发症如高钾血症、心力衰竭等。对高分解代谢、高钾血症和代谢性酸中毒者首选血液透析；血液净化技术可用于急性肾衰竭体内水过多病人；血浆置换能清除血液中的内毒素、炎性介质和免疫复合物等。

（5）胃肠道保护：病人胃肠道功能未恢复前需进行全胃肠外营养，恢复后改为肠内营养，尽早行肠内营养支持有助于减少感染并发症，减少葡萄糖摄入，脂肪乳提供的热量应占总热量的 30%～40%，谷氨酰胺能减轻内毒素血症病人血管功能障碍，有利于保护小肠黏膜屏障功能。多巴胺能改善胃肠道血液循环状况，防止缺血。质子泵抑制剂可预防应激性溃疡出血。

（6）纠正凝血功能障碍：DIC 高凝状态应用肝素治疗；有明显纤溶亢进者给予抗纤溶药物；根据病情输注血小板等。

（7）脑功能保护：治疗缺血、缺氧，水、电解质及酸碱平衡失调和颅内高压等，亚低温治疗，镇静抗惊厥及应用促进神经细胞功能恢复药物，有助于防止缺血性脑损伤。

3. 营养和代谢支持 热量的缺乏与 MODS 的高发生率和高死亡率有关，而 MODS 几乎都伴有高代谢分解，所以应补充足够的热量和营养素，通常需要达到普通病人的 1.5 倍（35～50 kcal/kg），一般 60% 依靠葡萄糖、30% 由脂肪乳提供；非蛋白质热量 147～167 kJ/(kg·d)，每日葡萄糖最低 100 g，氨基酸 2～3 g/(kg·d)，中长链脂肪乳可减轻肺栓塞和肝损伤，应占非蛋白质热量的 30% 以上。尽可能地通过肠道摄入营养，同时补充维生素和微量元素。

4. 中医药支持 运用中医学活血化瘀、清热解毒、扶正养阴的理论，采用以当归、黄芪、大黄、生脉饮等方药治疗可取得一定临床效果。

本章小结

本章主要介绍重症监测包括呼吸功能、循环功能、肾功能监测的内容和方法。重点阐述常见急危重症如急性呼吸窘迫综合征、急性心力衰竭、急性肝衰竭、急性肾损伤、DIC、MODS 的概念、病因、临床表现、诊断、急诊处理。

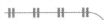

第七章参考答案

目标检测

一、选择题

1. 以下不符合急性呼吸窘迫综合征诊断标准的是（　　）。

A. 急性起病，呼吸频数和（或）呼吸窘迫

B. 胸部 X 线检查显示两肺浸润阴影

C. 低氧血症

D. 肺动脉楔压≤18 mmHg 或临床上能排除心源性肺水肿

E. 有急性肺损伤/急性呼吸窘迫综合征高危因素

2. 急性呼吸窘迫综合征（ARDS）最早期的临床表现是（　　）。

A. 呼吸加快有窘迫感　　　　　　　　B. 明显的呼吸困难

C. 病人发绀　　　　　　　　　　　　D. 呼吸道分泌物增多

E. 肺部听诊有啰音

3. ARDS 病人的给氧方法应是（　　）。

A. 呼气末正压给氧　　　　　　　　　B. 持续低流量给氧

C. 间歇给氧　　　　　　　　　　　　D. 高浓度给氧

E. 不需给氧

4. ARDS 共同性病理变化有（　　）。

A. 气道阻塞　　　　　B. 肺部感染　　　　　　　　C. 肺不张

D. 急性心力衰竭　　　E. 肺血管内皮和肺泡损害，肺间质水肿

5. 下述哪一种疾病不出现心功能不全？（　　）

A. 扩张型心肌病　　　　　　　　　　B. 急性心肌梗死

C. 高血压性心脏病　　　　　　　　　D. 心血管神经官能症

E. 主动脉瓣关闭不全

6. 心力衰竭病人出现呼吸困难，主要是由于（　　）。

A. 肺气肿　　　　　　　　　　　　　B. 心率加快

C. 并发肺部感染　　　　　　　　　　D. 心脏扩大压迫支气管，影响通气功能

E. 肺淤血，肺活量降低，气体交换障碍

7. 对急性肺水肿诊断最特异的是（　　）。

A. 气急，发绀　　　　　　　　　　　B. 烦躁不安

C. 心尖区有奔马律，心率增快　　　　D. 咯粉红色泡沫痰

E. 肺部有哮鸣音

8. 心脏病病人出现交替脉时表示（　　）。

A. 左心功能不全　　　　　　　　　　B. 右心功能不全

C. 房颤　　　　　　　　　　　　　　D. 心包炎

E. 主动脉瓣关闭不全

9. 女性，55 岁，1 年来上坡时感心悸、气急，2 h 前剧烈活动后突感心悸，气急加重，咯红色泡沫痰。查体：端坐位，口唇发绀，颈静脉未见怒张，左心室增大，心率 146 次/分，双肺广泛湿啰音。首选诊断为（　　）。

A. 支气管哮喘急性发作　　　　　　　B. 急性支气管肺炎

C. 急性肺水肿　　　　　　　　　　　D. 自发性气胸

E. 全心衰竭

Note

10.下列有关急性肾损伤的概念描述,错误的是( )。

A.48 h 内血肌酐绝对值上升 0.3 mg/dL(26.4 μmol/L)

B.48 h 内血肌酐增加＞50％

C.尿量 6 h 内少于 0.5 mL/(kg·h)

D.48 h 内血肌酐上升至基础值的 1.5 倍

E.尿量 12 h 内少于 0.5 mL/(kg·h)

11.以下有关急性肾损伤的预防和治疗措施中,错误的是( )。

A.早期积极液体复苏　　　　　B.复苏时只选择胶体液进行扩容

C.必要时行肾替代治疗　　　　D.避免出现持续性低血压

E.避免使用肾毒性药物

12.下列哪项不是肝功能衰竭的临床表现?( )

A.黄疸　　　　　　　　　　　B.血清白蛋白降低

C.血糖浓度升高　　　　　　　D.凝血酶原减少

E.AST、ALT、LDH 降低

13.下列急性肝衰竭的临床表现,错误的是( )。

A.黄疸进行性加重　　　　　　B.凝血功能亢进

C.肝性脑病　　　　　　　　　D.出血倾向

E.消化道症状

14.下列哪项不是 MODS 的主要病因?( )

A.大手术　　　　　　　　　　B.严重创伤　　　　　　　　C.恶性肿瘤

D.休克　　　　　　　　　　　E.败血症

15.MODS 的发生诱因中下列哪一项不存在?( )

A.输液过多　　　　　　　　　B.单核吞噬细胞功能低下

C.感染　　　　　　　　　　　D.吸氧浓度过高

E.免疫功能低下

16.MODS 的胃肠道临床表现是( )。

A.胃瘫　　　　　　　　　　　B.应激性溃疡

C.胃十二指肠穿孔　　　　　　D.肠麻痹

E.以上都不是

17.DIC 最重要的特征是( )。

A.微血栓大量形成　　　　　　B.凝血物质大量消耗

C.纤维蛋白溶解过程亢进　　　D.凝血功能异常

E.出血和溶血

18.DIC 出血最主要的因素是( )。

A.肝脏合成凝血因子障碍　　　B.血管通透性增高

C.多器官功能障碍　　　　　　D.凝血因子大量消耗

E.微血管病性溶血性贫血

二、简答题

1.什么是急性肺水肿?

2.导致急性左心衰竭的主要病因有哪些?

3.急性肝衰竭的主要病因包括哪些?

4.急性肝衰竭有何临床特征?

5.急性肝衰竭的诊断标准包括哪些?

6. DIC 的主要临床表现是什么？

7. DIC 的常见病因有哪些？

8. 为什么 DIC 病人常有广泛的出血？

9. 什么是 MODS？

10. MODS 有哪些特点？其主要病因包括哪些？

（顾国晓）

第八章　急性中毒

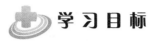

学习目标

1. 掌握　常见毒物中毒的临床表现、诊断要点和治疗。
2. 熟悉　毒物中毒的病因和防治措施。
3. 了解　毒物中毒途径和引起人体发病的规律。

案例导入

　　病人，女，35岁。因昏迷1 h被家人送来就诊。病人1 h前因与家人争吵，自服农药，把药瓶打碎扔掉，家人发现后5 min出现腹痛、恶心，并呕吐一次，吐出物有大蒜味，逐渐神志不清，急送来诊。病后大小便失禁，出汗多。

　　查体：T 36.5 ℃，P 60次/分，R 30次/分，BP 110/80 mmHg，平卧位，神志不清，呼之不应，压眶上有反应，皮肤湿冷，肌肉颤动，巩膜无黄染，瞳孔呈针尖样大小，对光反射弱，口腔流涎，肺叩诊呈清音，两肺较多哮鸣音和散在湿啰音，心界不大，心率60次/分，律齐，无杂音，腹平软，肝脾未触及。

　　辅助检查：血 Hb 125 g/L，WBC $7.4×10^9$/L，N 68％，L 30％，M 2％，PLT 156$×10^9$/L。

　　1. 该病人最可能患什么疾病？
　　2. 诊断的依据是什么？
　　3. 该进一步做哪些检查？
　　4. 该病如何治疗？

第一节　急性中毒概述

　　进入人体的化学物质达到中毒量产生组织和器官损害引起的全身性疾病称为中毒。引起中毒的化学物质称为毒物。根据来源和用途毒物分为：①工业性毒物；②药物；③农药；④有毒动植物。掌握和运用这些知识，可以指导预防和诊治疾病。

　　根据接触毒物的毒性、剂量和时间，通常将中毒分为急性中毒和慢性中毒两类：急性中毒是由短时间内吸收大量毒物引起的，发病急，症状严重，变化迅速，如不积极治疗，可危及生命；慢性中毒是由长时间小量毒物进入人体蓄积而引起的，起病缓慢，病程较长，缺乏特异性中毒诊断指标，容易误诊和漏诊。因此，对于怀疑慢性中毒的病人要认真询问病史和查体。慢性中毒多见于职业中毒。

【病因和中毒机制】

(一)病因

1. 职业中毒 在生产过程中,接触有毒的原料、中间产物或成品,如果不注意劳动保护,即可发生中毒。在保管、使用和运输方面,如不遵守安全防护制度,也会发生中毒。

2. 生活性中毒 在误食、意外接触毒物、用药过量、自杀或谋害等情况下,过量毒物进入人体都可引起中毒。

(二)中毒机制

1. 体内毒物代谢

(1)毒物侵入途径:毒物对机体产生毒性作用的快慢、强度和表现与毒物侵入途径和吸收速度有关。毒物可经消化道、呼吸道或皮肤黏膜等途径进入人体引起中毒。

(2)毒物代谢:毒物吸收入血后,与红细胞或血浆中某些成分相结合,分布于全身的组织和细胞。脂溶性较大的非电解质毒物在脂肪和部分神经组织中分布量大;不溶于脂类的非电解质毒物,穿透细胞膜的能力差。电解质毒物(如铅、汞、锰、砷和氟等)在体内分布不均匀。毒物主要在肝脏通过氧化、还原、水解和结合等作用进行代谢,然后与组织和细胞内的化学物质作用,分解或合成为不同化合物;如:乙醇氧化成二氧化碳和水、乙二醇氧化成乙二酸、苯氧化成酚等。大多数毒物代谢后毒性降低,此为解毒过程。少数毒物代谢后毒性反而增强,如对硫磷氧化为毒性更强的对氧磷。

(3)毒物的排泄:进入体内的多数毒物经过代谢后排出体外。毒物排泄速度与其在组织中溶解度、挥发度、排泄和循环器官功能状态有关。肾脏是毒物排出的主要器官,水溶性毒物经肾脏排泄较快,使用利尿药可加速肾脏毒物排泄。重金属(如铅、汞和锰)及生物碱主要由消化道排出;一些易挥发毒物(如氯仿、乙醚、酒精和硫化氢等)可以原形经呼吸道排出,潮气量越大,排泄毒物作用越强;一些脂溶性毒物可由皮肤皮脂腺及乳腺排出,少数毒物经皮肤汗液排出时常引起皮炎。此外,铅、汞和砷等毒物可由乳汁排出,易引起哺乳婴儿中毒。有些毒物蓄积在体内一些器官或组织内,排出缓慢,当再次释放时又可引起中毒。

2. 中毒机制 毒物种类繁多,其中毒机制不一。

(1)局部刺激和腐蚀作用:强酸或强碱吸收组织中水分,与蛋白质或脂肪结合,使细胞变性和坏死。

(2)引起机体组织和器官缺氧:如一氧化碳、硫化氢或氰化物等毒物阻碍氧的吸收、转运或利用。对缺氧敏感的脑和心脏,易发生中毒损伤。

(3)对机体的麻醉作用:亲脂性强的毒物(如过量的有机溶剂和吸入性麻醉药)易通过血脑屏障进入含脂量高的脑组织,抑制其功能。

(4)抑制酶的活力:有些毒物及其代谢物通过抑制酶活力产生毒性作用。例如,有机磷杀虫药抑制胆碱酯酶;氰化物抑制细胞色素氧化酶,含金属离子的毒物能抑制含巯基的酶等。

(5)干扰细胞或细胞器的功能:在体内,四氯化碳经酶催化形成三氯甲烷自由基,后者作用于肝细胞膜中不饱和脂肪酸,引起脂质过氧化,使线粒体及内质网变性和肝细胞坏死。酚类如二硝基酚、五氯酚和棉酚等可使线粒体内氧化磷酸化作用解偶联,阻碍三磷酸腺苷形成和储存。

(6)竞争相关受体:如阿托品过量时通过竞争性阻断毒蕈碱受体产生毒性作用。

3. 影响毒物作用的因素

(1)毒物状态:化学毒物毒性与其化学结构及理化性质密切相关。空气中有毒的气雾胶颗粒愈小,吸入肺内量愈多,毒性则愈大。此外,毒物中毒途径、摄入量大小及作用时间长短都直接影响到毒物对机体的作用。

（2）机体状态：中毒个体的性别、年龄、营养及健康状况、生活习惯和对毒物的毒性反应不同，同一毒物中毒预后也不同。例如，婴幼儿神经系统对缺氧耐受性强，对一氧化碳中毒有一定抵抗力，老年人则相反。营养不良、过度疲劳和患有重要器官（心、肺、肝或肾）疾病等会降低机体对毒物的解毒或排毒能力。肝硬化病人，肝功能减退和肝糖原含量减少，机体抗毒和解毒能力降低，即使摄入某些低于致死剂量的毒物时也可引起死亡。

（3）毒物相互影响：同时摄入两种毒物时，有可能产生毒性相加或抵消作用。例如，一氧化碳可以增强硫化氢的毒性作用；酒精可以增强四氯化碳或苯胺的毒性作用。相反，曼陀罗可以抵消有机磷杀虫药的毒性作用。

【临床表现】

不同化学物质急性中毒表现不完全相同，严重中毒时共同表现有发绀、昏迷、惊厥、呼吸困难、休克和少尿等。

（一）皮肤黏膜表现

1. 皮肤及口腔黏膜灼伤　见于强酸、强碱、甲醛、苯酚、甲酚皂溶液（来苏儿）等腐蚀性毒物灼伤。硝酸灼伤皮肤黏膜痂皮呈黄色，盐酸痂皮呈棕色，硫酸痂皮呈黑色。

2. 发绀　引起血液氧合血红蛋白减少的毒物中毒者可出现发绀。亚硝酸盐、苯胺或硝基苯等中毒时，血液中高铁血红蛋白含量增加引起发绀。

3. 黄疸　毒蕈、鱼胆或四氯化碳中毒损害肝脏，可引起黄疸。

（二）眼部表现

瞳孔扩大见于阿托品、莨菪碱类中毒；瞳孔缩小见于有机磷杀虫药、氨基甲酸酯类杀虫药中毒；视神经炎见于甲醇中毒。

（三）神经系统表现

1. 昏迷　见于催眠、镇静或麻醉药中毒；有机溶剂中毒；窒息性毒物（如一氧化碳、硫化氢、氰化物）中毒；高铁血红蛋白生成性毒物中毒；农药（如有机磷杀虫药、有机汞杀虫药、拟除虫菊酯杀虫药、溴甲烷）中毒。

2. 谵妄　见于阿托品、乙醇或抗组胺药中毒。

3. 肌纤维颤动　见于有机磷杀虫药、氨基甲酸酯类杀虫药中毒。

4. 惊厥　见于窒息性毒物或异烟肼中毒，有机氯或拟除虫菊酯杀虫药等中毒。

5. 瘫痪　见于蛇毒、三氧化二砷、可溶性钡盐或磷酸三邻甲苯酯等中毒。

6. 精神失常　见于一氧化碳、酒精、阿托品、二硫化碳、有机溶剂、抗组胺药等中毒，成瘾药物戒断综合征等。

（四）呼吸系统表现

1. 呼出特殊气味　乙醇中毒者呼出气有酒味；氰化物中毒者有苦杏仁味；有机磷杀虫药、黄磷、铊等中毒者有蒜味；苯酚、甲酚皂溶液中毒者有苯酚味。

2. 呼吸加快　水杨酸类、甲醇等兴奋呼吸中枢，中毒者呼吸加快；刺激性气体中毒引起脑水肿时，呼吸加快。

3. 呼吸减慢　催眠药或吗啡中毒时过度抑制呼吸中枢导致呼吸麻痹，使呼吸减慢。

4. 肺水肿　刺激性气体、有机磷杀虫药等中毒者常发生肺水肿。

5. 循环系统表现

（1）心律失常：洋地黄、夹竹桃、蟾蜍等中毒时兴奋迷走神经，拟肾上腺素药、三环类抗抑郁药等中毒时兴奋交感神经，以及氨茶碱等通过不同机制引起心律失常。

（2）心脏骤停：①心肌毒性作用：见于洋地黄、奎尼丁、锑剂或依米丁（吐根碱）等中毒；

125

②缺氧：见于窒息性气体毒物（如甲烷、丙烷和二氧化碳等）中毒；③严重低钾血症：见于可溶性钡盐、棉酚或排钾利尿药中毒等。

（3）休克：三氧化二砷中毒引起剧烈呕吐和腹泻；强酸和强碱引起严重化学灼伤致血浆渗出；严重巴比妥类中毒抑制血管中枢，引起外周血管扩张。以上因素都可通过不同途径引起有效循环血容量相对和绝对减少发生休克。

6. 泌尿系统表现　中毒后肾脏损害有肾小管堵塞（如砷化氢中毒导致大量红细胞破坏物堵塞肾小管）、肾缺血或肾小管坏死（如头孢菌素类、氨基糖苷类抗生素及毒蕈和蛇毒等中毒）可导致急性肾衰竭，病人出现少尿或无尿。

7. 血液系统表现　如砷化氢中毒、苯胺或硝基苯等中毒可引起溶血性贫血和黄疸；水杨酸类、肝素或双香豆素过量、蛇咬伤中毒等引起出凝血障碍致出血；氯霉素、抗肿瘤药或苯等中毒可引起白细胞减少。

8. 发热　见于阿托品、二硝基酚或棉酚等中毒。

【诊断】

对于中毒病人，需要向病人同事、亲友或现场目击者等了解情况。蓄意中毒病人，往往不能正确提供病史。因此，中毒诊断通常要根据接触史、临床表现、实验室毒物检查分析和调查周围环境有无毒物存在，还要与其他症状相似的疾病进行鉴别诊断后再进行诊断。急性中毒病人需要迅速诊断。

（一）病史

病史通常包括接触毒物时间、中毒环境和途径、毒物名称和剂量、初步治疗情况和既往生活及健康状况。

1. 毒物接触史　对于生活性中毒病人，如怀疑服毒时，要了解病人发病前的生活情况、精神状态、长期用药种类、有无遗留药瓶、药袋，家中药物有无缺少等来判断服药时间和剂量。对一氧化碳中毒者要了解室内炉火、烟囱、煤气及同室其他人员情况。食物中毒时，常为集体发病，对于散发病例，应调查同餐者有无相同症状。水源或食物污染可造成地区流行性中毒，必要时应进行流行病学调查。对职业中毒者应询问职业史，包括工种、工龄、接触毒物种类和时间、环境条件、防护措施及工作中是否有过类似情况等。总之，对任何中毒都要了解发病现场情况，查明接触毒物的证据。

2. 既往史　对于中毒病人，尚应了解发病前健康状况、生活习惯、嗜好、情绪及行为改变、用药及经济情况。上述情况都有助于对中毒病人进行分析判断。

（二）临床表现

对不明原因的突然昏迷、呕吐、惊厥、呼吸困难和休克病人或不明原因的发绀、周围神经麻痹、贫血、白细胞减少、血小板减少及肝损伤病人都要想到中毒。

对有确切接触毒物史的急性中毒病人，要分析症状和体征出现的时间顺序是否符合某种毒物中毒表现规律。然后迅速进行重点体格检查，包括神志、呼吸、脉搏、血压等情况。病情允许时，认真进行系统检查。例如，考虑有机磷杀虫药中毒时，要注意呼出气有无蒜味和有无瞳孔缩小、肌纤维颤动、支气管分泌物增多和肺水肿等。经过鉴别诊断，排除其他疾病后，才能得出急性中毒诊断。

（三）实验室检查

急性中毒时，应常规留取剩余的毒物或可能含毒的标本，如呕吐物、胃内容物、尿液、粪便和血标本等。必要时进行毒物分析或细菌培养。

【急诊处理】

急性中毒治疗原则：①立即终止毒物接触；②紧急复苏和对症支持治疗；③清除体内尚未

吸收的毒物;④应用特效解毒药;⑤预防并发症。

(一)立即终止毒物接触

立即将病人撤离中毒现场,转到空气新鲜的地方;立即脱去污染的衣服;用温水或肥皂水清洗皮肤和毛发上的毒物,不必用药物中和;用清水彻底冲洗清除眼内的毒物,局部一般不用解毒药;清除伤口中的毒物。

(二)紧急复苏和对症支持治疗

复苏和支持治疗目的是保护和恢复病人重要器官功能,帮助危重症病人度过危险期。对急性中毒昏迷病人,要保持呼吸道通畅,维持呼吸和循环功能;观察神志、体温、脉搏、呼吸和血压等情况。严重中毒者出现心搏骤停、休克、循环衰竭、呼吸衰竭、肾衰竭、水电解质和酸碱平衡紊乱时,立即采取有效急救复苏措施,稳定生命体征。惊厥时,选用抗惊厥药,如苯巴比妥钠、异戊巴比妥(阿米妥钠)或地西泮等;脑水肿时,应用甘露醇或山梨醇和地塞米松等。给予鼻饲或肠外营养。

(三)清除体内尚未吸收的毒物

经口中毒者,早期清除胃肠道尚未吸收的毒物可使病情明显改善,愈早、愈彻底愈好。

1. 催吐 催吐法易引起误吸和活性炭的延迟应用,目前临床上已不常规应用。合作者可选用此法;昏迷、惊厥、休克状态、腐蚀性毒物摄入和无呕吐反射者禁用此法。

(1)物理法刺激催吐:对于神志清楚的合作病人,嘱其用手指或压舌板、筷子刺激咽后壁或舌根诱发呕吐。未见效时,嘱其饮温水 200～300 mL,然后再用上述方法刺激呕吐,如此反复进行,直到呕出清亮胃内容物为止。

(2)药物催吐:①依米丁(吐根碱):一种强有力的催吐剂,通过局部直接刺激胃肠和中枢神经系统作用引起呕吐。口服吐根糖浆 30 mL,继而饮水 240 mL。20 min 后出现呕吐,持续30～120 min。由于依米丁治疗易引起病人发生吸入性肺炎,目前不再主张作为中毒病人的催吐治疗。②阿扑吗啡:吗啡衍生物,是半合成中枢性催吐药,用于意外中毒不能洗胃者。一次2～5 mg,皮下注射,5～10 min 后即发挥催吐作用。为增强催吐效果,给药前,先饮水200～300 mL。本品不宜重复应用或用于麻醉药中毒者。

处于昏迷、惊厥状态或吞服石油蒸馏物、腐蚀剂的病人,催吐可能引起出血或食管撕裂、胃穿孔,禁忌催吐。

2. 鼻胃管抽吸(nasogastric aspiration) 应用小口径的鼻胃管经鼻放置于胃内,抽吸出胃内容物。应用于口服液体毒物者。

3. 洗胃(gastric lavage)

(1)适应证:口服毒物 4～6 h 以内者;对于服用吸收缓慢的毒物、胃蠕动功能减弱或消失者,服毒 4～6 h 后仍应洗胃。

(2)禁忌证:吞服强腐蚀性毒物、食管静脉曲张、惊厥或昏迷病人,不宜进行洗胃。

(3)洗胃方法:洗胃时,病人取左侧卧位,头稍低并转向一侧。应用较大口径胃管,涂液体石蜡润滑后由口腔将胃管向下送进 50 cm 左右。向胃管内注入适量空气,如在胃区听到"咕噜"声,则证明在胃内。首先吸出全部胃内容物,留送毒物分析。然后,每次向胃内注入 200～300 mL 温开水。一次注入量过多则易促使毒物进入肠腔内。洗胃时,需要反复灌洗,直至洗出液清亮为止。洗胃液总量 2～5 L,甚至可用到 6～8 L,或更多。

(4)洗胃液的选择:根据进入胃内的毒物种类不同,选用不同洗胃液。①胃黏膜保护剂:吞服腐蚀性毒物时,用牛奶、蛋清、米汤、植物油等保护胃肠黏膜。②溶剂:口服脂溶性毒物(如汽油或煤油等)时,先用液体石蜡 150～200 mL,使其溶解不被吸收,然后洗胃。③活性炭吸附剂:活性炭是强力吸附剂,能吸附多种毒物。不能被活性炭很好吸附的毒物有乙醇、铁和锂等。

127

活性炭的效用有时间依赖性,因此应在摄毒 60 min 内给予活性炭。活性炭结合毒物是一种饱和过程,需要应用超过毒物的足量活性炭来吸附毒物。首次 1~2 g/kg,加水 200 mL,由胃管注入,2~4 h 重复应用 0.5~1.0 g/kg,直至症状改善。活性炭解救对水杨酸类中毒者的理想比例为 10:1,推荐活性炭剂量为 25~100 g。应用活性炭的主要并发症有呕吐、肠梗阻和吸入性肺炎。④中和剂:强酸用弱碱(如镁乳、氢氧化铝凝胶等)中和,不要用碳酸氢钠,因其遇酸后可生成二氧化碳,使胃肠充气膨胀,有造成穿孔危险。强碱可用弱酸类物质(如食醋、果汁等)中和。⑤沉淀剂:有些化学物与毒物作用,生成溶解度低、毒性小的物质,因而可用作洗胃剂。乳酸钙或葡萄糖酸钙与氟化物或草酸盐作用,生成氟化钙或草酸钙沉淀。2%~5%硫酸钠与可溶性钡盐作用,生成不溶性硫酸钡。生理盐水与硝酸银作用生成氯化银。⑥解毒药:解毒药与体内存留毒物起中和、氧化和沉淀等化学作用,使毒物失去毒性。根据毒物种类不同,选用 1:5000 高锰酸钾液,可使生物碱、蕈类氧化而解毒。

(5) 洗胃并发症:胃穿孔或出血,吸入性肺炎或窒息等。

4. 导泻 洗胃后,灌入泻药以清除肠道内毒物。一般不用油脂类泻药,以免促进脂溶性毒物吸收。导泻常用硫酸钠或硫酸镁,15 g 溶于水内,口服或由胃管注入。镁离子吸收过多对中枢神经系统有抑制作用。肾衰竭或呼吸衰竭、昏迷,磷化锌、有机磷杀虫药中毒晚期者不宜使用。

5. 灌肠 除腐蚀性毒物中毒外,对于口服中毒 6 h 以上、导泻无效及抑制肠蠕动毒物(巴比妥类、颠茄类或阿片类)中毒者,应用 1% 温肥皂水连续多次灌肠。

(四)促进已吸收毒物排出

1. 强化利尿和改变尿液酸碱度

(1) 强化利尿:目的在于增加尿量和促进毒物排出。主要用于毒物以原形由肾脏排出的中毒。根据血浆电解质和渗透压情况选用静脉滴注,有心、肺和肾功能障碍者勿用此疗法。方法:①快速大量静脉输注 5%~10% 葡萄糖溶液或 5% 糖盐水溶液,500~1000 mL/h;②同时静脉注射呋塞米 20~80 mg。

(2) 改变尿液酸碱度:根据毒物溶解后酸碱度不同,选用相应能增强毒物排出的液体改变尿液酸碱度。①碱化尿液:弱酸性毒物(如苯巴比妥或水杨酸类)中毒,静脉应用碳酸氢钠碱化尿液(pH≥8.0),促使毒物由尿排出;②酸化尿液:碱性毒物(苯丙胺、士的宁和苯环己哌啶)中毒时,静脉输注维生素 C(4~8 g/d)或氯化铵(2.75 mmol/kg,每 6 h 一次)使尿液 pH<5.0。

2. 氧疗 一氧化碳中毒时,吸氧可促使碳氧血红蛋白解离,加速一氧化碳排出。高压氧治疗是一氧化碳中毒的特效疗法。

3. 血液净化 一般用于血液中毒物浓度明显增高、中毒严重、昏迷时间长、有并发症和经积极支持疗法病情日趋恶化者。

(1) 血液透析:用于清除血液中相对分子质量较小和非脂溶性的毒物(如苯巴比妥、水杨酸类、甲醇、茶碱、乙二醇和锂等)。短效巴比妥类、格鲁米特(导眠能)和有机磷杀虫药因具有脂溶性,一般不进行血液透析。氯酸盐或重铬酸盐中毒能引起急性肾衰竭,是血液透析的首选指征。一般中毒 12 h 内进行血液透析效果好。如中毒时间过长,毒物与血浆蛋白结合,则不易透出。

(2) 血液灌流:血液流过装有活性炭或树脂的灌流柱,毒物被吸附后,再将血液输回病人体内。此法能吸附脂溶性或与蛋白质结合的化合物,能清除血液中巴比妥类(短效、长效)和百草枯等,是目前最常用的中毒抢救措施。应注意,血液灌流时,血液的正常成分如血小板、白细胞、凝血因子、葡萄糖、二价阳离子也能被吸附排出,因此需要认真监测和必要的补充。

(3) 血浆置换:本疗法用于清除游离的或与蛋白结合的毒物,特别是生物毒(如蛇毒、蕈中毒)及砷化氢等溶血毒物。一般需在数小时内置换 3～5 L 血浆。

（五）特效解毒药

1. 金属中毒解毒药 此类药物多属螯合剂，常用的有氨羧螯合剂和巯基螯合剂。①依地酸钙钠：本品是最常用的氨羧螯合剂，可与多种金属形成稳定而可溶的金属螯合物排出体外。用于治疗铅中毒。1 g 加于 5% 葡萄糖液 250 mL，稀释后静脉滴注，每日一次，连用 3 d 为一个疗程，间隔 3～4 d 后可重复用药。②二巯丙醇：此药含有活性巯基（—SH），巯基解毒药进入体内可与某些金属形成无毒、难解离但可溶的螯合物由尿排出。此外，还能夺取已与酶结合的重金属，使该酶恢复活力，从而达到解毒目的。可用于治疗砷、汞中毒。急性砷中毒治疗剂量：第 1～2 天，2～3 mg/kg，每 4～6 h 一次，肌内注射；第 3～10 天，每天 2 次。本药不良反应有恶心、呕吐、腹痛、头痛或心悸等。③二巯丙磺钠（二巯基丙磺酸钠）：作用与二巯丙醇相似，但疗效较好，不良反应少。用于治疗汞、砷、铜或锑等中毒。汞中毒时，用 5% 二巯丙磺钠 5 mL，每天 1 次，肌内注射，用药 3 h 为一个疗程，间隔 4 h 后可重复用药。④二巯丁二钠：用于治疗锑、铅、汞、砷或铜等中毒。急性锑中毒者出现心律失常时，首次 2.0 g，注射用水 10～20 mL 稀释后缓慢静脉注射，每小时一次，每次 1.0 g，连用 4～5 次。

2. 高铁血红蛋白血症解毒药 如亚甲蓝（美蓝）：小剂量亚甲蓝可使高铁血红蛋白还原为正常血红蛋白，用于治疗亚硝酸盐、苯胺或硝基苯等中毒引起的高铁血红蛋白血症。剂量：1% 亚甲蓝 5～10 mL（1～2 mg/kg）稀释后静脉注射，根据病情可重复应用。药液注射外渗时易引起组织坏死。

3. 氰化物中毒解毒药 中毒后，立即吸入亚硝酸异戊酯。继而，3% 亚硝酸钠溶液 10 mL 缓慢静脉注射。随即，用 50% 硫代硫酸钠 50 mL 缓慢静脉注射。适量的亚硝酸盐使血红蛋白氧化，产生一定量的高铁血红蛋白，后者与血液中氰化物形成氰化高铁血红蛋白。高铁血红蛋白还能夺取已与细胞色素氧化酶结合的氰离子。氰离子与硫代硫酸钠作用，转变为毒性低的硫氰酸盐排出体外。

4. 甲吡唑 它和乙醇是治疗乙二醇和甲醇中毒的有效解毒药。甲吡唑和乙醇都是乙醇脱氢酶（ADH）抑制剂，前者较后者作用更强。乙二醇能引起肾衰竭，甲醇能引起视力障碍或失明。在服用甲醇和乙二醇后未出现中毒表现前给予甲吡唑，可预防其毒性；出现中毒症状后给予甲吡唑可阻滞病情进展。乙二醇中毒病人肾损伤不严重时，应用甲吡唑可避免血液透析。静脉负荷量 15 mg/kg，加入 100 mL 以上生理盐水或 5% 葡萄糖溶液输注 30 min 以上。维持量 10 mg/kg，每 12 h 一次，连用 4 次。

5. 奥曲肽 它能抑制胰岛 β 细胞作用，用于治疗磺酰脲类药物过量引起的低血糖。它抑制胰岛素分泌较生长抑素强 2 倍。有过敏反应者禁用。成人剂量 50～100 μg，每 8～12 h 皮下注射或静脉输注。

6. 高血糖素 能诱导释放儿茶酚胺，是 β 受体阻滞剂和钙通道阻滞剂中毒的解毒剂，也可用于普鲁卡因、奎尼丁和三环抗抑郁药过量者。主要应用指征是心动过缓和低血压。首次剂量 5～10 mg 静脉注射。上述剂量可以反复注射。维持用药输注速率 1～10 mg/h。常见不良反应为恶心和呕吐。

7. 中枢神经抑制剂解毒药

（1）纳洛酮：阿片类麻醉药的解毒药，对麻醉镇痛药引起的呼吸抑制有特异性拮抗作用。近年来临床发现，纳洛酮不仅对急性酒精中毒有催醒作用，对各种镇静催眠药，如地西泮等中毒也有一定疗效。机体处于应激状态时，促使腺垂体释放 β-内啡肽，可引起心肺功能障碍。纳洛酮是阿片受体拮抗剂，能拮抗 β-内啡肽对机体产生的不利影响。纳洛酮 0.4～0.8 mg 静脉注射。重症病人 1 h 后重复一次。

（2）氟马西尼：苯二氮䓬类中毒的解毒药。

8. 有机磷杀虫药中毒解毒药 应用阿托品和氯解磷定。

（六）预防并发症

惊厥时，保护病人避免受伤；卧床时间较长者，要定时翻身，以免发生坠积性肺炎、压疮或血栓栓塞性疾病等。

【预防】

（一）加强防毒宣传

在厂矿、农村、城市居民中结合实际情况，因时、因地制宜地进行防毒宣传，向群众介绍有关中毒的预防和急救知识。在初冬宣传预防煤气中毒常识；喷洒农药或防鼠、灭蚊蝇季节，向群众宣传防治农药中毒常识。

（二）加强毒物管理

严格遵守有关毒物管理、防护和使用规定，加强毒物保管。防止化学物质跑、冒、滴、漏。厂矿中有毒物车间和岗位，加强局部和全面通风，以排出毒物。遵守车间空气中毒物最高允许浓度规定，加强防毒措施。注意废水、废气和废渣治理。

（三）预防化学性食物中毒

食用特殊的食品前，要了解有无毒性。不要吃有毒或变质的动植物类食物。不易辨认有无毒性的蕈类，不可食用。河豚、木薯、附子等经过适当处理后，可消除毒性，如无把握不要进食。不宜用镀锌器皿存放酸性食物，如清凉饮料或果汁等。

（四）防止误食毒物或用药过量

盛药物或化学物品的容器要加标签。医院、家庭和托儿所的消毒液和杀虫药要严加管理。医院用药和发药要进行严格查对制度，以免误服或用药过量。家庭用药应加锁保管，远离小孩。精神病病人用药，应由专人负责。

第二节　急性有机磷杀虫药中毒

急性有机磷杀虫药（OPI）中毒主要通过抑制体内胆碱酯酶（cholinesterase，ChE）活性，失去分解乙酰胆碱（acetylcholine，ACh）能力，引起体内生理效应部位 ACh 大量蓄积，使胆碱能神经持续过度兴奋，出现毒蕈碱样、烟碱样和中枢神经系统等中毒症状和体征。严重者，常死于呼吸衰竭。

OPI 属于有机磷酸酯或硫化磷酸酯类化合物，大都为油状液体，呈淡黄色至棕色，稍有挥发性，有臭蒜味，难溶于水，不易溶于多种有机溶剂，在酸性环境中稳定，在碱性环境中易分解失效。甲拌磷和三硫磷耐碱，敌百虫遇碱能变成毒性更强的敌敌畏。常用剂型有乳剂、油剂和粉剂等。OPI 的毒性按大鼠急性经口进入体内的半数致死量（LD50）分为剧毒类、高毒类、中度毒类、低毒类。

【病因】

OPI 主要经过胃肠道、呼吸道、皮肤或黏膜吸收。OPI 中毒的常见原因为生产中毒、使用中毒和生活性中毒。

（一）生产中毒

在生产过程中引起中毒的主要原因是在杀虫药精制、出料和包装过程中，手套破损或衣服和口罩污染;也可因生产设备密闭不严,化学物跑、冒、滴、漏,或在事故抢修过程中,由杀虫药污染手、皮肤或吸入呼吸道引起。

(二)使用中毒

在使用过程中,施药人员喷洒时,药液污染皮肤或湿透衣服并被皮肤吸收,以及吸入空气中杀虫药引起中毒;配药浓度过高或手直接接触杀虫药原液也可引起中毒。

(三)生活性中毒

在日常生活中,生活性中毒主要由于误服、故意吞服,或饮用被杀虫药污染水源或食入污染性食物而引起;也可因滥用 OPI 治疗皮肤病或驱虫而引起。

【中毒机制】

OPI 的毒性作用是与真性 ChE 酯解部位结合成稳定的磷酰化胆碱酯酶,使 ChE 丧失分解 ACh 能力,ACh 大量积聚引起一系列毒蕈碱、烟碱样和中枢神经系统症状,严重者常死于呼吸衰竭。

【临床表现】

(一)急性胆碱能危象

急性中毒者发病时间与毒物种类、剂量、侵入途径和机体状态(如空腹或进餐)密切相关。口服中毒在 10 min 至 2 h 发病;吸入后约 30 min 发病;皮肤吸收后 2～6 h 发病。中毒后,病人出现急性胆碱能危象,表现如下。

1. 毒蕈碱样症状 又称 M 样症状。主要是副交感神经末梢过度兴奋,产生类似毒蕈碱样作用。平滑肌痉挛表现:瞳孔缩小、胸闷、气短、呼吸困难,恶心、呕吐、腹痛、腹泻。括约肌松弛表现:大小便失禁。腺体分泌增加表现:大汗、流泪和流涎。气道分泌物明显增多表现:咳嗽、气促,双肺有湿啰音,严重者发生肺水肿。

2. 烟碱样症状 又称 N 样症状。在横纹肌神经肌肉接头处 ACh 蓄积过多,病人出现肌纤维颤动,甚至全身肌肉强直性痉挛,也可出现肌力减退或瘫痪,呼吸肌麻痹引起呼吸衰竭或停止。交感神经节受 ACh 刺激,其节后交感神经纤维末梢释放儿茶酚胺,病人表现为血压增高和心律失常。

3. 中枢神经系统症状 由过多 ACh 刺激所致,病人表现为头晕、头痛、烦躁不安、谵妄、抽搐和昏迷,有的发生呼吸、循环衰竭而死亡。

4. 局部损害 有些 OPI 接触皮肤后病人发生过敏性皮炎、皮肤水疱或剥脱性皮炎;污染眼部时,病人出现结膜充血和瞳孔缩小。

(二)迟发性多发性神经病

急性重度和中度 OPI(甲胺磷、敌敌畏、乐果和敌百虫等)中毒病人症状消失后 2～3 周出现迟发性神经损害,表现为感觉、运动型多发性神经病变,主要累及肢体末端,病人发生下肢瘫痪、四肢肌肉萎缩等。目前认为这种病变不是 ChE 受抑制而引起,可能是由于 OPI 抑制神经靶酯酶(neuropathy target esterase,NTE),使其老化所致。全血或红细胞 ChE 活性正常,神经-肌电图检查提示神经源性损害。

(三)中间型综合征(intermediate syndrome)

多发生在重度 OPI(甲胺磷、敌敌畏、乐果、久效磷)中毒后 24～96 h 及复能药用量不足病人,经治疗胆碱能危象消失、意识清醒或未恢复和迟发性多发性神经病发生前,突然出现屈颈肌和四肢近端肌无力和第Ⅲ、Ⅶ、Ⅸ、Ⅹ对脑神经支配的肌肉无力,出现眼睑下垂、眼外展障碍、面瘫和呼吸肌麻痹,从而引起通气障碍性呼吸困难或衰竭,可导致死亡。

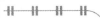

【实验室检查】

（一）血 ChE 活力测定

血 ChE 活力是诊断 OPI 中毒的特异性实验指标，对判断中毒程度、疗效和预后极为重要。以正常人血 ChE 活力值作为 100%，急性 OPI 中毒时，ChE 活力值在 70%～50% 为轻度中毒；50%～30% 为中度中毒；30% 以下为重度中毒。对长期 OPI 接触者，血 ChE 活力值测定可作为生化监测指标。

（二）尿 OPI 代谢物测定

在体内，对硫磷和甲基对硫磷氧化分解为对硝基酚，敌百虫代谢为三氯乙醇。尿中测出对硝基酚或三氯乙醇有助于诊断上述毒物中毒。

【诊断与鉴别诊断】

根据病人 OPI 接触史、呼出气有臭蒜味、瞳孔缩小、多汗、肌纤维颤动和意识障碍等症状，一般不难诊断。对于不明原因的意识障碍、瞳孔缩小，并伴有肺水肿病人，也要考虑到 OPI 中毒。如监测血 ChE 活力降低，可确诊。

OPI 中毒应与中暑、急性胃肠炎或脑炎等鉴别，尚需与拟除虫菊酯类中毒及甲脒类中毒鉴别。前者口腔和胃液无特殊臭味，血 ChE 活力正常；后者以嗜睡、发绀、出血性膀胱炎为主要表现，而无瞳孔缩小和腺体分泌增加等表现。

此外，诊断时尚需注意：口服乐果和马拉硫磷中毒病人，急救后病情好转，在数日至一周后突然恶化，可重新出现 OPI 急性中毒症状，或肺水肿或突然死亡。这种临床"反跳"现象可能与残留在皮肤或体内的 OPI 重吸收或解毒药停用过早有关。

急性中毒诊断分级如下。

（1）轻度中毒：仅有 M 样症状，ChE 活力 70%～50%。

（2）中度中毒：M 样症状加重，出现 N 样症状，ChE 活力 50%～30%。

（3）重度中毒：具有 M、N 样症状，并伴有肺水肿、抽搐、昏迷，呼吸肌麻痹和脑水肿，ChE 活力 30% 以下。

【急诊处理】

（一）迅速清除毒物

立即将病人撤离中毒现场。彻底清除未被机体吸收进入血液的毒物，如迅速脱去污染衣服，用肥皂水清洗污染皮肤、毛发和指甲；眼部污染时，用清水、生理盐水、2% 碳酸氢钠溶液或 3% 硼酸溶液冲洗。口服中毒者，用清水、2% 碳酸氢钠溶液（敌百虫忌用）或 1∶5000 高锰酸钾溶液（对硫磷忌用）反复洗胃，即首次洗胃后保留胃管，间隔 3～4 h 重复洗胃，直至洗出液清亮为止。然后用硫酸钠 20～40 g 溶于 20 mL 水，口服，观察 30 min，无导泻作用时，再口服或经鼻胃管注入水 500 mL。

（二）紧急复苏

OPI 中毒者常死于肺水肿、呼吸肌麻痹、呼吸中枢衰竭。对上述病人，要紧急采取复苏措施：清除呼吸道分泌物，保持呼吸道通畅，给氧，据病情应用机械通气。肺水肿应用阿托品，不能应用氨茶碱和吗啡。心脏停搏时，行体外心脏按压复苏等。

（三）解毒药

在清除毒物过程中，同时应用 ChE 复能药和胆碱受体阻断药治疗。

1. 用药原则　根据病情，要早期、足量、联合和重复应用解毒药，并且选用合理给药途径及择期停药。中毒早期即联合应用抗胆碱能药与 ChE 复能药才能取得更好疗效。

2. ChE 复能药　肟类化合物能使被抑制的 ChE 恢复活性。ChE 复能药尚能作用于外周

N_2受体,对抗外周 N 胆碱受体活性,能有效解除烟碱样毒性作用,对 M 样症状和中枢性呼吸抑制作用无明显影响。所用药物如下。

(1)氯解磷定:复能作用强,毒性小,水溶性大,可供静脉或肌内注射,是临床上首选的解毒药。首次给药要足量,指征为外周 N 样症状(如肌颤)消失,血液 ChE 活性恢复 50%～60% 甚至以上。如洗胃彻底,轻度中毒者无须重复给药;中度中毒者首次足量给药后一般重复 1～2 次即可;重度中毒者首次给药后 30～60 min 未出现药物足量指征时,应重复给药。如口服大量乐果中毒、昏迷时间长、对 ChE 复能药疗效差及血 ChE 活性低者,解毒药维持剂量要大,时间可长达 5～7 d。通常,中毒表现消失,血 ChE 活性在 50%～60% 甚至以上,即可停药。

(2)碘解磷定:复能作用较差,毒性小,水溶性小,仅能静脉注射,是临床上次选的解毒药。

(3)双复磷:复能作用强,毒性较大,水溶性大,能静脉或肌内注射。ChE 复能药对甲拌磷、内吸磷、对硫磷、甲胺磷、乙硫磷和肟硫磷等中毒疗效好,对敌敌畏、敌百虫中毒疗效差,对乐果和马拉硫磷中毒疗效不明显。双复磷对敌敌畏及敌百虫中毒疗效较碘解磷定为好。ChE 复能药对中毒 24～48 h 后已老化的 ChE 无复活作用。对 ChE 复能药疗效不佳者,以胆碱能受体阻断药治疗为主。

ChE 复能药不良反应有短暂眩晕、视力模糊、复视、血压升高等。用量过大能引起癫痫样发作和抑制 ChE 活力。碘解磷定剂量较大时,尚有口苦、咽干、恶心。注射速度过快可导致暂时性呼吸抑制;双复磷不良反应较明显,有口周、四肢及全身麻木和灼热感,恶心、呕吐和颜面潮红,剂量过大可引起室性期前收缩和传导阻滞,有的发生中毒性肝病。

3. 胆碱能受体阻断药 胆碱能受体分为 M 和 N 两类。M 有三个亚型:M_1、M_2 和 M_3。肺组织上有 M_1 受体,心肌上有 M_2 受体,平滑肌和腺体上主要有 M_3 受体。N 受体有 N_1 和 N_2 二个亚型,神经节和节后神经元为 N_1 受体,骨骼肌上为 N_2 受体。

由于 OPI 中毒时,积聚的 ACh 首先兴奋中枢 N 受体,使 N 受体迅速发生脱敏反应,对 ACh 刺激不再发生作用,并且脱敏的 N 受体还能改变 M 受体构型,使 M 受体对 ACh 更加敏感,对 M 受体阻断药(如阿托品)疗效降低。因此,外周性与中枢性抗胆碱能药具有协同作用。

(1)M 胆碱能受体阻断药:又称外周性抗胆碱能药。阿托品和山莨菪碱等主要作用于外周 M 受体,能缓解 M 样症状,对 N 受体无明显作用。根据病情,阿托品每 10～30 min 或 1～2 h 给药一次,直到病人 M 样症状消失或出现"阿托品化"。阿托品化指征为瞳孔较前扩大、口干、皮肤干燥、心率增快(90～100 次/分)和肺湿啰音消失。此时,应减少阿托品剂量或停用。如出现瞳孔明显扩大、神志模糊、烦躁不安、抽搐、昏迷和尿潴留等为阿托品中毒,立即停用阿托品。

(2)N 胆碱能受体阻断药:又称中枢性抗胆碱能药,如东莨菪碱、苯那辛、苯扎托品、丙环定等,对中枢 M 和 N 受体作用强,对外周 M 受体作用弱。盐酸戊乙奎醚(长托宁)对外周 M 受体和中枢 M、N 受体均有作用,但选择性作用于 M_1、M_3 受体亚型,对 M_2 受体作用极弱,对心率无明显影响;较阿托品作用强,有效剂量小,作用时间(半衰期 6～8 h)长,不良反应少;首次用药需与氯解磷定合用。

根据 OPI 中毒程度,可采用胆碱酯酶复活剂与阿托品联合用药。轻度中毒可单用胆碱酯酶复能药。两药合用时,应减少阿托品用量,以免发生阿托品中毒。

4. 复方制剂 将生理性拮抗剂与胆碱酯酶复能药组成复方制剂。国内的复方制剂有解磷注射液(每支含阿托品 3 mg,苯那辛 3 mg 和氯解磷定 400 mg)。首次剂量:轻度中毒者 1/2～1 支肌内注射;中度中毒者 1～2 支;重度中毒者 2～3 支。但尚需分别另加氯解磷定,轻度中毒者 0～0.5 g,中度中毒者 0.5～1.0 g,重度中毒者 1.0～1.5 g。

对重度病人,症状缓解后逐渐减少解毒药用量,待症状基本消失,全血胆碱酯酶活力升至正常的 50%～60% 后停药观察,通常观察 3～7 d 再出院。

Note

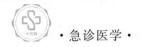

（四）对症治疗

重度 OPI 中毒病人常伴有多种并发症,如酸中毒、低钾血症、严重心律失常、脑水肿等。特别是合并严重呼吸和循环衰竭时若处理不及时,应用的解毒药尚未发挥作用病人即已死亡。

（五）中间型综合征治疗

立即给予人工机械通气。同时应用氯解磷定 1.0 g/次,肌内注射(简称肌注),酌情选择给药间隔时间,连用 2～3 d。积极对症治疗。

【预防】

对生产和使用 OPI 的人员要进行宣传普及防治中毒常识;在生产和加工 OPI 的过程中,严格执行安全生产制度和操作规程;搬运和应用农药时应做好安全防护。对于慢性接触者,定期体检和测定全血胆碱酯酶活力。

第三节　急性灭鼠药中毒

灭鼠药是指一类可以杀灭啮齿类动物(如鼠类)的化合物。当今国内外已有 10 多种灭鼠药。目前,灭鼠药广泛用于农村和城市。因此,群体和散发灭鼠药中毒事件屡有发生。按灭鼠起效的急缓和灭鼠药毒理作用分类,对有效抢救灭鼠药中毒具有重要参考价值。

【中毒分类】

（一）按灭鼠起效急缓分类

1. 急性灭鼠药　鼠食后 24 h 内致死,包括毒鼠强和氟乙酰胺。

2. 慢性灭鼠药　鼠食后数天内致死,包括抗凝血类敌鼠钠盐和灭鼠灵等。

（二）按灭鼠药的毒理作用分类

1. 抗凝血类灭鼠药

(1) 第一代抗凝血高毒灭鼠药:灭鼠灵(即华法林)、克灭鼠、敌鼠钠盐、氯敌鼠。

(2) 第二代抗凝血剧毒灭鼠药:溴鼠隆和溴敌隆。

2. 兴奋中枢神经系统类灭鼠药　毒鼠强、氟乙酰胺和氟乙酸钠。

3. 其他类灭鼠药　有增加毛细血管通透性药物安妥;抑制烟酰胺代谢药杀鼠优;OPI,如毒鼠磷;维生素 B_6 的拮抗剂鼠立死。

【病因】

灭鼠药中毒的常见原因如下。

(1) 误食、误用灭鼠药制成的毒饵。

(2) 有意服毒或投毒。

(3) 二次中毒:灭鼠药被动、植物摄取后,以原形存留其体内,当人食用或使用中毒的动物或植物后,造成二次中毒。

(4) 皮肤接触或呼吸道吸入:在生产加工过程中,经皮肤接触或呼吸道吸入引起中毒。

【中毒机制】

（一）毒鼠强

对人致死量为一次口服 5～12 mg(0.1～0.2 mg/kg),对中枢神经系统有强烈的兴奋性,中毒后出现剧烈的惊厥。研究证明其惊厥是毒鼠强拮抗 γ-氨基丁酸(GABA)的结果。其有剧烈的毒性和稳定性,易造成二次中毒,且无解毒药。

（二）氟乙酰胺

人口服致死量为 0.1～0.5 g，经消化道、呼吸道及皮肤接触进入机体，经脱胺（钠）后形成氟乙酸，氟乙酸与三磷酸腺苷和辅酶结合，在草酰乙酸作用下生成氟柠檬酸。氟柠檬酸与柠檬酸虽在化学结构上相似，但不能被乌头酸酶作用，反而拮抗乌头酸酶，使柠檬酸不能代谢产生乌头酸，中断三羧酸循环，称之"致死代谢合成"。同时，因柠檬酸代谢堆积，丙酮酸代谢受阻，使心、脑、肺、肝和肾脏细胞发生变性、坏死，导致肺、脑水肿。氟乙酰胺也易造成二次中毒。

（三）溴鼠隆

干扰肝脏利用维生素 K，抑制凝血因子 II、VII、IX、X 及影响凝血酶原合成，导致凝血时间延长。其分解产物苄叉丙酮能严重破坏毛细血管内皮细胞。

（四）磷化锌

人致死量 4.0 mg/kg。口服后在胃酸作用下分解产生磷化氢和氯化锌。磷化氢抑制细胞色素氧化酶，使神经细胞内呼吸功能障碍。氯化锌对胃黏膜的强烈刺激与腐蚀作用导致胃出血、溃疡。磷化锌吸入后会对心血管、内分泌系统以及肝和肾功能产生严重损害，机体可发生多脏器功能衰竭。

【临床特点与诊断要点】

详见表 8-3-1。

表 8-3-1　灭鼠药中毒的临床特点与诊断要点一览表

灭鼠药种类	诊断根据		
	中毒病史	主要临床特点	诊断要点
毒鼠强	误服、误吸、误用，与皮肤接触及职业密切接触史	经呼吸道或消化道黏膜迅速吸收后导致严重阵挛性惊厥和脑干刺激的癫痫大发作	1.薄层层析法和气相色谱分析，检出血液、尿液及胃内容物中的毒物成分。 2.中毒性心肌炎致心律失常和 ST 段改变。 3.心肌酶谱增高和肺功能损害。
氟乙酰胺	同上	潜伏期短，起病迅速 临床分三型： 1.轻型：头痛头晕、视力模糊、乏力、四肢麻木、抽动、口渴、呕吐、上腹痛。 2.中型：除上述，尚有分泌物多、烦躁、呼吸困难、肢体痉挛、心脏损害、血压下降。 3.重型：昏迷、惊厥、严重心律失常、瞳孔缩小、肠麻痹、大小便失禁、心肺功能衰竭	1.巯醌反应法在中毒病人检测标本中，查出氟乙酰胺或氟乙酸钠代谢产物氟乙酸。 2.气相色谱法检出氟乙酸钠。 3.血与尿中柠檬酸含量增高、血酮↑↑、血钙↓↓。 4.心肌酶活力↑↑，CK 明显↑↑↑。 5.心肌损伤表现：QT 延长，ST-T 改变
溴鼠隆	同上	1.早期：恶心、呕吐、腹痛、低热、食欲不佳、情绪不好。 2.中晚期：皮肤下广泛出血、血尿、鼻和牙龈出血、咯血、呕血、便血，心、脑、肺出血、休克	1.出血时间延长，凝血时间和凝血酶原时间延长。 2.II、VII、IX、X 凝血因子减少或活动度下降。 3.胃内容物中检出毒物成分

续表

灭鼠药种类	诊断根据		
	中毒病史	主要临床特点	诊断要点
磷化锌	同上	1.轻者表现:胸闷、咳嗽、鼻咽发干、呕吐、腹痛。 2.重者表现:惊厥、抽搐、肌肉抽动、口腔黏膜糜烂、呕吐物有大蒜味。 3.严重者表现:肺水肿、脑水肿、心律失常、昏迷、休克	1.标本中检出毒物成分。 2.血中检出血磷↑↑、血钙↓↓。 3.心、肝和肾功能异常

【急诊处理】

详见表 8-3-2。

表 8-3-2 灭鼠药中毒的救治要点

灭鼠药种类	综合疗法	特效疗法
毒鼠强	1.迅速洗胃:越早疗效越好。 2.清水洗胃后胃管内注入: (1)活性炭 50~100 g 吸附毒物; (2)20%~30%硫酸镁导泻。 3.保护心肌:静滴极化液,1,6-二磷酸果糖和维生素 B_6。 4.禁用阿片类药	1.抗惊厥: (1)地西泮每次 10~20 mg 静注或 50~100 mg 加入 10%葡萄糖液 250 mL 静滴,总量 200 mg; (2)苯巴比妥钠 0.1 g,每 6~12 h 肌注,用 1~3 d; (3)γ-羟基丁酸钠 60~80 mg/(kg·h)静滴; (4)异丙酚 2~12 mg/(kg·h)静滴; (5)硫喷妥钠 3 mg/(kg·h)间断静注,直至抽搐停止; (6)二巯基丙磺酸钠:第 1~2 天,0.125~0.25 g,每 8 h 一次,肌注;第 3~4 天,0.125 g,每 12 h 一次,肌注;第 5~7 天,0.125 g,每天 1 次,肌注。 2.血液净化(血液灌流、血液透析、血浆置换)加速毒鼠强排出体外
氟乙酰胺	1.迅速洗胃:越早越好。 2.1:5000 高锰酸钾溶液或 0.15%石灰水洗胃,使其氧化或转化为不易溶解的氟乙酰(酸)钙而降低毒性。 (1)洗胃后,胃管内注入适量乙醇(白酒),在肝内氧化成乙酸以达解毒目的; (2)洗胃后,胃管内注入食醋 150~300 mL 有解毒作用。 3.1,6-二磷酸果糖静滴,防治心脏意外。 4.昏迷病人,尽快应用高压氧疗法	1.特效解毒剂:乙酰胺(解氟灵),规格 5 mL:2.5 g,每次 2.5~5.0 g,肌注,3 次/日。或按 0.1~0.3 g/(kg·d)计算总量,分 3 次肌注。重症病人,首次肌注剂量为全日量的 1/2 即 10 g,连用 5~7 天/疗程。 2.醋精(甘油酸酯)6~30 mg 肌注,每 30 min 一次;或按 0.1~0.5 mg/kg 肌注,每 30 min 一次
溴鼠隆	1.立即清水洗胃,催吐,导泻; 2.胃管内注入活性炭 50~100 g 吸附毒物; 3.胃管内注入 20%~30%硫酸镁导泻	1.特效对抗剂: (1)维生素 K_1:10~20 mg 肌注,每 3~4 h 一次; (2)维生素 K_1:10~20 mg 静注后,改静滴维持; (3)维生素 K_1:60~80 mg 静滴,总量 120 mg/d,1~2 周/疗程。 2.输新鲜冰冻血浆 300 mL

续表

灭鼠药种类	综合疗法	特效疗法
磷化锌	1. 皮肤接触中毒:应更换衣服,清洗皮肤。 2. 吸入中毒:应立即转移病人,置于空气新鲜处。 3. 口服中毒:应立即催吐、洗胃、导泻。 (1)催吐:0.5%～1%硫酸铜溶液,首次口服 10 mL,每次间隔 5～10 min,3～5 次/疗程。 (2)洗胃:反复洗至无磷臭味,澄清液止。 ①0.2%硫酸铜溶液洗胃,使磷变成不溶性的黑色磷化铜。 ②0.05%硫酸铜溶液洗胃,使磷氧化成磷酸酐而失去毒性。 (3)导泻:洗胃毕后立即导泻,用硫酸钠 20～30 g口服导泻。 禁用硫酸镁、蓖麻油及其他油类	1. 头痛、头晕:应用布洛芬、索米痛。 2. 烦躁:苯巴比妥 0.1 g 肌注;地西泮 10 mg 肌注。 3. 呕吐、腹痛:阿托品 0.6 mg 肌注。 4. 抽搐、惊厥:10%水合氯醛 15～20 mL 保留灌肠。 5. 禁用:牛奶、鸡蛋清、油类、脂肪性食物,以免促进磷的吸收和溶解

第四节　急性一氧化碳中毒

在生产和生活环境中,含碳物质不完全燃烧可产生一氧化碳(CO)。CO 是无色、无臭和无味气体,相对密度 0.967。空气中 CO 浓度达到 12.5% 时,有爆炸危险。吸入过量 CO 引起的中毒称急性一氧化碳中毒,俗称煤气中毒。急性一氧化碳中毒是较为常见的生活中毒和职业中毒。

【病因】

工业上,高炉煤气和发生炉煤气中含 CO 30%～35%;水煤气中含 CO 30%～40%。在炼钢、炼焦和烧窑等生产过程中,如炉门、窑门关闭不严,煤气管道漏气或煤矿瓦斯爆炸产生大量 CO,会导致吸入性中毒。失火现场空气中 CO 浓度高达 10%,也可引起现场人员中毒。

煤炉产生的气体含 CO 量高达 6%～30%,应用时不注意防护可发生中毒。每日吸烟一包,可使血液碳氧血红蛋白(COHb)浓度升至 5%～6%,连续大量吸烟也可致 CO 中毒。

【发病机制】

CO 中毒主要引起组织缺氧。CO 吸入体内后,85% 与血液中红细胞的血红蛋白结合,形成稳定的 COHb。CO 与血红蛋白的亲和力比氧与血红蛋白的亲和力大 240 倍。吸入较低浓度 CO 即可产生大量 COHb。COHb 不能携带氧,且不易解离,是氧合血红蛋白解离速度的 1/3600。COHb 存在还能使血红蛋白氧解离曲线左移,血氧不易释放给组织而造成细胞缺氧。

CO 中毒时,体内血管吻合支少且代谢旺盛的器官如大脑和心脏最易遭受损害。缺氧时,脑内酸性代谢产物蓄积,使血管通透性增加而产生脑细胞间质水肿。脑血液循环障碍可致脑血栓形成、脑皮质和基底节局灶性的缺血性坏死以及广泛的脱髓鞘病变,致使少数病人发生迟发性脑病。

【病理】

急性 CO 中毒在 24 h 内死亡者,血液呈樱桃红色;各器官充血、水肿和点状出血。昏迷数

Note

日后死亡者,脑明显充血、水肿;苍白球出现软化灶;大脑皮质可有坏死灶,海马区因血管供应少,故受累明显;小脑有细胞变性;有少数病人大脑半球白质可发生散在性、局灶性脱髓鞘病变;心肌可见缺血性损害或心内膜下多发性梗死。

【临床表现】

（一）急性中毒

正常人血液中COHb含量可达5%～10%。急性CO中毒的症状与血液中COHb浓度有密切关系,同时也与病人中毒前的健康状况,如有无心、脑血管病及中毒时体力活动等情况有关。按中毒程度可为3度。

1. 轻度中毒　血液COHb浓度为10%～20%。病人有不同程度头痛、头晕、恶心、呕吐、心悸和四肢无力等。原有冠心病的病人可出现心绞痛。脱离中毒环境吸入新鲜空气或氧疗,症状很快消失。

2. 中度中毒　血液COHb浓度为30%～40%。病人出现胸闷、气短、呼吸困难、幻觉、视物不清、判断力降低、运动失调、嗜睡、意识模糊或浅昏迷。口唇黏膜可呈樱桃红色,临床罕见。氧疗后病人可恢复正常且无明显并发症。

3. 重度中毒　血液COHb浓度达40%～60%。病人迅速出现昏迷、呼吸抑制、肺水肿、心律失常或心力衰竭。病人可呈去皮质综合征状态。部分病人因吸入呕吐物引起吸入性肺炎。受压部位皮肤可出现红肿和水疱。眼底检查可发现视乳头水肿。

（二）急性一氧化碳中毒迟发脑病(神经精神后发症)

急性一氧化碳中毒病人在意识障碍恢复后,经过2～60 d的"假愈期",可出现下列临床表现之一:①精神意识障碍:呈现痴呆、木僵、谵妄状态或去皮质状态;②锥体外系神经障碍:由于基底神经节和苍白球损害出现震颤麻痹综合征(表情淡漠、四肢肌张力增强、静止性震颤、前冲步态);③锥体系神经损害:如偏瘫、病理反射阳性或小便失禁等;④大脑皮质局灶性功能障碍:如失语、失明、不能站立及继发性癫痫;⑤脑神经及周围神经损害:如视神经萎缩、听神经损害及周围神经病变等。

【实验室检查】

（一）血液COHb测定

可采用简易测定方法,如①加碱法:取病人血液1～2滴,用蒸馏水3～4 mL稀释后,加10%氢氧化钠溶液1～2滴,混匀。血液中COHb增多时,加碱后血液仍保持淡红色不变,正常血液则呈绿色。本试验在COHb浓度高达50%时才呈阳性反应。②分光镜检查法:取血数滴,加入蒸馏水10 mL,用分光镜检查可见特殊的吸收带。监测血中COHb浓度,不仅能明确诊断,而且有助于分型和估计预后。

（二）脑电图检查

可见弥漫性低波幅慢波,与缺氧性脑病进展相平行。

（三）头部CT检查

脑水肿时可见脑部有病理性密度降低区。

【诊断与鉴别诊断】

根据吸入较高浓度CO的病史,急性发生的中枢神经损害的症状和体征,结合及时血液COHb测定的结果,按照国家诊断标准(GB 8781—1988),可做出急性CO中毒诊断。职业性CO中毒多为意外事故,接触史比较明确。疑有生活性中毒者,应询问发病时的环境情况,如炉火烟囱有无通风不良或外漏现象及同室人有无同样症状等。

急性CO中毒应与脑血管意外、脑震荡、脑膜炎、糖尿病酮症酸中毒以及其他中毒引起的昏迷相鉴别。既往史、体检、实验室检查有助于鉴别诊断。血液 COHb 测定是有价值的诊断指标,但采取血标本时要求在脱离中毒现场 8 h 以内尽早抽取静脉血,因为脱离现场数小时后 COHb 即逐渐消失。

【急诊处理】

（一）终止 CO 吸入

迅速将病人转移到空气新鲜处,终止 CO 继续吸入。卧床休息,保暖,保持呼吸道畅通。

（二）氧疗

给予氧疗,迅速纠正缺氧状态。

1. 吸氧 中毒者给予吸氧治疗,如鼻导管和面罩吸氧。吸入新鲜空气时,CO 由 COHb 释放出半量约需 4 h;吸入纯氧时可缩短至 30～40 min;吸入 3 个大气压的纯氧可缩短至 20 min。

2. 高压氧舱治疗 能增加血液中物理溶解氧,提高总体氧含量,促进氧释放和加速 CO 排出,可迅速纠正组织缺氧,缩短昏迷时间和病程,预防 CO 中毒引发的迟发性脑病。

（三）机械通气

呼吸停止时,应行气管内插管,吸入 100% 氧气,进行机械通气。危重病人可考虑血浆置换。

（四）防治脑水肿

严重中毒后,脑水肿可在 24～48 h 发展到高峰。在积极纠正缺氧同时给予脱水治疗。20% 甘露醇 1～2 g/kg 静脉快速滴注(10 mL/min)。待 2～3 d 后颅内压增高现象好转,可减量。也可注射呋塞米(速尿)脱水。三磷酸腺苷、糖皮质激素(如地塞米松)也有助于缓解脑水肿。如有频繁抽搐者,首选地西泮,10～20 mg 静脉滴注。抽搐停止后再静脉滴注苯妥英钠 0.5～1 g,可在 4～6 h 内重复应用,亦可实施人工冬眠疗法。

（五）促进脑细胞代谢

应用能量合剂,常用药物有三磷酸腺苷、辅酶 A、细胞色素 C 和大量维生素 C 及甲氯芬酯(氯酯醒)250～500 mg 肌内注射;胞磷胆碱(胞二磷胆碱)500～1000 mg 加入 5% 葡萄糖溶液 250 mL 中静脉滴注,每天一次。

（六）防治并发症和后发症

昏迷期间护理工作非常重要。保持呼吸道通畅,必要时行气管切开。定时翻身以防发生压疮和肺炎。注意营养,必要时鼻饲。高热能影响脑功能,可采用物理降温方法,如头部用冰帽,体表用冰袋,使体温保持在 32 ℃ 左右。如降温过程中出现寒战或体温下降困难时,可用冬眠药物。急性 CO 中毒病人从昏迷中苏醒后,应做咽拭子、血、尿培养;如有后发症,给予相应的治疗,严防神经系统和心脏后发症的发生;为有效控制肺部感染,应选择广谱抗生素。尽可能地严密临床观察 2 周。

【预后】

轻度中毒可完全恢复。昏迷时间过长者预后严重。迟发性脑病恢复较慢,少数可留有永久性症状。

【预防】

加强预防 CO 中毒的宣传。居室内火炉要安装烟筒管道,防止管道漏气。

厂矿工作人员应认真执行安全操作规程。煤气发生炉和管道要经常检修以防漏气。有 CO 的车间和场所要加强通风。加强矿井下空气中 CO 浓度的监测和报警。进入高浓度 CO 环境时,要戴好防毒面具。

Note

要经常监测工作环境空气中 CO 浓度,我国规定车间空气中 CO 最高容许浓度为 30 mg/m³。

第五节　急性镇静催眠药中毒

镇静催眠药是中枢神经系统抑制药,具有镇静、催眠作用,过大剂量可麻醉全身,包括延髓。一次服用大剂量可引起急性镇静催眠药中毒。长期滥用催眠药可引起耐药性和依赖性而导致慢性中毒。突然停药或减量可引起戒断综合征。

【病因】

1950 年以前常用的镇静催眠药是巴比妥类,随后由苯二氮䓬类药物取代。目前镇静催眠药分为以下几种。

(一)苯二氮䓬类

1. 长效类(半衰期>30 h)　氯氮䓬、地西泮、氟西泮。

2. 中效类(半衰期 6~30 h)　阿普唑仑、奥沙西泮、替马西泮。

3. 短效类　三唑仑。

(二)巴比妥类

1. 长效类　巴比妥和苯巴比妥。

2. 中效类　戊巴比妥、异戊巴比妥、布他比妥。

3. 短效类　司可巴比妥、硫喷妥钠。

(三)非巴比妥非苯二氮䓬类(中效~短效)

水合氯醛、格鲁米特、甲喹酮、甲丙氨酯。

(四)吩噻嗪类

吩噻嗪类(抗精神病药)是指能治疗各类精神病及各种精神症状的药物,又称强安定剂或神经阻滞剂。按化学结构共分为五大类,其中吩噻嗪类药物按侧链结构的不同,又可分为三类:①脂肪族:如氯丙嗪;②哌啶类:如硫利达嗪(甲硫达嗪);③哌嗪类:如奋乃静、氟奋乃静和三氟拉嗪。

【发病机制】

(一)药代动力学

镇静催眠药均具有脂溶性,其吸收、分布、蛋白结合、代谢、排出以及起效时间和作用时间,都与药物的脂溶性有关。脂溶性强的药物易通过血脑屏障,作用于中枢神经系统,起效快,作用时间短,称为短效药。

(二)中毒机制

苯二氮䓬类中枢神经抑制作用与增强 γ-氨基丁酸(GABA)能神经的功能有关。苯二氮䓬类与苯二氮䓬受体结合后,可加强 GABA 与 GABA 受体结合的亲和力,使与 GABA 受体偶联的氯离子通道开放而增强 GABA 对突触后的抑制功能。

巴比妥类主要作用于网状结构上行激活系统而引起意识障碍。巴比妥类对中枢神经系统的抑制有剂量-效应关系,随着剂量的增加,由镇静、催眠到麻醉,以致延髓麻痹。

吩噻嗪类药主要作用于网状结构,能减轻焦虑紧张、幻觉、妄想和病理性思维等精神症状。这类作用是药物抑制中枢神经系统多巴胺受体,减少邻苯二酚胺生成所致。该类药物又能抑制脑干血管运动和呕吐反射,阻断 α 肾上腺素能受体、抗组胺及抗胆碱能等作用。

(三)耐受性、依赖性和戒断综合征

各种镇静催眠药均可产生耐受性和依赖性,因而都可引起戒断综合征。发生机制尚未完全阐明。长期服用苯二氮䓬类使苯二氮䓬类受体减少,是发生耐受的原因之一。长期服用苯二氮䓬类突然停药时,发生苯二氮䓬类受体密度上调而出现戒断综合征。应用巴比妥类、非巴比妥类及乙醇者发生耐受性、依赖性和戒断综合征的情况更为严重。发生依赖性的证据是停药后发生戒断综合征。戒断综合征的特点是出现与药理作用相反的症状,如停用巴比妥类出现躁动和癫痫样发作;停用苯二氮䓬类出现焦虑和睡眠障碍。镇静催眠药间可有交叉耐受。致死量不因产生耐受性而有所改变。

吩噻嗪类药物临床用途较多,以氯丙嗪使用最广泛。本组药物口服后肠道吸收很不稳定,有抑制肠蠕动作用,常可滞留肠内很长时间,吸收后分布于全身组织,以脑及肺组织中含量最多,主要经肝代谢,大部分以葡萄糖醛酸盐或硫氧化合物形式排泄。药物排泄时间较长,半衰期为 10~20 h,作用持续数天。

【临床表现】

(一)急性中毒

1. 巴比妥类中毒 一次服用大剂量巴比妥类,引起中枢神经系统抑制,症状严重程度与剂量有关。

(1)轻度中毒:嗜睡、情绪不稳定、注意力不集中、记忆力减退、共济失调、发音含糊不清、步态不稳和眼球震颤。

(2)重度中毒:进行性中枢神经系统抑制,由嗜睡到深昏迷。呼吸抑制由呼吸浅而慢到呼吸停止。可发生低血压或休克。常见体温下降。肌张力下降,腱反射消失。胃肠蠕动减慢。皮肤可起大疱。长期昏迷患者可并发肺炎、肺水肿、脑水肿和肾衰竭。

2. 苯二氮䓬类中毒 中枢神经系统抑制较轻,主要症状是嗜睡、头晕、言语含糊不清、意识模糊和共济失调。很少出现严重的症状如长时间深度昏迷和呼吸抑制等。如果出现,应考虑同时服用其他镇静催眠药或酒等。

3. 非巴比妥非苯二氮䓬类中毒 其症状虽与巴比妥类中毒相似,但各有其特点。

(1)水合氯醛中毒:可有心律失常和肝肾功能损害。

(2)格鲁米特中毒:意识障碍有周期性波动。有抗胆碱能神经症状,如瞳孔散大等。

(3)甲喹酮中毒:可有明显的呼吸抑制,出现锥体束征(如肌张力增强、腱反射亢进和抽搐等)。

(4)甲丙氨酯中毒:常有血压下降。

4. 吩噻嗪类中毒 最常见的为锥体外系反应,临床表现有以下三类:①震颤麻痹综合征;②静坐不能;③急性肌张力障碍反应,如斜颈、吞咽困难和牙关紧闭等。此外在治疗过程中尚有直立性低血压、体温调节紊乱等。对氯丙嗪类药物有过敏史的病人,即使治疗剂量也有引起剥脱性皮炎、粒细胞缺乏症及胆汁淤积性肝炎而死亡者。一般认为当一次剂量达 2~4 g 时,可有急性中毒反应。由于这类药物有明显抗胆碱能作用,病人常有心动过速、高温及肠蠕动减少;对 α 肾上腺素能阻滞作用导致血管扩张及血压降低。由于药物具有奎尼丁样膜稳定及心肌抑制作用,中毒病人有心律失常,心电图 PR 及 QT 间期延长,ST 段和 T 波变化等表现。一次过量者也可有锥体外系症状,中毒后有昏迷和呼吸抑制;全身抽搐少见。

(二)戒断综合征

长期服用大剂量镇静催眠药病人,突然停药或迅速减少药量时,可发生戒断综合征。主要表现为自主神经兴奋性增高和轻重度神经和精神异常。

1. 轻症 最后一次服药后 1 日内或数日内出现焦虑、易激动、失眠、头痛、厌食、无力和震

颤。2～3 d 后达到高峰,可有恶心、呕吐和肌肉痉挛。

2. 重症 突然停药后 1～2 d,有的在药物停用 7～8 d 后出现癫痫样发作,有时出现幻觉、妄想、定向力丧失、高热和谵妄,数日至 3 周内恢复,病人用药量多为治疗量 5 倍以上,时间超过 1 个月。用药量大、时间长而骤然停药者症状严重。滥用巴比妥类者停药后发病较多、较早,且症状较重,出现癫痫样发作及轻躁狂状态者较多。滥用苯二氮䓬类者停药后发病较晚,原因可能与中间代谢产物排出较慢有关,症状较轻,以焦虑和失眠为主。

【实验室检查】

1. 血液、尿液、胃液中药物浓度测定 对诊断有参考意义。血清苯二氮䓬类浓度测定对诊断帮助不大,因其活性代谢物半衰期及个人药物排出速度不同。

2. 血液生化检查 如血糖、尿素氮、肌酐和电解质等。

3. 动脉血气分析 略。

【诊断与鉴别诊断】

(一)诊断

1. 急性中毒 有服用大量镇静催眠药史,出现意识障碍和呼吸抑制及血压下降。胃液、血液、尿液中检出镇静催眠药。

2. 戒断综合征 长期滥用催眠药突然停药或急速减量后出现焦虑、失眠、谵妄和癫痫样发作。

(二)鉴别诊断

镇静催眠药中毒应与以下疾病相鉴别。

1. 急性中毒与其他昏迷疾病 询问有无原发性高血压、癫痫、糖尿病、肝病、肾病等既往史,以及一氧化碳、酒精、有机溶剂等毒物接触史。检查有无头部外伤、发热、脑膜刺激征、偏瘫、发绀等。再做必要的实验室检查。经综合考虑,可做出鉴别诊断。

2. 戒断综合征与神经精神病相鉴别 原发性癫痫者以往有癫痫发作史。精神分裂症、酒精中毒者均可有震颤和谵妄,但前者有既往史,后者有酗酒史。

【急诊处理】

(一)急性中毒的治疗

1. 维持昏迷病人重要器官功能

(1)保持气道通畅:深昏迷病人应予气管插管,以保证吸入足够的氧气和排出二氧化碳。

(2)维持血压:急性中毒出现低血压多由于血管扩张所致,应输液补充血容量,如无效,可考虑给予适量多巴胺[0～20 μg/(kg·min)]。

(3)心脏监护:心电图监护,如出现心律失常,酌情给予抗心律失常药。

(4)促进意识恢复:给予葡萄糖、维生素 B_1 和纳洛酮。用纳洛酮促醒有一定疗效,每次 0.4～0.8 mg 静脉注射,可根据病情间隔 15 min 重复一次。

2. 清除毒物

(1)洗胃。

(2)吸附:活性炭对吸附各种镇静催眠药有效。

(3)碱化尿液与利尿:用呋塞米利尿和碱化尿液治疗,只对长效巴比妥类中毒有效,对吩噻嗪类中毒无效。

(4)血液净化:血液透析、血液灌流对苯巴比妥和吩噻嗪类药物中毒有效,危重病人可考虑应用,对苯二氮䓬类无效。

3. 特效解毒疗法 巴比妥类中毒无特效解毒药。氟马西尼是苯二氮䓬类拮抗剂,能通过竞争抑制苯二氮䓬类受体而阻断苯二氮䓬类药物的中枢神经系统作用。剂量:0.2 mg 静脉注射 30s 以上,每分钟重复应用 0.3~0.5 mg,通常有效治疗量为 0.6~2.5 mg。其清除半衰期约 57 min。此药禁用于已合用可致癫痫发作的药物,特别是三环类抗抑郁药,不用于对苯二氮䓬类已有躯体性依赖和为控制癫痫而用苯二氮䓬类药物的病人,亦不用于颅内压升高者。

4. 对症治疗 吩噻嗪类药物中毒无特效解毒剂,应用利尿剂和腹膜透析无效。因此,首先要彻底清洗胃肠道,其次以对症及支持疗法为主。中枢神经系统抑制较重时可用苯丙胺、安钠咖(苯甲酸钠咖啡因)等。如进入昏迷状态,可用盐酸哌甲酯(利他林)40~100 mg 肌注,必要时每 30 min 至 1 h 重复应用,直至苏醒。如有震颤麻痹综合征可选用盐酸苯海素(安坦)、氢溴酸东莨菪碱等。若有肌肉痉挛及张力障碍,可用苯海拉明 25~50 mg 口服或肌注 20~40 mg。

5. 治疗并发症
(1)肺炎:昏迷病人应常翻身、拍背和吸痰。发生肺炎时,针对病原菌给予抗生素。
(2)皮肤大疱:防止肢体压迫,清洁皮肤,保护创面。
(3)急性肾损伤:多由休克所致,应及时纠正休克。少尿期应注意水和电解质平衡。

(二)戒断综合征

处理原则是用足量镇静催眠药控制戒断症状,地西泮 10~20 mg 或苯巴比妥 1.7 mg/kg,每小时一次,肌注,直至戒断症状消失。待情况稳定 2 d 后,逐渐减少剂量。在减药时,每次给药前观察病人病情,如不出现眼球震颤、共济失调、言语含糊不清,即可减少 5%~10%。一般在 10~15 d 内停药。

【预后】

轻度中毒者不需治疗即可恢复。中度中毒者经精心护理和适当治疗,在 24~48 h 内可恢复。重度中毒病人可能需要 3~5 d 才能恢复意识。其病死率低于 5%。

【预防】

镇静催眠药的处方、使用、保管应严加控制,特别是对情绪不稳定和精神不正常的人应慎重用药,要防止药物的依赖性。长期服用大量催眠药的人,包括长期服用苯巴比妥的癫痫病人,不能突然停药,应逐渐减量后停药。

第六节 急性乙醇中毒

乙醇别名酒精,是无色、易燃、易挥发的液体,具有醇香气味,能与水和大多数有机溶剂混溶。一次饮入过量酒精或酒类饮料引起兴奋继而抑制的状态称为急性乙醇中毒或称急性酒精中毒。

【病因】

工业上乙醇是重要的溶剂。酒是含乙醇的饮品,谷类或水果发酵制成的酒含乙醇浓度较低,常以容量浓度(L/L)计,啤酒为 3%~5%,黄酒 12%~15%,葡萄酒 10%~25%;蒸馏形成烈性酒,如白酒、白兰地、威士忌等含乙醇 40%~60%。酒是人们经常食用的饮料,大量饮用含乙醇高的烈性酒易引起中毒。

【发病机制】

(一)乙醇的代谢

乙醇经胃和小肠在 0.5~3 h 内完全吸收,分布于体内所有含水组织和体液中,包括脑和肺泡气中。血中乙醇浓度可直接反映全身的浓度。乙醇由肾和肺排出至多占总量的 10%,

90%在肝内代谢、分解。乙醇先在肝内由醇脱氢酶氧化为乙醛,乙醛经醛脱氢酶氧化为乙酸,乙酸转化为乙酰辅酶 A 进入三羧酸循环,最后代谢为 CO_2 和 H_2O。乙醇致死浓度无差异,多数成人致死量为一次饮酒相当于纯酒精 $250\sim500$ mL。

(二)中毒机制

1. 急性毒害作用

(1)中枢神经系统抑制作用:乙醇具有脂溶性,可迅速透过大脑神经细胞膜,并作用于膜上的某些酶而影响细胞功能。乙醇对中枢神经系统的抑制作用,随着剂量的增加,由大脑皮质向下,通过边缘系统、小脑、网状结构到达延髓。小剂量出现兴奋作用,这是由于乙醇作用于大脑细胞突触后膜苯二氮䓬-GABA 受体,从而抑制 GABA 对脑的抑制作用。血中乙醇浓度增高,作用于小脑,引起共济失调,作用于网状结构,引起昏睡和昏迷。极高浓度乙醇抑制延髓中枢引起呼吸或循环衰竭。

(2)代谢异常:乙醇在肝细胞内代谢生成大量还原型烟酰胺腺嘌呤二核苷酸(NADH),使之与氧化型的比值(NADH/NAD)增高,甚至可高达正常值的 $2\sim3$ 倍。相继发生乳酸增高、酮体蓄积导致的代谢性酸中毒以及糖异生受阻所致低血糖。

2. 耐受性、依赖性和戒断综合征

(1)耐受性:饮酒后产生轻松、兴奋的欣快感。继续饮酒后,机体产生耐受性,需要增加饮酒量才能达到原有的效果。

(2)依赖性:为了获得饮酒后特殊快感,渴望饮酒,这是精神依赖性。生理依赖性是指机体对乙醇产生的适应性改变,一旦停用则产生难以忍受的不适感。

(3)戒断综合征:长期饮酒后已形成依赖,一旦停止饮酒或减少饮酒量,可出现与酒精中毒相反的症状。机制可能是戒酒使酒精抑制 GABA 的作用明显减弱,同时血浆中去甲肾上腺素浓度升高,出现交感神经兴奋症状如多汗、震颤等。

【临床表现】

(一)急性中毒

一次大量饮酒中毒可引起中枢神经系统抑制,症状与饮酒量和血乙醇浓度及个人耐受性有关,临床上分为三期。

1. 兴奋期 血乙醇浓度达到 11 mmol/L(50 mg/dL)即感头痛、欣快、兴奋。血乙醇浓度超过 16 mmol/L(75 mg/dL),健谈、饶舌、情绪不稳定、自负、易激怒,可有粗鲁行为或攻击行动,也可能沉默、孤僻。浓度达到 22 mmol/L(100 mg/dL)时,驾车易发生车祸。

2. 共济失调期 血乙醇浓度达到 33 mmol/L(150 mg/dL),肌肉运动不协调,行动笨拙,言语含糊不清,眼球震颤,视力模糊,复视,步态不稳,出现明显共济失调。浓度达到 43 mmol/L(200 mg/dL),出现恶心、呕吐、厌倦。

3. 昏迷期 血乙醇浓度升至 54 mmol/L(250 mg/dL),病人进入昏迷期,表现昏睡、瞳孔散大、体温降低。血乙醇浓度超过 87 mmol/L(400 mg/dL),病人陷入深昏迷,表现为心率快、血压下降、呼吸慢而有鼾音,可出现呼吸、循环麻痹而危及生命。

酒醉醒后可有头痛、头晕、无力、恶心、震颤等症状。上述临床表现见于对酒精尚无耐受性者。如已有耐受性,症状可能较轻。此外,重症病人可发生并发症,如轻度酸碱平衡失常、电解质紊乱、低血糖、肺炎和急性肌病等。个别人在酒醒后发现肌肉突然肿胀、疼痛,可伴有肌球蛋白尿,甚至出现急性肾损伤。

(二)戒断综合征

长期酗酒者在突然停止饮酒或减少酒量后,可发生不同类型戒断综合征。

1. 单纯性戒断反应 在减少饮酒后 $6\sim24$ h发病。出现震颤、焦虑不安、兴奋、失眠、心

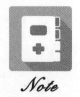

动过速、血压升高、大量出汗、恶心、呕吐。多在 2~5 d 内缓解自愈。

2. 酒精性幻觉反应 病人意识清晰,定向力完整。幻觉以幻听为主,也可见幻视、错觉及视物变形。多有被害妄想,一般可持续 3~4 周后缓解。

3. 戒断性惊厥反应 往往与单纯性戒断反应同时发生,也可在其后发生癫痫大发作。多数只发作 1~2 次,每次数分钟。也可数日内多次发作。

4. 震颤谵妄反应 在停止饮酒 24~72 h 后,也可在 7~10 h 后发生。病人精神错乱,全身肌肉出现粗大震颤。谵妄是在意识模糊的情况下出现生动、恐惧的幻视,可有大量出汗、心动过速、血压升高等交感神经兴奋的表现。

长期酗酒可引起渐进性多器官系统损害。

【实验室检查】

1. 血清乙醇浓度 急性酒精中毒时呼出气中乙醇浓度与血清乙醇浓度相当。

2. 动脉血气分析 急性酒精中毒时可见轻度代谢性酸中毒。

3. 血清电解质浓度 急慢性酒精中毒时均可见低血钾、低血镁和低血钙。

4. 血浆葡萄糖浓度 急性酒精中毒时可见低血糖。

5. 肝功能检查 慢性酒精中毒性肝病时可有明显肝功能异常。

6. 心电图检查 酒精中毒性心肌病可见心律失常和心肌损害。

【诊断与鉴别诊断】

饮酒史结合临床表现,如急性酒精中毒的中枢神经抑制症状,呼气有酒味;戒断综合征的精神症状和癫痫发作等表现,血清或呼出气中乙醇浓度测定可以做出诊断。鉴别诊断包括以下几点。

(一)急性中毒

主要与引起昏迷的疾病相鉴别,如镇静催眠药中毒、一氧化碳中毒、脑血管意外、糖尿病昏迷、颅脑外伤等。

(二)戒断综合征

主要与精神病、癫痫、窒息性气体中毒、低血糖症等相鉴别。

【急诊处理】

(一)急性中毒

(1)轻症病人不需治疗,兴奋躁动的病人必要时应加以约束。

(2)共济失调病人应休息,避免活动以免发生外伤。

(3)昏迷病人应注意是否同时服用其他药物。重点是维持生命脏器的功能:①维持气道通畅,供氧充足,必要时行人工呼吸、气管插管。②维持循环功能,注意血压、脉搏,静脉输入 5% 葡萄糖盐水溶液。③心电图监测心律失常和心肌损害。④保暖,维持正常体温。⑤维持水、电解质、酸碱平衡,血镁浓度低时补镁。治疗 Wernicke 脑病,可肌注维生素 B_1 100 mg。⑥保护大脑功能,应用纳洛酮 0.4~0.8 mg 缓慢静脉注射,有助于缩短昏迷时间,必要时可重复给药。

(4)严重急性中毒时可用血液透析促使体内乙醇排出。透析指征:血乙醇含量>108 mmol/L(500 mg/dL)、伴酸中毒或同时服用甲醇或其他可疑药物时。静脉注射 50% 葡萄糖 100 mL,肌注维生素 B_1、维生素 B_6 各 100 mg,以加速乙醇在体内氧化。对烦躁不安或过度兴奋者,可用小剂量地西泮,避免用吗啡、氯丙嗪、苯巴比妥类镇静药。

(二)戒断综合征

病人应安静休息,保证睡眠,加强营养,给予维生素 B_1、B_6。伴有低血糖时静脉注射葡萄糖。重症病人宜选用短效镇静药控制症状,而不致嗜睡和共济失调。常选用地西泮,根据病情每1～2 h口服地西泮5～l0 mg,病情严重者可静脉给药。症状稳定后,可给予维持镇静的剂量,每8～12 h服药一次。以后逐渐减量,一周内停药。有癫痫病史者可用苯妥英钠。有幻觉者可用氟哌啶醇。

【预后】

急性酒精中毒如经治疗能生存超过24 h多能恢复。若有心、肺、肝、肾病变者,昏迷长达10 h以上,或血中乙醇浓度>87 mmol/L(400 mg/dL)者,预后较差。酒后开车发生车祸可招致死亡。酒精性精神病戒酒后可好转,但不易完全恢复。长期饮酒可导致中毒性脑、周围神经、肝、心肌病变等以及营养不良,预后与疾病的类型和程度有关。早期发现、早期治疗可以好转。不及时戒酒,难以恢复。

【预防】

(1) 开展反对酗酒的宣传教育。

(2) 实行酒类专卖制度,以低度酒代替高度酒。

(3) 创造替代条件,加强文娱体育活动。

(4) 早期发现嗜酒者,早期戒酒,进行相关并发症的治疗及康复治疗。

第七节　毒蕈中毒

毒蕈又叫毒蘑菇,是一类毒性极强的天然毒性植物,由于毒蘑菇中的毒素难以去除和破坏,预防毒蕈中毒最好的方法是不要采食野生蘑菇。

【临床表现】

毒蕈种类繁多,其有毒成分和中毒症状各不相同。因此,根据所含有毒成分的临床表现,可分为以下几个类型。

1. 胃肠毒型　主要表现为腹痛、剧烈腹泻、恶心、呕吐、体温可不高,伴有水、电解质失衡及周围循环衰竭。潜伏期为0.5～6 h,病程2～3 d,死亡率低。主要由误食毒红菇及墨汁鬼伞等毒蕈所引起。

2. 神经精神型　临床表现除有胃肠反应外,重者出现谵妄、精神错乱、幻视及幻听等神经精神症状。并出现副交感神经兴奋症状如:流涎、流泪、多汗、瞳孔缩小、心率减慢等,主要见于误食毒蝇伞和豹斑毒伞等中毒。

3. 溶血型　发病时除肠胃炎症状外,还可出现发热、腰痛、贫血、黄疸、血红蛋白尿、肝脾肿大等溶血表现。由误食鹿花蕈引起,其有毒成分为鹿花毒素,属甲基联胺化合物,有强烈的溶血作用。潜伏期一般为6～12 h,多于胃肠炎症后出现溶血性黄疸、肝脾大,少数病人出现蛋白尿。

4. 脏器损害型　脏器损害型中毒表现十分复杂,按病程发展分为6期。①潜伏期:较长,一般为6～30 h,可无任何症状。②胃肠炎期:恶心,呕吐,腹痛,严重腹泻,水样便,可持续1～2 d。③假愈期:病人暂无症状或感轻度乏力,但精神骤然好转,自觉轻松如常,给人以假愈现象,而实际上肝损害已开始。轻者由此进入恢复期。④脏器损害期:中毒严重的病人在发病后2～3 d出现肝、肾、脑、心等实质性脏器损害,以肝脏损害最严重。可出现肝大、黄疸、肝功能异常,严重者可出现肝坏死、肝性脑病;肾损害可出现尿少、无尿,甚至尿毒症。⑤精神症状期:

病人出现谵妄、烦躁不安、表情淡漠或嗜睡,继而出现惊厥、昏迷,甚至死亡。⑥恢复期:经及时治疗后病人在2～3周后进入恢复期,各症状好转并痊愈。此型中毒最为严重,主要见于毒肽类和毒伞肽类毒素中毒,不及时抢救死亡率很高。

5. 光过敏型 表现为对日光敏感性增高,特别是太阳照射的部位出现皮炎、颜面出现肿胀、疼痛。

【诊断及鉴别诊断】

毒蕈中毒者的临床表现虽各不相同,但起病时多有胃肠道症状,如不注意询问食蕈史常易被误诊为肠胃炎、菌痢或一般食物中毒等。故当遇到此类症状的病人时、尤其在夏秋季节呈一户或数户同时发病时,应考虑到毒蕈中毒的可能性。如有食用野蕈史,结合临床症状,诊断不难确定。如能从现场觅得鲜蕈加以鉴定,或以饲养动物证实其毒性,则诊断更臻完善。

【急诊处理】

1. 加快毒物排出 尽快给予催吐、洗胃、导泻。可用1:5000高锰酸钾溶液大量反复洗胃,然后灌入活性炭50～100 g,也可用硫酸镁20～30 g导泻。

2. 对症与支持治疗 积极纠正脱水、酸中毒及电解质紊乱。对有肝损害者应给予保肝支持治疗。对有精神症状或有惊厥者应予镇静或抗惊厥治疗,适当补液、利尿,以加速毒物排泄。

3. 血液净化 适用于脏器损害型,特别是有肝脏重度损害、肝性脑病、急性肾功能衰竭、中毒性心肌炎等病人。应及早给予血液透析、滤过、灌流,必要时行血浆置换。

4. 特殊治疗

(1)阿托品:主要用于含毒蕈碱的毒蕈中毒。可根据病情轻重,采用0.5～1 mg皮下注射,每0.5～6 h一次,必要时可加大剂量或改用静脉注射。阿托品还可用于缓解腹痛、呕吐、腹泻等胃肠道症状,并对中毒性心肌炎所致的房室传导阻滞有治疗作用。

(2)巯基解毒药:主要用于治疗毒伞、白毒伞等毒蕈中毒而用阿托品治疗无效的病人,其作用机理可能是此类药物与某些毒素如毒伞肽等相结合,阻断其分子中的硫硫键,使其毒力减弱,而保护了体内含巯基酶的活性,甚至恢复部分已与毒素结合的酶的活力。常用药物包括:①二巯丁二钠:0.5～1 g稀释后静注,每6 h一次,首剂可加倍;②二巯丙磺钠:5%溶液5 mL肌注,每6 h一次。症状缓解后改为每日肌注2次,5～7 d为一个疗程。

(3)肾上腺皮质激素:适用于溶血型毒蕈中毒及其他重症中毒病例,特别是有中毒性心肌炎、中毒性脑炎、严重的肝损害及有出血倾向的病例。甲基强的松龙500 mg静脉滴注,每日一次,3 d后改为60～80 mg,每日一次;2周后逐渐减量、停用。

(4)蓟素和水飞蓟素:用法:20～30 mg/kg·d,静脉注射。具有抗过氧化、稳定肝细胞膜、促进损伤肝细胞恢复、改善肝功能等作用。

(5)苯海拉明:用于光过敏型毒蕈中毒,口服25 mg,3次/日。

【预防】

(1)广泛宣传毒蕈中毒的危险性,有组织地采摘蕈类,在采菇时应由有经验的人指导,不采不认识或未吃过的蘑菇。

(2)提高鉴别毒蕈的能力,熟悉和掌握各种毒蕈的形态特征和内部结构,再根据当地群众的经验来鉴别有毒蕈类,防止误食中毒。

(3)毒蕈类常具备以下特征:①色泽鲜艳度高;②伞形菇(菌)等表面呈鱼鳞状;③菇柄上有环状突起物;④菇柄底部有不规则突起物;⑤野生菇(菌)采下或受损时,其受损部流出乳汁。

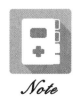

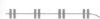

第八节　急性毒品中毒

【概述】

毒品是指国家规定管制的能使人成瘾的麻醉(镇痛)药和精神药,该类物质具有成瘾(或依赖)性、危害性和非法性。毒品是一个相对概念,临床上用作治疗目的即为药品,如果非治疗目的地滥用就成为毒品。目前我国的毒品不包括烟草和酒类中的成瘾物质。国际上通称的药物滥用也即我国俗称的吸毒。短时间内滥用、误用或故意使用大量毒品超过个体耐受量产生相应临床表现时称为急性毒品中毒。急性毒品中毒者常死于呼吸或循环衰竭,有时发生意外死亡。全球有200多个国家和地区存在毒品滥用。2005年底,世界吸毒人数已超过2.54亿,主要吸食的毒品有大麻、苯丙胺类、海洛因、可卡因和氯胺酮等。我国吸毒者吸食的主要毒品是海洛因和苯丙胺类毒品。

【毒品分类】

目前,我国将毒品分为麻醉(镇痛)药品和精神药品两大类。本文重点介绍常见的毒品。

（一）麻醉（镇痛）药

1. 阿片(opium,鸦片)类　阿片是由未成熟的罂粟蒴果浆汁风干获取的干燥物,具有强烈镇痛、止咳、止泻、麻醉、镇静和催眠等作用。阿片含有20余种生物碱(如吗啡、可待因、蒂巴因和罂粟碱等),其中蒂巴因与吗啡和可待因作用相反,改变其化学结构后能形成具有强大镇痛作用的埃托啡。罂粟碱不作用于体内阿片受体。阿片类镇痛药能作用于体内的阿片受体,包括天然阿片制剂、半合成阿片制剂和人工合成的阿片制剂。体内尚有作用于阿片受体的内源性类阿片肽,其药理作用与阿片类药相似。

2. 可卡因类　包括可卡因、古柯叶和古柯膏等。可卡因(化学名甲苯酰甲基芽子碱)为古柯叶中提取的古柯碱。

3. 大麻类　包括大麻叶、大麻树脂和大麻油等,滥用最多的是印度大麻。

（二）精神药

1. 中枢抑制药　镇静催眠药和抗焦虑药中毒(详见本章第五节)。

2. 中枢兴奋药　经常滥用的有苯丙胺及其衍生物,如甲基苯丙胺(俗称冰毒)、3,4-亚甲二氧基苯丙胺(MDA)和3,4-亚甲二氧基甲基苯丙胺(MDMA,俗称摇头丸)等。

3. 致幻药　包括麦角二乙胺、苯环己哌啶(PCP)、西洛西宾和麦司卡林等。氯胺酮俗称K粉,是PCP衍生物,属于一类精神药品。

【中毒原因】

绝大多数毒品中毒为过量滥用引起,滥用方式包括口服、吸入(如鼻吸、烟吸或烫吸)、注射(如皮下、肌内、静脉或动脉)或黏膜摩擦(如口腔、鼻腔或直肠)。有时误食、误用或故意大量使用也可中毒。毒品中毒也包括治疗用药过量或频繁用药超过人体耐受所致。使用毒品者伴有以下情况时更易发生中毒:①严重肝肾疾病;②严重肺部疾病;③胃排空延迟;④严重甲状腺或肾上腺皮质功能降低;⑤阿片类与酒精或镇静催眠药同时服用更易发生中毒;⑥体质衰弱的老年人。滥用中毒绝大多数为青少年。

【中毒机制】

（一）麻醉药

1. 阿片类药 不同的阿片类药进入体内途径不同，其发挥毒性作用的起始时间也不同。口服1～2 h后吸收发挥作用，鼻腔黏膜吸入 10～15 min、静注 10 min、肌注 30 min、皮下注射约90 min 发挥作用。阿片类药作用时间取决于肝脏代谢速度，约90%以无活性代谢物由尿中排出，小部分以原形经尿和通过胆汁、胃液经粪便排泄。一次用药后，绝大部分 24 h 排出体外，48 h 后尿中几乎测不出。脂溶性阿片类药（如吗啡、海洛因、丙氧芬、芬太尼和丁丙诺啡）进入血液后很快分布于体内组织，包括胎盘组织，可储存于脂肪组织，多次给药可延长作用时间。吗啡进入体内后在肝脏主要与葡萄糖醛酸结合或脱甲基形成可待因；海洛因较吗啡脂溶性强，易通过血脑屏障，在脑内分解为吗啡起作用；哌替啶活性代谢产物为去甲哌替啶，神经毒性强，易致抽搐。

进入体内的阿片类药通过激活中枢神经系统内阿片受体起作用，产生镇痛、镇静、抑制呼吸、恶心、呕吐、便秘和兴奋、致幻或欣快等作用。长期应用阿片类药者易产生药物依赖性。阿片依赖性或戒断综合征可能具有共同发病机制，主要是摄入的阿片类药与阿片受体结合，使内源性阿片样物质（内啡肽）生成受抑制，停用阿片类药后，内啡肽不能很快生成补充，即会出现成瘾或戒断现象。

通常成年人的阿片口服致死量为2～5 g。吗啡肌注急性中毒量为 60 mg，致死量为250～300 mg，首次应用者口服 120 mg 或肌注 30 mg 以上即可发生中毒，成瘾者 24 h 静注硫酸吗啡 5 g 也可不出现中毒。可待因中毒量 200 mg，致死量 800 mg。海洛因中毒量为 50～100 mg，致死量为 750～1200 mg。哌替啶致死量为 1.0 g。

2. 可卡因 可卡因是一种脂溶性物质，为很强的中枢兴奋剂和古老的局麻药。通过黏膜吸收后迅速进入血液循环，容易通过血脑屏障，有中枢兴奋和拟交感神经作用，通过使脑内5-羟色胺和多巴胺转运体失去活性而产生作用。滥用者常有很强的精神依赖性，反复大量应用还会产生生理依赖性，断药后可出现戒断症状，但成瘾性较吗啡和海洛因小。急性中毒剂量个体差异较大，中毒剂量为 20 mg，致死量为 1200 mg。有时纯可卡因 70 mg 能使 70 kg 的成年人即刻死亡。大剂量中毒时抑制呼吸中枢，静脉注射中毒可使心脏停搏。

3. 大麻 作用机制尚不清楚，急性中毒时与酒精作用相似，产生神经、精神、呼吸和循环系统损害。长期应用产生精神依赖性，而非生理依赖性。

（二）精神药

1. 苯丙胺类 苯丙胺是一种非儿茶酚胺的拟交感神经胺低相对分子质量化合物，吸收后易通过血脑屏障，主要作用机制是促进脑内儿茶酚胺递质（多巴胺和去甲肾上腺素）释放，减少抑制性神经递质 5-羟色胺的含量，产生神经兴奋和欣快感。此类药物急性中毒量个体差异很大，一般静注甲基苯丙胺 10 mg 数分钟可出现急性中毒症状，有的静注 2 mg 即可发生中毒，吸毒者静注 30～50 mg 及耐药者静注 1000 mg 以上才能发生中毒；成人苯丙胺口服致死量为20～25 mg/kg。

2. 氯胺酮 系中枢兴奋性氨基酸递质甲基-天门冬氨酸（N-methyl-D-aspartate，NMDA）受体特异性阻断药，选择性阻断痛觉冲动向丘脑-新皮层传导，具有镇痛作用；对脑干和边缘系统有兴奋作用，能使意识与感觉分离；对交感神经有兴奋作用，快速、大剂量给予时抑制呼吸；尚有拮抗 μ 受体和激动 κ 受体作用。氯胺酮为新的非巴比妥类静脉麻醉药，静脉给药后首先进入脑组织发挥麻醉作用，绝大部分在肝内代谢转化为去甲氯胺酮，然后进一步代谢为具有活性的脱氢去甲氯胺酮。此外,在肝内尚可与葡萄糖醛酸结合等。进入体内的氯胺酮小量以原形和绝大部分代谢物通过肾脏排泄。

【诊断与鉴别诊断】

通常根据滥用相关毒品史、临床表现、实验室检查及解毒药试验诊断,但要注意同时吸食几种毒品时诊断较为困难。

(一)用药或吸食史

麻醉类药物用于治疗药中毒者病史相对清楚;非法滥用中毒者往往不易询问出病史,但查体可发现用毒品的痕迹,如经口鼻烫吸者,常见鼻黏膜充血、鼻中隔溃疡或穿孔;经皮肤或静脉吸食者可见注射部位皮肤有多处注射痕迹。

精神药品滥用常见于经常出入特殊社交和娱乐场所的青年人。

(二)急性中毒临床表现

1. 麻醉药

(1) 阿片类中毒:此类药物严重急性中毒者常发生昏迷、呼吸抑制和瞳孔缩小等改变。吗啡中毒者典型表现为昏迷、瞳孔缩小或针尖样瞳孔和呼吸抑制(每分钟仅有 2~4 次呼吸,潮气量无明显变化)"三联征",并伴有发绀和血压下降;海洛因中毒者除具有吗啡中毒"三联征"外,还伴有严重心律失常、呼吸浅快和非心源性肺水肿,中毒病死率很高;哌替啶中毒者除血压降低、昏迷和呼吸抑制外,还有心动过速、瞳孔扩大、抽搐、惊厥和谵妄等表现;芬太尼等常引起胸壁肌强直;美沙酮中毒者尚可出现失明、下肢瘫痪等。急性重症中毒病人,大多数 12 h 内死于呼吸衰竭,存活 48 h 以上者预后较好。

(2) 可卡因中毒:急性重症中毒时,病人表现为奇痒难忍、肢体震颤、肌肉抽搐、癫痫大发作、体温和血压升高、瞳孔扩大、心率增快、呼吸急促和反射亢进等。

(3) 大麻中毒:一次大量吸食会引起急性中毒,表现精神和行为异常,如高热性谵妄、惊恐、躁动不安、意识障碍或昏迷。有的出现短暂抑郁状态,悲观绝望,有自杀念头。检查可发现球结膜充血、心率增快和血压升高等。

2. 精神药

(1) 苯丙胺类中毒:病人表现为精神兴奋、动作多、焦虑、紧张、幻觉和神志混乱等;严重者,出汗、颜面潮红、瞳孔扩大、血压升高、心动过速或室性心律失常、呼吸增强、高热、震颤、肌肉抽搐、惊厥或昏迷,也可发生高血压伴颅内出血,常见死亡原因为 DIC、循环衰竭或肝肾衰竭。

(2) 氯胺酮中毒:病人出现神经精神症状,如精神错乱、语言含糊不清、幻觉、高热及谵妄、肌颤和木僵等。

(三)实验室检查

1. 毒物检测　口服中毒时留取胃内容物、呕吐物或尿液、血液进行毒物定性检查,有条件时测定血药浓度协助诊断。

(1) 尿液检查:怀疑海洛因中毒时,可在 4 h 后留尿检查毒物。应用高效液相色谱法可以对尿液苯丙胺及其代谢产物检测。尿液中检测出氯胺酮及其代谢产物也可协助诊断。

(2) 血液检测:①吗啡:治疗剂量血药浓度为 0.01~0.07 mg/L,中毒的血药浓度为 0.1~1.0 mg/L,致死的血药浓度大于 4.0 mg/L。②美沙酮:治疗剂量血药浓度为 0.48~0.85 mg/L,中毒血药浓度为 2.0 mg/L,致死血药浓度为 74.0 mg/L。③苯丙胺:中毒血药浓度为 0.5 mg/L,致死血药浓度大于 2.0 mg/L。

2. 其他检查

（1）动脉血气分析：严重麻醉药类中毒者表现为低氧血症和呼吸性酸中毒。

（2）血液生化检查：血糖、电解质和肝肾功能检查。

（四）鉴别诊断

阿片类中毒者出现谵妄时，可能为同时使用其他精神药物或合并脑部疾病所致。瞳孔缩小者还应与镇静催眠药、吩噻嗪、OPI、可乐定中毒或脑桥出血鉴别。海洛因常掺杂其他药（如奎宁、咖啡因或安定等），以致中毒表现不典型，此时应想到掺杂物的影响。

（五）诊断性治疗

如怀疑某种毒品中毒时，应给予相应解毒药后并观察疗效，有助于诊断。如怀疑吗啡中毒，静脉给予纳洛酮后可迅速缓解。

【急诊处理】

（一）复苏支持治疗

毒品中毒合并呼吸循环衰竭时，首先应进行复苏治疗。

1. 呼吸支持 呼吸衰竭者应采取以下措施：①保持呼吸道通畅，必要时行气管内插管或气管造口；②应用阿托品兴奋呼吸中枢，或应用中枢兴奋药安钠咖、尼可刹米。禁用士的宁或印防己毒素，因其能协同吗啡引起或加重惊厥；③呼吸机辅助呼吸，采用呼气末正压（PEEP）通气可有效纠正海洛因和美沙酮中毒引起的非心源性肺水肿，同时给予高浓度吸氧、血管扩张药和祥利尿药，禁用氨茶碱。

2. 循环支持 血流动力学不稳定者，取头低脚高位，同时静脉输液，必要时应用血管升压药。丙氧芬诱发的心律失常应避免用Ⅰa类抗心律失常药。可卡因中毒引起的室性心律失常应用拉贝洛尔或苯妥英钠治疗。

3. 纠正代谢紊乱 伴有低血糖、酸中毒和电解质平衡失常者应给予相应处理。

（二）清除毒物

1. 催吐 神志清楚者禁用阿扑吗啡催吐，以防加重毒性。

2. 洗胃 口服中毒者，胃排空延迟，不应常规洗胃。摄入致命剂量毒品时，1 h 内洗胃，先用 0.02%～0.05%高锰酸钾溶液洗胃，后用 50%硫酸镁导泻。

3. 活性炭吸附 应用活性炭混悬液吸附未吸收的毒物。丙氧芬过量或中毒时，由于进入肠肝循环，可多次给予活性炭疗效较好。

（三）解毒药

1. 纳洛酮 可静脉、肌肉、皮下或气管内给药。阿片类中毒伴呼吸衰竭者，立即静注纳洛酮 2 mg；必要时重复，阿片成瘾中毒者 3～10 min 重复，非成瘾中毒者 2～3 min 重复应用，总剂量达 20 mg 仍无效时应注意合并非阿片类毒品（如巴比妥等）中毒、头部外伤、其他中枢神经系统疾病和严重缺氧性脑损害。长半衰期阿片类（如美沙酮）或强效阿片类（如芬太尼）中毒时，需静脉输注纳洛酮。纳洛酮对吗啡的拮抗作用是烯丙吗啡的 30 倍，较烯丙左吗南强 6 倍。1 mg 纳洛酮能对抗静脉注射 25 mg 海洛因作用。

纳洛酮对芬太尼中毒所致的肌肉强直有效，但不能拮抗哌替啶中毒引起的癫痫发作和惊厥，对海洛因、美沙酮中毒的非心源性肺水肿无效。

2. 纳美芬 治疗吗啡中毒优于纳洛酮，给药途径多，作用时间长，不良反应少。尚可用于乙醇中毒。0.1～0.5 mg，静注，2～3 min 渐增剂量，最大剂量 1.6 mg/次。

3. 烯丙吗啡 化学结构与吗啡相似，对吗啡有直接拮抗作用，用于吗啡及其衍生物或其他镇痛药急性中毒的治疗。5～10 mg，肌注或静注，必要时每 20 min 重复，总量不超过

40 mg。

4. 左洛啡烷 为阿片拮抗药，能逆转阿片中毒引起的呼吸抑制。对于非阿片类中枢抑制药(如乙醇等)中毒的呼吸抑制非但不能逆转，反而加重病情。首次 1～2 mg 静脉注射，继而 5～15 min 注射 0.5 mg，连用 1～2 次。

5. 纳曲酮 系羟氢吗啡酮衍生物，与纳洛酮结构相似，与阿片受体亲和力强，能完全阻断外源性阿片物质与阿片受体结合，与 μ 受体亲和力是纳洛酮的 3.6 倍。其作用强度为纳洛酮 2 倍，为烯丙吗啡 17 倍。口服吸收迅速，半衰期 4～10 h，作用持续时间 24 h，主要代谢物和原形由肾脏排出。适用于阿片类药中毒的解毒和预防复吸。推荐用量 50 mg/d。

(四)对症治疗措施

1. 高热 应用物理降温，如酒精、冰袋或冰帽等。

2. 惊厥 精神类毒品中毒惊厥者可应用硫喷妥钠或地西泮。

3. 胸壁肌肉强直 应用肌肉松弛药。

4. 严重营养不良者 应给予营养支持治疗。

【预防】

(1)要严格对麻醉镇痛药和精神药品加强管理，由专人负责保管。

(2)严格掌握适应证、用药剂量和时间，避免滥用和误用。

(3)肝、肾或肺功能障碍病人应避免使用，危重症病人或年老体弱者有应用指征时要减量。

(4)用于治疗药时，勿与有呼吸抑制作用的药物合用。

本章小结

本章主要介绍了急性中毒的发生原因、发病机制、临床表现、诊断、治疗原则。重点介绍了有机磷杀虫药、灭鼠药、镇静催眠药、毒品、乙醇、一氧化碳、毒蕈等常见急性中毒的临床表现、诊断要点和救治。

若生产过程中不注意劳动保护，即可发生中毒。在保管、使用和运输方面，如不遵守安全防护制度，也会发生中毒。生活中误食、意外接触毒物、用药过量、自杀或谋害等情况下，都可引起中毒。

目标检测

一、选择题

A1 型题

1.口服毒物中毒后，下列最常用的吸附剂是(　　)。

A.氢氧化铝　　B.牛奶　　　C.鸡蛋清　　　D.活性炭　　　E.吐根糖浆

2.误服强酸后，以下哪一项不宜采用?(　　)

A.清洁洗胃　　　　　　　B.服牛奶

C.静脉滴注碳酸氢钠　　　D.经口腔气管插管

E.肌注镇静剂

3.苦杏仁中毒后，下列最有效的解毒药是(　　)。

A.阿托品

B.纳洛酮

C.亚硝酸异戊酯+3%亚硝酸钠+25%硫代硫酸钠

D.美蓝

E.二巯丙磺钠

4.安定中毒时,最好的解毒剂是(　　)。

A.二巯丙醇　　　　　　　　B.氟马西尼

C.二巯基丙磺酸钠　　　　　D.依地酸钙钠

E.美蓝

5.口服杀虫剂敌百虫中毒后,不可用哪种洗胃液?(　　)

A.生理盐水　　　　　　　　B.清水

C.2%碳酸氢钠　　　　　　 D.1:5000 高锰酸钾

E.口服液体石蜡

6.有机磷中毒时,下列哪一项不符合毒蕈碱样表现?(　　)

A.呕吐、腹痛、腹泻　　　　B.瞳孔针尖样缩小

C.肌力减弱　　　　　　　　D.心率减慢

E.多汗

7.有机磷杀虫药中毒引起昏迷时,最佳的解毒治疗方案是(　　)。

A.解磷定或氯磷定　　　　　B.阿托品

C.解磷定+阿托品　　　　　D.纳洛酮

E.可拉明

8.一氧化碳中毒时,最佳治疗方法是(　　)。

A.脱水剂　　　　　　　　　B.大量维生素 C

C.高热营养　　　　　　　　D.抗生素

E.高压氧舱

A2 型题

9.男,70 岁,家属发现其昏迷不醒,屋内可闻及煤气味。体检:口唇呈樱桃红,呼出气中有酒味,瞳孔正常大小,BP 100/60 mmHg,HR 110 次/分,血中 COHb 浓度为 49%。头颅 CT 正常。最可能的昏迷原因是(　　)。

A.卒中　　　　　　　　　　B.一氧化碳中毒

C.安眠药中毒　　　　　　　D.酒精中毒

E.有机磷中毒

A3/A4 型题

(10～11 题共用题干)

女,37 岁,因喷洒农药杀虫脒后,出现头晕、嗜睡、呕吐、发绀和血尿,拟诊断为"农药杀虫脒中毒"。

10.应采取下列哪一项措施进行急救(　　)。

A.1%美蓝(亚甲蓝)10 mL+ 50% GS 40 mL 静脉慢注

B.1%美蓝 20 mL 静脉慢注

C.1%美蓝 30 mL+50%葡萄糖 40 mL 静脉慢注

D.维生素 C 1 g+5%葡萄糖 500 mL 静脉滴注

E.碳酸氢钠片 1 g,每日 3 次

11.下列哪一项口服中毒后,会出现"肠源性发绀"?(　　)

A.砒霜中毒　　　　　　　　B.有机磷杀虫药中毒

C.有毒蘑菇中毒　　　　　　D.亚硝酸盐中毒

Note

E. 杀鼠剂（敌鼠）中毒

二、思考题

1. 简述急性有机磷杀虫药中毒病人的临床表现。

2. 简述急性乙醇中毒病人的临床表现及治疗方法。

3. 简述重度一氧化碳中毒病人的主要临床表现及中毒程度的划分。

4. 简述毒蕈中毒病人的紧急处理措施。

（胡建刚）

第九章 常见理化因素所致疾病

 学习目标

1. 掌握 中暑、溺水、触电、毒蛇咬伤、犬咬伤的诊断要点和急诊处理。
2. 熟悉 中暑、溺水、触电、毒蛇咬伤、犬咬伤的实验室检查和预防措施。
3. 了解 中暑、溺水、触电、毒蛇咬伤、犬咬伤的病因和发病机制。

案例导入

病人，男，54 岁。夏季高温下在农田劳作时，因突发高热、抽搐、意识障碍 1 h 被家属急送入院。查体：P 120 次/分，R 32 次/分，T 41 ℃，BP 86/58 mmHg，昏迷，全身无汗，呼吸浅快，双肺呼吸音低，心律齐，心音低钝，未闻及杂音。急查：未引出病理反射，心电图正常，血糖 5.0 mmol/L，WBC $8×10^9$/L，血气分析：pH＝7.30，PaO_2 56 mmHg，$PaCO_2$ 50 mmHg，SaO_2 80%。

1. 该病人的诊断首先应考虑什么病？
2. 还需与哪些疾病鉴别？
3. 应该如何进行急诊处理？
4. 如何预防此类疾病发生？

第一节 中 暑

中暑（heat illness）是指人体处于高温、湿度较大、无风的环境中，出现体温调节中枢障碍、汗腺功能衰竭和水、电解质丧失过多为特征的急性疾病，又称急性热致疾病。临床上将中暑的严重程度划分为：先兆中暑、轻度中暑和重度中暑。根据发病机制和临床表现不同，重度中暑又可分为：①热痉挛（heat cramp），以大量出汗致使水盐丢失过多，出现肌肉痉挛为特征；②热衰竭（heat exhaustion），以低血容量、低钠血症、虚脱或短暂晕厥为特征；③热射病（heat stroke），以高热、无汗、意识障碍为特征。

【病因及发病机制】

1. 病因 引起中暑的原因很多，概括起来有三项：①机体产热过多；②机体散热减少；③机体热适应能力下降。中暑的常见诱因包括年老、体弱、饥饿、饮酒、睡眠不足、过度疲劳、慢性疾病、穿紧身不透气衣裤、先天性汗腺缺乏症等。在各种高温环境中缺乏相应防护措施，极易发生中暑。病人对高温环境的热适应能力下降，体内产热和吸热超过散热是致病的主要原因。产生中暑的因素除了高温外，还与高温环境暴露时间过长、环境湿度大、劳动强度大、营养

Note

155

状况差、水盐供给不足以及个体患基础疾病等有关。

2. 发病机制 人体体温调节中枢位于下丘脑,正常人的产热和散热处于动态平衡状态,使体温维持在 37 ℃左右。人体热能主要来源于体内氧化代谢过程,体力劳动、运动及寒战反应也能产热。人体的散热方式主要有传导、辐射、对流和蒸发。通常在室温下(15～25 ℃),辐射是人体的主要散热方式(占 60%)。在周围环境温度超过体表温度时,通过传导、辐射和对流散热困难,机体只能借助汗液蒸发进行散热。每蒸发 1 L 汗液可散发 580 kcal 热量,汗腺和皮下组织的血管网是完成散热的主要部位。若机体产热增加,大量出汗不足以散热,或空气中湿度大、通风不良以及汗腺功能发生障碍使出汗减少、散热受阻,或者机体对热适应能力下降,均可造成体内热蓄积,引起中暑。一般情况下,正常人对高温环境有一个生理适应过程,经7～14 d便会逐渐增强对热环境的适应。

(1) 热衰竭:在高温环境下,机体因出汗过多,导致失水、失钠、血液浓缩,继而出现皮肤血管扩张、血管舒缩功能失调,引起周围循环衰竭。

(2) 热痉挛:在高温强体力劳动环境下,由于机体大量出汗,口渴而饮水较多,未补充钠盐,血钠浓度降低,继而引起肌肉痉挛疼痛。

(3) 热射病:当周围环境气温升高,达到 35～39 ℃或更高,加上机体热调节障碍时,体温升高引起中枢神经系统兴奋,导致机体各内分泌腺功能亢进,而引发新陈代谢加快,机体产热增加。此时,散热又不足,体内热蓄积过多,体温急剧升高达 40 ℃以上,导致热射病发生。

【临床表现】

1. 先兆中暑 在高温环境下逗留一段时间后,机体出现口渴、头晕、头痛、眼花、耳鸣、胸闷、心悸、恶心、大量出汗、全身疲乏、注意力不集中、动作不协调等症状,体温正常或略有升高,但一般不超过 38 ℃。若能及早脱离高温环境,转移至阴凉通风处休息,并适当补充水、盐,短时间内即可恢复正常。

2. 轻度中暑 先兆中暑症状加重,体温升高至 38 ℃以上,伴有面色潮红、皮肤灼热,也可伴有面色苍白、皮肤湿冷、血压下降、尿量减少、脉搏增快等周围循环衰竭的早期表现。如能得到及时、有效的救治,3～4 h 内恢复正常。

3. 重度中暑 体温过高(>42 ℃)可直接损伤细胞,导致广泛器官功能障碍而出现相应重症表现。除上述症状外,病人可出现晕厥、昏迷或痉挛,心律失常、心力衰竭、ARDS、DIC、急性肾衰竭等,或皮肤干燥无汗,体温在 40 ℃以上,应紧急处置,如不及时救治将会危及生命。重度中暑包括热痉挛、热衰竭、热射病,3 种类型常呈顺序发展或交叉重叠。

(1) 热痉挛(又称中暑痉挛):多见于健康青壮年。常见于大量出汗后大量饮水,而盐分补充不足,使血液中的钠离子、氯离子浓度降低。病人常感到四肢无力,出现痉挛性、对称性和阵发性肌肉疼痛,多发生在四肢肌肉、咀嚼肌、腹直肌,以腓肠肌痉挛最常见,也可波及胃肠道平滑肌,持续约 3 min 后缓解。病人无明显体温升高。热痉挛可为热射病的早期表现。

(2) 热衰竭(又称中暑衰竭):多发生于老年人、产妇、儿童、慢性病病人和未能适应高温环境者,是最常见的重度中暑类型。由于大量出汗导致水、盐丢失,外周血管扩张引起血容量不足而引起周围循环衰竭。主要表现为皮肤苍白、出冷汗、疲乏无力、眩晕、恶心、呕吐、脉搏细速、血压下降、直立性昏厥或意识模糊,体内多无过量热蓄积,体温轻度升高。病人无中枢神经系统损害表现。热衰竭可以是热痉挛和热射病的过渡过程,如不及时治疗可发展为热射病。

(3) 热射病(又称中暑高热):中暑最严重的类型,死亡率高(17%～18%),可发生于任何年龄的人,以有心血管疾病病人及老年人多见。主要表现为高热(直肠温度≥41 ℃)、无汗和神志障碍。受影响的器官依次为脑、肝、肾和心脏。根据发病时病人所处的状态和发病机制,临床上分为两种类型:劳力性和非劳力性。劳力性主要是在高温环境下内源性产热过多;非劳力性主要是在高温环境下体温调节功能障碍引起散热减少。

①劳力性热射病:常见于平素健康的年轻人,多在高温、湿度大和无风天气进行重体力劳动或剧烈体育运动数小时后发病,约 50%病人持续大量出汗,心率可达 160～180 次/分,脉压增大。此种病人可发生横纹肌溶解、急性肾衰竭、急性肝衰竭、DIC 或多器官功能衰竭,病死率较高。

②非劳力性热射病:由在高温环境下体温调节中枢功能障碍致散热减少引起,典型症状为高热、无汗、昏迷。多见于居住拥挤和通风不良的城市老年体衰居民,其他高危人群包括精神分裂症、帕金森病、慢性酒精中毒及偏瘫或截瘫病人。表现皮肤干热和发红,84%～100%病例无汗,直肠温度常在 41 ℃以上,最高可达 46.5 ℃。病初出现行为异常或癫痫发作,继而出现谵妄、昏迷和瞳孔对称缩小,严重者可出现低血压、休克、心律失常及心力衰竭、肺水肿和脑水肿。约 5%病例发生急性肾衰竭,可有轻、中度 DIC,常在发病后 24 h 左右死亡。

【实验室检查】

1. 血常规检查　白细胞总数和中性粒细胞比例增高,明显失水时有红细胞计数、血红蛋白量、血细胞比容增高。热痉挛时血清钠、血清氯浓度降低,热衰竭时血清钠浓度增高。

2. 尿常规检查　可见蛋白尿、血尿及管型尿,对尿液的分析有利于诊断横纹肌溶解和急性肾衰竭。

3. 动脉血气分析　急诊生化检查及动脉血气分析有 PaO_2 降低,$PaCO_2$ 增加,pH 降低。当体温超过 37 ℃时,体温每升高 1 ℃,PaO_2 降低 7.2%,$PaCO_2$ 增加 4.4%,pH 降低 0.015。

4. 血生化检查　可见肌酐、尿素氮增高,提示肾功能损害。凝血功能异常时,提示 DIC。

【诊断与鉴别诊断】

可根据高温环境中发病及相应的临床表现诊断中暑。盛夏季节或热浪袭击数天后,或在高温环境中突发体温升高、肌肉痉挛和(或)晕厥,应想到中暑的可能。与热射病特别需要鉴别的疾病有脑炎、脑膜炎、甲状腺危象、有机磷杀虫药中毒、中毒性肺炎、菌痢、疟疾;热衰竭应与消化道出血或宫外孕、低血糖等鉴别;热痉挛伴腹痛应与各种急腹症鉴别。

【急诊处理】

中暑的急诊处理原则:使病人尽快脱离高温环境,迅速降温,纠正水、电解质紊乱及酸碱失衡,保护重要脏器功能,防治休克和脑水肿等。

1. 先兆中暑　使病人暂时脱离高温环境,移至阴凉通风处平躺休息即可。

2. 轻度中暑　使病人迅速脱离高温现场,移至通风、阴凉、干燥的地方,让病人仰卧,解开衣扣,脱去或松开衣服。如衣服被汗水湿透,应更换干衣服,同时开电扇或开空调降温,以尽快散热。可让病人饮服绿豆汤、淡盐水等解暑。亦可口服人丹、十滴水或藿香正气水。有周围循环衰竭早期表现而不能饮水者,可静脉滴注 5%的葡萄糖生理盐水 1000 mL。

3. 重度中暑　使病人迅速脱离高温现场,并根据发病机制和临床类型进行救治。

(1)热痉挛:主要因低钠血症所引起,可给予病人含盐饮料。若痉挛性疼痛反复出现,可静滴生理盐水或葡萄糖盐水。在液体补足的情况下,若病人仍出现肌肉痉挛性疼痛,可静脉注射 10%葡萄糖酸钙 10～20 mL 以缓解症状。

(2)热衰竭:快速大量补液,纠正血容量不足,静脉补充葡萄糖盐水 1000～3000 mL,必要时补钾和钙。对年老体弱者,要严格控制输液速度,防止发生急性肺水肿和左心衰竭。一般数小时可恢复。

(3)热射病:病死率较高,应注意及时对头部物理降温,使用甘露醇等脱水剂治疗脑水肿,给病人吸氧等。

①物理降温:病人的预后取决于降温的速度,通常应在 1 h 内使肛温降至 37.8～38.9 ℃。

最简便的方法是将病人置于通风阴凉处(空调休息室更好),电风扇吹风,头部冷敷,应在颈部、腋窝、腹股沟等大血管处放置冰袋,并可用冷水或30%酒精擦浴直到皮肤发红。每10～15 min测量1次体温。有条件时可用降温毯或自动降温仪进行物理降温或将病人放置在特殊的蒸发降温房间。循环系统严重衰竭导致其他方法难以迅速降低中心体温时,可用冰盐水进行胃或直肠灌洗,腹腔冷液降温是降低中心体温的有效手段。也可用20 ℃或9 ℃无菌生理盐水进行血液透析或腹膜透析,或将自体血液体外冷却后回输体内降温。

②药物降温:重度中暑病人物理降温的同时配合药物降温效果更好,可有效防止肌肉震颤、血管扩张。常用药物为:a.氯丙嗪:可给予25～50 mg加生理盐水500 mL静脉滴注,1～2 h滴完。其作用有调节体温中枢,扩张血管,加速散热,降低器官代谢及耗氧,主要用于有寒战者。用药过程中严密监测血压,当血压下降时(收缩压<90 mmHg)应减慢滴速或停药。b.地塞米松:可给予10～20 mg静脉注射。其既可改善机体反应性,又有利于降温,对轻度脑水肿有脱水作用。c.人工冬眠:异丙嗪8 mg加氯丙嗪8 mg加哌替啶25 mg缓慢静脉推注。d.纳洛酮:常规剂量0.4～0.8 mg肌内注射或静脉注射,可用于治疗高热、超高热、血压偏低及神志不清的重症中暑病人。

③对症治疗:保持病人呼吸道通畅,并给予吸氧。昏迷者可行气管内插管,保持呼吸道通畅,防止胃液吸入。补液滴注速度不宜过快,用量适宜,以避免加重心脏负担,诱发心力衰竭。纠正水、电解质紊乱及酸碱失衡。低血压或休克时及时输注生理盐水或乳酸林格溶液,必要时静脉输注异丙肾上腺素以维持血压;勿用血管收缩剂,以免影响皮肤散热。心力衰竭者应用快速起效的洋地黄制剂。疑有脑水肿者应用甘露醇脱水,有急性肾衰竭者可进行血液透析。发生弥散性血管内凝血时应用肝素,需要时加用抗纤维蛋白溶解药物。抽搐时静脉注射地西泮。肾上腺皮质激素在热射病病人的应用尚有不同看法,一般认为肾上腺皮质激素对高温引起机体的应激和组织反应以及防治脑水肿、肺水肿均有一定的效果,但剂量不宜过大,用药时间不宜过长,以避免发生继发感染。

【预防】

(1)避免烈日高温环境下剧烈运动或劳动,必要时使用遮阳伞或戴防晒帽,穿宽松透气的浅色衣服。

(2)夏季高温作业工人、田间劳动的农民,要增加饮水量,补充含盐清凉饮料。

(3)高温季节,工农业生产场所应采取加强通风、降温和防暑措施,合理调整夏季作息时间。

(4)对高温耐受性差的老人、产妇、慢性疾病病人,更应做好防暑降温工作。

第二节 溺 水

溺水(drowning)又称淹溺,是指人淹没于水中,由于液体、污泥、杂草等物堵塞呼吸道,或发生反射性喉痉挛,引起缺氧和窒息,使机体处于危急状态。如抢救不及时,可导致呼吸、心跳停止而死亡。从水中救出后暂时性窒息,尚有大动脉搏动者称为近乎淹溺(near drowning)。淹溺后引起窒息和缺氧,出现呼吸、心跳停止而致死者,称为溺死(drown)。在我国,淹溺是伤害致死的第3位原因,其中约90%的淹溺者发生于淡水,儿童和青少年溺水是导致心搏骤停的首要原因。

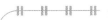

一、病因

溺水的常见原因：①长时间游泳，气力不足，体力消耗殆尽；②肢体因冷水刺激发生抽搐或被水草缠绕；③无溺水自救能力的意外落水，常见于儿童、青少年和老年人；④不熟悉河流池塘的水流和地形环境而误入险区；⑤遭遇意外事故如洪水、沉船；⑥原有心脑血管等疾病，在游泳时因病情发作致意识障碍；⑦投水自杀或浅水区跳水头部被撞击发生颅脑意外；⑧潜水反射而导致心跳停止；⑨入水前过量饮酒或服用过量镇静药物等。

二、发病机制

当人淹没于水中后，会本能地出现反射性屏气和挣扎，以避免水进入呼吸道。但由于缺氧时间过长，被迫进行深呼吸，导致大量水进入呼吸道和肺泡，从而阻滞气体交换，加重缺氧和二氧化碳潴留，造成严重缺氧、高碳酸血症和代谢性酸中毒。

(一)根据发生机制不同,淹溺可分为两类

1. 干性淹溺 指人入水后，因惊慌、恐惧、骤然寒冷等强烈刺激，引起喉痉挛导致窒息，呼吸道和肺泡很少或无水吸入。常以低氧血症和代谢性酸中毒为主，一般不出现严重的呼吸性酸中毒。当喉痉挛时可致心脏反射性停搏，也可因窒息、心肌缺氧而致心脏停搏。干性淹溺者占溺水者的 $10\%\sim20\%$，占溺死者的 $10\%\sim40\%$。

2. 湿性淹溺 指人淹没于水中，首先本能地引起反射性屏气，避免水进入呼吸道。由于缺氧不能坚持屏气而被迫做深呼吸，吸入大量水分，阻塞呼吸道和肺泡，导致通气、换气功能障碍而窒息。水大量进入呼吸道数秒钟后即可神志丧失，发生呼吸和心搏骤停。湿性淹溺者占溺水者的 $80\%\sim90\%$。由于淹溺的水所含成分不同，引起的病变也有差异。

(二)根据浸没的介质不同,淹溺又分为两类

1. 淡水淹溺 江、河、湖、泊、塘中的水渗透压一般较血浆渗透压低，属于低渗液，统称淡水。浸没淡水后，通过呼吸道和胃肠道进入体内的淡水迅速进入血液循环，导致血容量剧增，可引起肺水肿和心力衰竭，并可稀释血液引起低钠、低氯和低蛋白血症。低渗液体使红细胞肿胀、破裂，发生溶血，出现高钾血症和血红蛋白尿。高钾血症可致心室颤动使心搏骤停，溶血后的游离血红蛋白堵塞肾小管，可引起急性肾衰竭。水进入呼吸道后影响通气和换气功能，造成全身严重缺氧，缺氧及电解质的紊乱可导致病人出现代谢性酸中毒。

2. 海水淹溺 海水约含 3.5% 氯化钠及大量钙盐和镁盐，为高渗性液体。海水对呼吸道和肺泡有化学性刺激作用。当高渗性液体进入呼吸道和肺泡后，出现阻塞性气体交换障碍，引起缺氧。高渗性海水使大量液体从血管腔渗出进入肺泡，引起血容量降低、血液浓缩，血钠、血钙、血镁和氯化物浓度增加。肺泡上皮细胞和肺毛细血管内皮细胞受海水损伤后，致大量蛋白质及水分向肺间质和肺泡腔渗出，可引起急性非心源性肺水肿。高钙血症可导致心律失常，甚至心脏停搏。高镁血症可抑制中枢和周围神经，导致横纹肌无力、血管扩张和血压降低(表 9-2-1)。

表 9-2-1 海水淹溺与淡水淹溺的病理改变特点比较

病理特点	海水淹溺	淡水淹溺
血容量	减少	增加
血液性质	血液浓缩	血液稀释
红细胞损害	脱水	水肿、破裂、溶血
血浆电解质改变	血钠、血钙、血镁浓度增高	血钾增高，血钠、血氯降低

续表

病理特点	海水淹溺	淡水淹溺
室颤	极少发生	常见
主要致死原因	急性非心源性肺水肿、心律失常	急性肺水肿、脑水肿、室颤

【临床表现】

许多症状和体征均发生在溺水现场,缺氧是最重要的表现,严重者神志丧失、呼吸停止及大动脉搏动消失,处于临床死亡状态。

1. 症状 近乎淹溺者可有头痛、视觉障碍、剧烈咳嗽、胸痛、呼吸困难、咳粉红色泡沫样痰。海水淹溺者口渴感明显,最初数小时可有寒战、发热。淹溺者约有15%死于继发的并发症,应特别警惕迟发性肺水肿的发生。

2. 体征 皮肤黏膜苍白和发绀,颜面肿胀,球结膜充血,口鼻充满泡沫、泥污或杂草。腹部常隆起伴胃扩张,四肢厥冷。有时可伴头、颈部损伤。呼吸表浅、急促或停止。肺部可闻及湿啰音,偶有哮鸣音。心律失常、心音微弱或消失。近乎淹溺者常出现精神状态改变,烦躁不安,抽搐、昏迷和肌张力增加。

【实验室检查】

1. 血、尿检查 淹溺者白细胞轻度增高。淡水淹溺者出现低钠、低氯血症,有溶血时血钾升高,血和尿中出现游离血红蛋白。海水淹溺者出现短暂血液浓缩,血液中钠、氯、钙和镁浓度均增高,血钾变化不明显、血中尿素增高。重者出现DIC的实验室监测指标异常。

2. 胸部X线检查 胸片有肺间质纹理增粗,典型表现有局限性斑片状影,广泛棉絮状影,主要分布于两肺下叶。约有20%病例胸片无异常发现;有时出现典型肺水肿征象。疑有颈椎损伤时应进行颈椎X线检查。

3. 动脉血气分析 约75%淹溺者有明显混合性酸中毒,几乎所有病人都有不同程度低氧血症。

4. 心电监护 淹溺者常有窦性心动过速、非特异性ST段和T波改变、室性心律失常、传导阻滞。

【诊断与鉴别诊断】

根据有涉水及被淹史,结合相应临床表现即可诊断。但需注意继发于其他疾病的淹溺,详细了解既往病史和检查资料做出判断。

【急诊处理】

救护原则为迅速将病人救离出水,立即恢复有效通气,实施心肺复苏,根据病情对症处理。

1. 现场急救 缺氧时间和程度是决定淹溺预后最重要的因素。如果现场缺少有效的倒水和复苏,由于组织缺氧将导致心搏、呼吸骤停和多器官功能衰竭。因此,快速、有效的现场救护,尽快对淹溺者进行通气和供氧是最重要的紧急抢救措施。

(1)迅速将淹溺者救出水面:急救的首要步骤是脱离出水。救护者应镇静,尽可能脱去衣裤,尤其要脱去鞋靴。下水时不应正面接触淹溺者,防止被淹溺者紧紧抱住而无法施救,如被抱住,应放手自沉,使淹溺者手松开,以便再次进行救护。救护者应从淹溺者背后接近,一只手托着淹溺者头颈部,将面部托出水面,或抓住腋窝使其呈仰泳状,另一只手划水游向岸边。若救援者不会游泳,切不可下水,应边呼救边寻找木棍、竹竿或绳子等,以便抛掷给淹溺者。

(2)保持呼吸道通畅:将淹溺者救出后,立即清除口、鼻腔内淤泥、杂草及呕吐物,有义齿者取下义齿,并将舌拉出。对牙关紧闭者,可捏住两侧颊肌,然后用力将口开启,松解领口和紧裹的内衣和腰带等,保持呼吸道通畅。

(3)倒水处理:采用头低脚高的体位将肺内和胃内积水排出,常用倒水方法有三种。

①膝顶法：急救者取半蹲位，一腿跪地，另一腿屈膝，将淹溺者腹部横置于救护者屈膝的膝盖上，使其头部下垂，呈俯卧状，并用手按压背部，使呼吸道及胃内的积水倒出（图 9-2-1）。

②肩顶法：急救者抱起淹溺者的双腿，将其腹部置于急救者的肩部，使淹溺者背部朝上，头胸部下垂，急救者快速抖动，使积水倒出（图 9-2-2）。

③抱腹法：急救者从淹溺者背后双手抱住其腰腹部，使淹溺者背部在上，头胸部下垂，尽力抱起摇晃淹溺者，以利于迅速排出积水（图 9-2-3）。

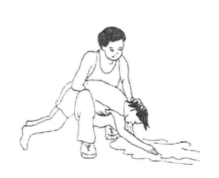 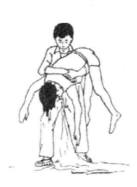 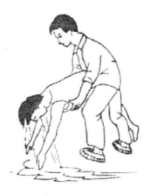

图 9-2-1　膝顶法　　　　　图 9-2-2　肩顶法　　　　　图 9-2-3　抱腹法

注意事项：①倒水时注意使淹溺者头胸部保持下垂，以利于积水倒出；②动作敏捷，如有心搏、呼吸骤停者，立即进行心肺复苏，而不选择倒水方法。

（4）现场心肺复苏：对呼吸和心搏骤停的病人，应立即进行现场心肺复苏。吹气力量要大，吹气后双手按压淹溺者胸廓，以加大呼吸道通气量，克服肺泡阻力。

（5）迅速转运：搬运病人过程中注意有无头颈部损伤，怀疑有损伤者给予颈托保护，然后将病人迅速转运至医院，转运途中应继续抢救。

2. 住院治疗　转运至医院后，对于病情稳定的病人，应在急诊科或相应科室继续观察和治疗；对病情不稳定者，应送入 ICU 监护治疗，预防发生 ARDS。

（1）预防低温和复温：迅速将溺水的危重病人安置于抢救室内，换下湿的衣裤，盖被保暖，以预防低温造成的损害；对于冷水淹溺者要做到及时复温，可采用体外或体内复温措施。

（2）维持呼吸功能：保持缺氧的病人呼吸道通畅，并给予高浓度、高流量吸氧，必要时给予高压氧疗。呼吸停止者，可行气管插管，连接呼吸机辅助呼吸，常选择呼气末正压（PEEP）通气模式，以使塌陷的肺泡重新扩张，必要时行气管切开。静脉注射呼吸兴奋剂可促使病人恢复自主呼吸。迟发型肺水肿是淹溺者的主要死亡原因，可选用强心、利尿药物积极防治；静滴 3%氯化钠溶液或输入全血、白蛋白，可减轻肺水肿，纠正血液稀释和阻止红细胞溶解。

（3）维持循环功能：病人心跳恢复后常有血压不稳或低血压出现，注意监测有无低血容量性休克的表现。快速建立静脉通道补液，有条件时监测中心静脉压，结合血压和中心静脉压调节补液的量和速度。淡水淹溺者可用 3%的高渗盐水静脉滴注，同时应用速尿等利尿排水。海水淹溺者，大量液体渗入肺组织，导致血容量降低，应及时补充液体，可选用 5%葡萄糖溶液、血浆或右旋糖酐，纠正血液浓缩，切忌输入生理盐水。纠正水、电解质和酸碱失衡，及时纠正高钾血症和酸中毒。代谢性酸中毒者给予 5%的碳酸氢钠，除治疗酸中毒外兼有纠正血液低渗、减少溶血的作用，保护肾脏。高钾血症者可应用钙剂、碱性药物、葡萄糖及胰岛素等降低血钾浓度。病人易发生心律失常，危重病人 24 h 心电监护，发生心室颤动时立即行电除颤。

（4）脑复苏：若淡水淹溺，应适当限制入水量。心肺复苏成功后的危重溺水病人可出现脑水肿，应用脱水剂和激素进行治疗。20%的甘露醇有预防脑水肿和降低颅内压的作用。激素类药物如地塞米松，对脑水肿有较好的防治作用，还可减少血管内溶血。有颅内压升高者应适

Note

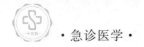

当过度通气,维持$PaCO_2$在25～30 mmHg。

(5) 抗感染治疗:淹溺时气管内吸入大量污物,加之机体抵抗力下降,容易引起肺部感染,应给予抗生素预防和治疗。

(6) 其他:防止急性肾衰竭的发生,保护肝肾功能,应用对肝肾无损害的药物。

【预防】

(1) 小儿游泳时须有成人看护。

(2) 游泳场所要有救护员,水深要有明显的警示标志。

(3) 学会游泳是预防淹溺的有效措施,教育落水者学会自救和他救。

(4) 对自杀淹溺者嘱家属多陪伴开导,以消除病人自杀的念头。

(5) 建议心脑血管疾病病人、癫痫病人、饮酒后或服用镇静药物后避免游泳。

第三节 触 电

触电又称电击伤(electrical injury),是指一定量的电流通过人体引起全身或局部的组织损伤和功能障碍,甚至导致心搏、呼吸骤停。触电分为超高压电伤或雷击、高压触电、低压触电三种类型。雷电(闪电)是一瞬间的超高压直流电引起的一种特殊电击伤。

【病因及发病机制】

1. 病因 触电常由缺乏安全用电常识、不规范用电及意外灾害事故所致。触电常见原因:①人体直接接触电源,如变压器或家用电器漏电、违反电气设备操作规程、使用不合格的电气设备、缺乏充电器的检修经验等。②电流或静电荷经空气或其他导电介质电击人体,如风暴、地震、火灾等使电线断裂,高压线落地后10m内都有触电危险。其他原因有孩子放风筝时线搅在电线上、拉电线到池塘捕鱼、用鸟枪打停落在电线上的鸟雀不慎打断电线或在大树下避雨等。雷击常见于农村旷野。触电对人体的损害程度与电压高低、电流强度、电流类型、接触部位、通电时间及电流在人体中的通路密切相关。

2. 发病机制 人体是电的良导体,在接触电流时,即成为电路中的一部分。电击通过产热和电化学作用引起人体器官生理功能障碍和组织损害。对人体的伤害包括电流本身及电流转化为电能后产生的热和光效应。电流击伤人体的致命作用包括以下几点。

(1) 电流作用于心脏引起心室颤动,人体安全的电压不超过36 V,电压在220 V可造成心室颤动,导致心脏停搏,这是最多见的低压触电致死原因。交流电能使肌肉持续抽搐,能"吸引住"接触者,使其脱离不开电流,危害性较直流电大,50～60 Hz低压交流电最易产生致命性的心室颤动。

(2) 可使呼吸中枢麻痹:1000 V以上高电压可致呼吸中枢麻痹、呼吸暂停、窒息,是高压触电死亡的主要原因。高压电流还可引起人体灼伤甚至"炭化"。机体的病理改变极为复杂,主要的发病机制是组织缺氧。

【临床表现】

1. 局部症状 主要表现为电流通过组织产热引起烧伤,烧伤程度由电压高低决定。

(1) 高压电烧伤特点:烧伤面积不大,但可深达肌肉、血管、神经和骨骼,有"口小底大,外浅内深"的特征,创面最突出特点为皮肤的创面很小,但皮肤下深度组织损伤却很广泛;入口和出口可能不止一个,常有一处进口和多处出口,皮肤入口灼伤比出口严重;肌肉组织常呈夹心性坏死,肌肉组织的损伤、水肿和坏死使肢体肌肉筋膜下组织压力增加,出现神经血管受压体征,脉搏减弱,感觉及痛觉消失,发生间隙综合征;上肢触电后常出现腕、肘前及腋部损伤,可能是由于触电时,肌肉受刺激收缩,上肢呈屈曲状,于手腕、肘前和腋下形成新的短路所致。血液是良好导体,电流易于通过,可造成血管壁变性、坏死、破裂或血管栓塞,引起继发性局部组织坏死,肢体坏死。闪电伤可产生系统之间的电流短路(如心搏骤停、大脑错乱、神志丧失、神经精神后遗症等)、神经精神损害、疼痛综合征和交感神经系统受伤是最常见的长期后遗症,心肺功能停止是致死的最常见原因。

(2) 低压电烧伤特点:症状常见于电流进入点和流出点;程度较轻,伤口小,呈椭圆形或圆形;创面呈焦黄色或灰白色,干燥,边缘整齐,与正常皮肤分界清楚;一般不损伤内脏。

2. 全身表现

(1) 轻症:常见于短时间接触低电压、低电流的电源。表现为痛性肌肉收缩、惊恐、头晕、心悸、呼吸及心跳加速等,体格检查一般无阳性体征。

(2) 重症:常见于接触高压电或电流强度大的电源,或触电后未能及时脱离电源。病人可出现短期精神异常、意识丧失、心律失常、肢体瘫痪、凝血功能障碍、继发性出血或血供障碍、胃肠道出血、局部组织坏死、继发全身感染、高钾血症、酸中毒、急性肾衰竭、肺水肿、周围神经病、永久性失明或耳聋、内脏破裂或穿孔、休克、心搏呼吸骤停等。有些严重病人可能电击当时症状不重,但 1 h 后却突然恶化。

【实验室检查】

1. 血常规及生化检查 触电后 2~6 h,可出现肌酸磷酸激酶(CPK)及其同工酶(CK-MB)、乳酸脱氢酶(LDH)、谷草转氨酶(GOT)的活性增高,24~48 h 后逐渐恢复正常。

2. 尿常规 尿液检查可见血红蛋白尿或肌红蛋白尿。

3. 心电图检查 可出现心动过速、心室颤动、心搏骤停等,若有任何心肌受损的征象、心律不齐或胸痛应做 12 h 心电监护。

【诊断与鉴别诊断】

根据病人触电史和现场情况,即可做出判断。应了解有无从高处坠落或被电击后抛开的情节,注意有无脊髓损伤、骨折和内脏损伤的可能性。有些触电者心搏、呼吸极其微弱,甚至暂时停止,处于"假死状态",应认真鉴别。

【急诊处理】

救护原则为迅速使病人脱离电源,心搏骤停者应立即进行心肺复苏,正确处理各种并发症,妥善处理电烧伤创面。

1. 现场救治

(1) 切断电源:根据触电现场情况,迅速采取最安全、有效的方法切断电源或脱离电场。①关闭电闸:低压交流电触电时,立即关闭电闸是最简单、安全、有效的方法。高压触电应迅速通知供电部门。②挑开电线:电闸离触电现场较远时,可用不导电物体,如绝缘棒或干燥的木棒、竹棍等将电线挑开,并妥善处理挑开的电线。③切断电线:在野外或远离电闸或存在电磁场效应的触电现场,当不便将电线挑开时,可用干燥绝缘的木柄刀、斧子或锄头等将电线斩断,并恰当处理电线残端。④正确拉开触电者:不能直接接触触电者,急救者可穿胶鞋,站在木凳上,用干燥的绳子、围巾、衣服或布条等拧成条状,套在触电者身上将其拉开。若触电者俯卧在电线或漏电的电器上,可用木棒将触电者移出触电现场。

注意事项:①脱离电源过程中避免给病人造成其他伤害。如在高处触电时,应采取有效的防护措施,防止脱离电源后触电者从高处坠下。②抢救者必须注意自身安全,确保自己与触电者绝缘,未切断电源前绝不可用手直接牵拉触电者。脚下可垫干燥的木块、橡胶、塑料块等绝缘物品,使自己与地面绝缘。③野外高压触电时,最好选择 20m 以外切断电源以确保安全。④在雨天抢救触电者时,要格外注意绝缘器材可能因潮湿而失去绝缘性能。

(2) 轻度触电者救治:短时间接触低电压或低电流者,若神志清楚,可就地平躺休息,观察

Note

163

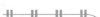

1～2 h,尽量不让触电者站立或走动,以免加重心肺负荷。

（3）重度触电者救治:接触高电压、强电流后未能及时脱离电源且发生心搏、呼吸骤停者,立即现场心肺复苏,不能轻易终止复苏,有心室颤动者尽早进行电除颤。设法呼救,尽早转移至医院,途中继续监护治疗,有条件者可吸氧、输液。

2. 院内救治

（1）维持有效呼吸:呼吸停止者立即行气管插管等,给予呼吸机辅助通气,同时注意清除气道异物。

（2）维持有效循环:低血容量性休克或组织严重电烧伤的病人,应迅速予以静脉补液。进行心电监护,以便及时发现心律失常,最严重的心律失常是心室颤动,一旦发生,尽早除颤;同时可考虑用药:①利多卡因,治疗室性快速型心律失常的首选药。触电后发生心室颤动,同时电除颤和静脉给予利多卡因,常有较好疗效。②盐酸肾上腺素,为触电后心搏骤停者心肺复苏的首选药,1 mg 静脉注射,必要时重复,可增强心肌收缩力,改善冠状动脉和脑血管的血供,并使心室颤动转为粗颤,以利于除颤成功。

（3）维持水、电解质和酸碱平衡:根据病人病情,建立有效静脉通路,合理补充液体。补液量不能根据其表面烧伤面积计算,对深部组织损伤应充分估计。酸中毒者可选用 5％碳酸氢钠溶液静脉滴注,心肺复苏后尽快进行脑复苏,在全身大血管处放置冰袋降温,静脉滴注 20％甘露醇以降低颅内压,减轻脑水肿。

（4）创面处理:现场保护好创面,院内用无菌溶液冲洗后再用无菌敷料包扎。如局部组织坏死,应在 3～6 d 除去焦痂,防止感染和创面脓毒症,常规注射破伤风抗毒素,必要时使用抗生素。由于深部组织的损伤坏死,易发生厌氧菌感染,换药时可用过氧化氢溶液冲洗,必要时扩创,但不缝合。

（5）筋膜松解术和截肢:大块软组织电灼伤引起局部水肿和小血管内血栓形成者,应行筋膜松解术,以减轻灼伤部位周围压力,改善肢体远端血液循环,严重者可能需要截肢处理。

【预防】

（1）严格按要求安装使用电器并经常检修,不使用违章电器。

（2）对病人进行安全用电教育,尤其是儿童,使其掌握安全用电知识。

（3）雷雨天不在空旷地方使用手机,不在大树下避雨,遇火警或台风袭击时应及时切断电源。

（4）指导病人加强局部功能锻炼,如手指皮瓣移植后训练抓握功能。

（5）指导皮瓣移植、截肢病人定期复诊。

第四节 毒 蛇 咬 伤

毒蛇咬伤(snake bite)是指具有毒牙的毒蛇咬破人体皮肤,毒液侵入人体后进入血液和淋巴循环引起局部和全身中毒的一类急症。蛇可分为有毒蛇和无毒蛇两大类,我国蛇类有 160 余种,毒蛇有 50 余种,以蝮蛇、蝰蛇、五步蛇、金环蛇、银环蛇、竹叶青蛇、眼镜王蛇等较为常见,东南沿海有海蛇。这些毒蛇多数分布于广东、广西、台湾、福建、湖南、湖北、云南、江西、浙江、江苏、贵州、四川等省及自治区。我国的蛇咬伤主要发生在南方农村和山区,两广地区蛇害严重,每年蛇咬伤的发病率约 0.25％。长江以北毒蛇种类较少,以蝮蛇常见。毒蛇咬伤以夏秋季节多见,咬伤部位以四肢多见。毒蛇咬人时,从其唇腭上的一对唇上腺排出毒液,经过毒牙上的导管注入人体,通过淋巴和静脉回流到达全身,引起严重的全身中毒症状。毒蛇咬伤常见于野外工作者、农民、渔民及蛇饲养人员。毒蛇咬伤后若及时救治,可避免或减轻中毒症状;若贻误治疗,则可引起不同程度中毒,严重者危及生命。按毒性和对机体的作用蛇毒可分为神经毒素、血液毒素和混合毒素。

【发病机制】

蛇毒含有毒性蛋白质、多肽和酶类。蛇毒吸收后,分布于全身各组织,其中肾最多,脑最少。蛇毒主要在肝脏中分解,并由肾脏排泄,72 h后蛇毒在体内含量已极微。目前比较肯定的、能分离的、知道分子量与结构的、中毒机制清楚与临床密切相关的毒素有神经毒素、血液毒素和细胞毒素等几大种类。

1. 神经毒素 神经毒素主要为β神经毒素(β-NT)和α神经毒素(α-NT),分别作用于神经突触和终板,β-NT抑制乙酰胆碱释放,α-NT竞争胆碱能受体,均可阻滞神经的正常传导,从而引起神经肌肉弛缓性麻痹症状,早期临床表现为头晕、视力模糊、眼睑下垂、吞咽困难、语言不清、肢体软瘫,然后呼吸肌麻痹引起呼吸衰竭,甚至呼吸停止。银环蛇毒素是最典型的神经毒素。

2. 血液毒素 血液毒素种类很多,分别作用于血液系统的各个部分。蛇毒蛋白酶直接和间接作用于血管壁,破坏管壁有关结构,诱导缓激肽、组胺、5-羟色胺释放,损害毛细血管内皮细胞,抑制血小板聚集,可引起出血。蛇毒直接溶血因子作用于血细胞膜,使其渗透性、脆性增加。磷脂酶A可使血液中的卵磷脂水解而成为溶血卵磷脂,产生溶血作用。蛇毒促凝因子(如蝰亚科蛇毒的第 X、V 因子激活剂)使血液凝血块和微循环血栓形成,引起弥散性血管内凝血(DIC)。蝮亚科蛇毒中的类凝血酶既可促进纤维蛋白单体生成,又可激活纤溶系统,故有双重作用(低剂量促凝,高剂量抗凝);在蛇毒纤维蛋白溶解酶的共同作用下引起去纤维蛋白血症,也叫类DIC,国内一些学者不同意这种叫法,认为是DIC,其实在分子血液学上两者区别非常大。DIC或类DIC的共同临床表现都是出血,轻者皮下出血、鼻衄、牙龈出血,重者可引起血液失凝、伤口流血不止、血尿、消化道出血,甚至脑出血。DIC者常伴有休克、微循环障碍、循环衰竭和急性肾衰竭等。

3. 细胞毒素 蛇毒透明质酸酶使伤口局部组织透明质酸、细胞间质溶解和组织通透性增加,除引起局部肿胀、疼痛等症状外,可使蛇毒毒素更易于经淋巴管和毛细血管吸收而进入血液循环,产生全身中毒症状。蛇毒蛋白水解酶可损害血管和组织,同时释放组胺、5-羟色胺、肾上腺素等多种血管活性物质。心脏毒素(或称膜毒素、肌肉毒素、眼镜蛇胺等)引起细胞破坏、组织坏死,轻者可引起局部肿胀、皮肤坏死,重者局部大片坏死,深达肌肉骨膜,使患肢残废,还可直接引起心肌损害,甚至心肌细胞变性坏死。

4. 其他机制 蛇毒作为异种异体蛋白进入人体后可引起过敏反应。病毒、细菌等病原微生物可通过毒牙、伤口进入机体造成感染,加重局部肿胀和全身症状。在多种蛇毒素的作用下,免疫细胞释放炎症介质引起全身炎症反应综合征(SIRS),甚至多器官功能障碍综合征(MODS)。

【临床表现】

毒蛇咬伤的临床表现根据蛇毒的主要毒性作用不同而异,包括局部和全身中毒症状,症状的轻重与毒蛇种类、排毒量、毒力、毒液吸收量、被咬伤部位、中毒途径和就诊时间密切相关。

1. 局部表现 毒蛇咬伤局部可见呈"..."形的毒牙咬痕(较一般无毒牙痕大),也有呈":·:"形,除毒牙痕外,还出现副毒牙痕迹,后者说明蛇咬较深。神经毒素中毒者局部症状可不明显,无红肿、痛或起初有轻微痛和肿胀,不久发生麻木,牙痕小且不渗血。血液毒素局部肿胀疼痛,轻者血液自牙痕或伤口处流出,难以凝固,严重者可引起伤口流血不止。细胞毒素作用的局部表现有剧痛、红肿、起水疱、坏死及溃烂。

2. 全身表现

（1）神经毒素：全身不适、四肢无力、吞咽困难、言语不清、视力模糊、眼睑下垂、复视、瞳孔散大。重症病人呼吸浅快且不规则，最终出现中枢性或周围性呼吸衰竭。常见于银环蛇、金环蛇等毒蛇咬伤。

（2）血液毒素：皮下出血、紫癜、鼻衄、牙龈出血，甚至大片皮下出血淤斑。病人有血尿、柏油样大便，甚至脑出血。合并 DIC 时除全身出血外，皮肤湿冷、口渴、脉速、血压下降、休克，血管内溶血时有黄疸、酱油样尿，严重者急性肾衰竭。凝血功能检查是血液毒素中毒的可靠指标。被竹叶青、烙铁头、五步蛇以及红脖游蛇咬伤者可出现 DIC 样综合征。被蝰蛇、蝮蛇咬伤者常合并 DIC，甚至 MODS。

（3）细胞毒素：局部肿胀可延及患肢甚至躯干，坏死溃烂可使患肢残废；全身疼痛并出现 SIRS，心肌损害出现心功能不全，如被眼镜蛇咬伤者。横纹肌破坏可出现肌红蛋白尿合并肾功能不全，如被海蛇咬伤者。

（4）混合毒素：如被眼镜王蛇咬伤者以神经毒素中毒表现为主，伴有细胞毒素中毒表现；被五步蛇咬伤者以血液毒素和细胞毒素中毒表现为主；被蝮蛇、海蛇咬伤者即以神经毒素和血液毒素中毒表现为主。

【实验室检查】

1. 肌电图 被神经毒素类毒蛇咬伤后，病人肌电图显示，高频重复电刺激后，肌肉诱发电位波幅递减，神经传导速度减慢。

2. 出凝血功能检查 被血液毒素类和混合毒素类毒蛇咬伤后，出血时间、凝血时间及凝血酶原时间均延长，血小板减少。

3. 毒蛇类别的检测 从伤口取出血液或血性组织液，用免疫学方法可诊断何种毒蛇咬伤。现用方法有对流免疫电泳法、酶联免疫吸附法（ELISA）、双抗体夹心法和天然胶乳凝集抑制试验对蛇毒进行定性、定量分析。

4. 其他 肝肾功能、血气分析、电解质测定等对病情评估有一定意义。肾功能检查可见血肌酐增高，肌酸磷酸激酶增加，肌红蛋白尿等异常改变。

【诊断与鉴别诊断】

有被毒蛇咬伤史，伤处可见一对较深而粗的毒牙痕或已捕获到咬伤人的蛇，蛇咬伤的诊断并不困难。但是，大部分被蛇咬伤者无法看清蛇的外形，准确判断何种蛇咬伤比较困难。可采用酶联免疫吸附法（ELISA）等免疫学方法测定伤口渗液、血清、脑脊液等体液中的特异蛇毒抗原协助诊断。临床上，主要根据牙痕、伤口情况、全身症状等来鉴别毒蛇和非毒蛇咬伤（表9-4-1）。此外，毒蛇咬伤需与蜈蚣咬伤、蜂蜇伤等鉴别。为了评估毒蛇咬伤病情和指导救治，应根据各种毒蛇所含毒素引发的临床特点如伤口局部情况、神经毒症状、血液毒症状、细胞毒症状的不同，对毒蛇咬伤进行正确诊断，并判断轻型、重型、危重型。

表 9-4-1 毒蛇与无毒蛇的区别

区别部位	毒蛇	无毒蛇
头部	多呈三角形	一般椭圆形
尾部	短钝或呈侧扁形	长而尖细
体色	鲜艳或有特殊斑纹	多不鲜艳
体型	粗而短，不均匀	体型相称
毒牙	有	无
动态	常盘团，爬行动作迟缓	迅速

续表

区别部位	毒蛇	无毒蛇
性情	凶猛	胆小怕人
牙痕	大而深	细小
伤后疼痛	剧痛、灼痛	不明显
伤后肿胀	迅速扩大	不扩大
伤后淋巴结	肿大、触痛	无

【急诊处理】

被毒蛇咬伤病人应安静休息,避免活动,以免加快血液循环,加速蛇毒的吸收与扩散,加重中毒程度。急救基本原则为尽快清除、破坏局部蛇毒,及早使用抗蛇毒血清,及早防止毒素扩散和吸收,加强对症支持治疗,保护脏器功能。蛇毒在 3~5 min 内即可被吸收,故急救越早越好。

1. **伤口处理** 毒蛇咬伤后,早期进行正确的局部处理对中毒者预后的好坏有关键性意义。常用的处理方法有以下几种。

(1)阻止蛇毒扩散:蛇咬伤后伤者应立即坐下或躺下,切勿惊慌奔跑,以免加速蛇毒的吸收和扩散,应限制肢体活动。用绳子、布条、止血带等在伤口近心端 5~10 cm 处环形绑扎,以阻止静脉血和淋巴液回流。结扎不宜过紧,松紧度控制在能够使被绑扎的下部肢体动脉搏动稍微减弱为宜。病人上肢不能抬高,每隔 30 min 放松结扎带 1~2 min,以免影响血液循环造成组织坏死。也可用绷带螺旋形紧缠整个患肢,并以多块夹板固定。此方法压迫均匀,可长时间使用。眼镜蛇和眼镜王蛇咬伤后伤口较深,排毒量多,一般不直接采用此法。

(2)冲洗伤口:结扎后立即使用肥皂水或清水冲洗周围皮肤,再用生理盐水、1∶5000 高锰酸钾溶液或 3% 过氧化氢溶液冲洗伤口,如伤口有毒牙残留,应及时挑出。

(3)清创排毒:咬伤在 24 h 以内者,以牙痕为中心切开伤口呈"＋"、"＋＋"或放射状,深度达皮下组织。伤口切开后用手从肢体近心端向伤口方向及伤口周围反复挤压,促使毒液排出体外,边挤压边用清水冲洗伤口。冲洗挤压排毒持续 20~30 min,促使毒液流出,也可用吸奶器或拔火罐吮吸毒液。还可用嘴吮吸伤口排毒,但吮吸者的口腔、嘴唇应无破损,无龋齿,以免施救者自身中毒。吸出的毒液随即吐掉,并用清水漱口。眼镜蛇和眼镜王蛇咬伤后伤口较深,咬伤后应立即对伤口纵行切开。然后用负压吸引的方法将局部蛇毒吸出,边吸边冲洗,冲洗干净后用绷带压迫。血液毒素类毒蛇咬伤后禁忌切开排毒,以防出血不止。

(4)防止蛇毒扩散:伤口局部及周围浸润注射 2% 依地酸二钠与普鲁卡因混合注射液或胰蛋白酶与普鲁卡因混合注射液,既能破坏伤口部位的残余蛇毒,又可防止蛇毒的扩散。在野外无条件时可用火柴烧灼伤口破坏蛇毒。

(5)局部降温:可将伤肢浸于冷水(4~7 ℃)中 3~4 h,然后改用冰袋,一般维持 24~36 h,可减轻疼痛,减少且减慢毒素吸收,降低毒素中酶的活力和局部代谢,但应防止降温导致局部组织坏死。

2. **应用抗蛇毒血清** 抗蛇毒血清是蛇毒中毒的特效解毒药。抗蛇毒血清应早期足量使用,如在体内脏器已发生不可逆损害后再使用,则疗效明显下降。抗蛇毒血清使用剂量与毒蛇咬伤时注入体内的蛇毒量密切相关,国产抗蛇毒血清的一次用量为:抗眼镜蛇毒血清 1000 U,抗蝮蛇毒血清 8000 U,抗银环蛇毒血清 10000 U,抗金环蛇毒血清 5000 U,抗蝰蛇毒血清 5000 U 及抗五步蛇毒血清 10000 U,加入生理盐水或葡萄糖液稀释后缓慢静注。重症病人可适当增加用量,并可重复使用,成人与儿童使用剂量相同。如果毒蛇种类难以判断或缺少所需单价抗蛇毒血清时,也可首先使用多价抗蛇毒血清,但疗效较前者差。

抗蛇毒血清的主要不良反应是过敏反应,因此使用前必须进行皮肤过敏试验,反应阴性才可应用。皮试阳性者应进行脱敏注射。在使用前给予苯海拉明或地塞米松可防止或减轻过敏反应。

3. 应用蛇药 蛇药种类繁多,可根据情况选择。目前已有的蛇药如下:南通蛇药、群生蛇药、上海蛇药、云南蛇药、广东蛇药、福建蛇药、湛江蛇药、郴州蛇药、红卫蛇药及青龙蛇药等。新鲜草药外敷对毒蛇咬伤亦有效,如半边莲、白花蛇舌草、七叶一枝花等。

4. 对症支持治疗 毒蛇咬伤后的数日内病情较重,中毒症状明显,常伴有不同程度的水、电解质紊乱和休克,甚至呼吸衰竭、心力衰竭、急性肾衰竭、溶血性贫血。因而积极的全身治疗及维持主要脏器的功能极其重要。血压低者应及时采用输血和补液等抗休克治疗;呼吸微弱时给予呼吸兴奋剂和吸氧,必要时进行辅助性呼吸。肾上腺皮质激素及抗组胺类药物的应用,对中和毒素和减轻毒性症状有一定的作用。全身抗感染药物对防治局部组织的坏死是重要的。常规注射破伤风抗毒素(TAT)以预防破伤风的发生。应用呋塞米、甘露醇等脱水利尿药,可促使血液内蛇毒加速排泄;使用破伤风抗毒素和抗菌药物,可预防感染;使用胰蛋白酶,可直接破坏蛇毒。

【预防】

(1)宣教毒蛇咬伤的自救和互救方法。

(2)夜间走路要带上手电筒等照明工具。

(3)在丛林茂密处,用木杆打草惊蛇的方法,驱赶毒蛇,随身携带蛇药。

(4)在野外工作时,不要赤足行走,尽可能穿长筒靴及长裤,戴手套。

(5)废弃的房子、洞穴等常有蛇穴,勿随便进入或用手摸索,勿轻易尝试抓蛇或玩蛇。

(6)露营时选择空旷干燥地面,避免扎营于杂物或石堆附近,晚上在营帐周围点燃火焰。

第五节 犬 咬 伤

犬咬伤的发生概率越来越高。若犬携带狂犬病病毒,则被犬咬伤后可感染狂犬病,又称恐水症,它是由狂犬病病毒引起的一种人畜共患的中枢神经系统急性传染病。

【发病机制】

犬咬伤是引起狂犬病发生的主要原因。狂犬病病毒主要存在于病犬或病猫等动物脑组织及脊髓中,其涎腺和涎液中也含有大量病毒,并随涎液向体外排出。带病毒的涎液可经各种伤口、抓伤、舔伤的黏膜和皮肤进入人体引起感染。狂犬病病毒对神经组织具有强大的亲和力,在伤口入侵处及其附近的组织细胞内可停留1～2周,并生长繁殖,若未被迅速灭活,病毒会沿周围神经上行到达中枢神经系统,造成狂犬病。

【临床表现】

病人被犬咬伤后有利齿造成深而窄的伤口,周围组织、血管有不同程度的挫裂伤,伤口周围组织水肿、皮下出血,甚至大出血。

感染病毒后是否发病与潜伏期的长短、入侵病毒的数量、咬伤部位、伤口处理、病毒毒力、机体抵抗力及是否接种狂犬病疫苗有关。自咬伤至发病可有10 d到数月的潜伏期,一般为30～60 d。咬伤越深,部位越接近头面部,其潜伏期越短,发病率越高。发病初期病人伤口周围麻木、疼痛,逐渐扩散至整个肢体;继而出现发热、烦躁、乏力、吞咽困难、恐水、咽喉痉挛,伴有流涎、多汗、心率增快;最后因肌肉瘫痪、昏迷、循环衰竭而死亡。躁狂型狂犬病者突出表现为极度恐怖,有大难临头的预兆感,并对水声、光、风等刺激非常敏感,引起发作性咽肌痉挛、呼吸困难等。恐水是本病的特征性症状,但不一定每例均有,更不一定在早期出现,典型者饮水、见水、闻流水声,或仅提及饮水时,均可引起严重咽喉痉挛;怕风亦是本病特有的症状,微风、吹风、穿堂风等都可导致咽喉痉挛。

【实验室检查】

1. 狂犬病病毒抗原检测 应用荧光抗体检查脑组织涂片、角膜印片、冷冻皮肤切片中的病毒抗原,发病前即可获得阳性结果,方法简便。

2. 血、尿常规及脑脊液检查 血常规检查白细胞总数 $(12\sim30)\times10^9/L$,中性粒细胞百分率大多在 80% 以上;尿常规检查常可发现轻度蛋白尿,偶有透明管型;脑脊液的压力在正常范围或稍有增高,蛋白质轻度增多,细胞数稍增多,主要为淋巴细胞。

【诊断与鉴别诊断】

根据病人过去有被狂犬或可疑狂犬、猫或狼等动物咬伤史,病人出现典型的临床症状如兴奋、狂躁、恐水、怕风、咽喉肌痉挛、大量流涎、瘫痪等,排除破伤风、脑炎等疾病,即可判断为狂犬病。

【急诊处理】

救治原则是及早实施清创术,彻底冲洗伤口,预防接种,应用免疫血清,按需要给予破伤风抗毒素和抗生素等。伤后及时处理是预防狂犬病的关键措施。

1. 清洗伤口 浅小的伤口可常规消毒处理,深大的伤口需立即行清创术。先清除异物和坏死组织,再用生理盐水或稀释的碘伏液冲洗伤口,然后用 3% 的过氧化氢溶液冲洗,必要时扩大伤口,并用力挤压周围软组织,将沾污在伤口上的涎液和伤口血液冲洗干净。伤口应敞开引流,不宜做一期缝合。

2. 免疫疗法 伤后及早注射狂犬病疫苗进行主动免疫。接种程序:一般咬伤者于 0(注射当天)、3、7、14 和 28 d 各注射狂犬病疫苗 1 个剂量。狂犬病疫苗不分体重和年龄,每次均接种 1 个剂量。疫苗的应用应注意观察不良反应的出现和处理。抗狂犬病血清或狂犬病免疫球蛋白能中和体液中游离的狂犬病病毒,若不能排除狂犬病者应尽早使用。若曾经接受过主动免疫,则咬伤后不需要被动免疫治疗,仅在伤后当天与第 3 天强化主动免疫各一次。注射狂犬病疫苗和血清要及时、全程、足量。

3. 防治感染 常规使用破伤风抗毒素注射液,预防破伤风的发生,应用抗菌药物预防伤口感染的发生。

4. 保持呼吸道通畅 感染狂犬病的病人当气道分泌物增多时,及时用吸引器吸出,必要时行气管插管或气管切开。

【预防】

(1)应定期给狗注射犬用疫苗,进行免疫。保持宠物皮毛清洁,定期在家中消毒。

(2)与宠物嬉戏后要及时洗手,不要随意抚摸和挑逗犬,防止意外发生。

(3)若被犬抓伤但无明显痕迹,或被犬舔,或疑与病犬有密切接触者,应尽早注射疫苗。

(4)被犬咬伤后,尽早到医院处理伤口和注射疫苗。

本章小结

生活中常见的意外伤害有中暑、溺水、触电、毒蛇咬伤、犬咬伤等,遭受这些意外伤害者往往病情危重,既往健康的人遭遇此类损伤也会很快出现危及生命的病理改变。对重度中暑病人应迅速做出判断并采取相应急救措施,对溺水的病人要掌握正确的倒水方法以保持病人呼吸道通畅,对触电的病人要掌握正确的脱离电源方法,对被毒蛇咬伤的病人掌握正确的排毒方

第九章参考答案

法,犬咬伤者应及时清创并预防破伤风。对中暑、溺水、触电、毒蛇咬伤、犬咬伤的现场急救和院内急救都至关重要,当心搏、呼吸骤停时,应及时实施心肺复苏。

目标检测

一、选择题

1.大量出汗引起周围循环血容量不足而发生虚脱导致的中暑属于( )。

A.日射病　　　　B.热痉挛　　　　C.热衰竭　　　　D.热射病　　　　E.先兆中暑

2.通常在室温下(15～25 ℃),人体散热的主要方式是( )。

A.辐射　　　　B.传导　　　　C.蒸发　　　　D.对流　　　　E.排泄

3.热射病的典型症状是( )。

A.肌肉痉挛　　　　　　　　B.周围循环衰竭

C.乏力、眩晕、多汗　　　　D.高热、无汗、昏迷

E.头痛、恶心、呕吐

4.触电病人现场急救首先应( )。

A.立即切断电源　　　　B.处理电灼伤

C.心肺复苏　　　　　　D.人工呼吸

E.吸氧

5.对重度中暑病人应将肛温降至( )。

A.39 ℃　　　　B.38 ℃　　　　C.37 ℃　　　　D.36 ℃　　　　E.35 ℃

6.最严重的中暑类型是( )。

A.热痉挛　　　　B.热射病　　　　C.热衰竭　　　　D.先兆中暑　　　　E.轻症中暑

7.热痉挛病人最常见的痉挛肌群是( )。

A.膈肌　　　　B.腓肠肌　　　　C.腹直肌　　　　D.咀嚼肌　　　　E.四肢肌肉

8.高热环境下大量补充淡水容易产生( )。

A.热射病　　　　B.热痉挛　　　　C.热衰竭　　　　D.先兆中暑　　　　E.轻度中暑

9.热射病"三联征"是指( )。

A.痉挛、疼痛、头晕　　　　B.大汗、头晕、眼花

C.发绀、尿少、高热　　　　D.恶心、呕吐、腹胀

E.高热、无汗、意识障碍

10.健康青壮年剧烈运动易发生的中暑是( )。

A.热射病　　　　B.日射病　　　　C.黄热病　　　　D.热痉挛　　　　E.热衰竭

11.高压触电引起死亡的主要原因是( )。

A.呼吸中枢抑制　　　　　　B.急性肺水肿　　　　　　C.心室颤动

D.心律失常　　　　　　　　E.烧伤

12.因溺水发生窒息时急救的首要步骤是( )。

A.加压给氧　　　　　　　　B.挤压简易呼吸器

C.清除呼吸道异物　　　　　D.口对口人工呼吸

E.以上都不对

13.病人,男,48岁,被毒蛇咬伤右足,因伤口疼痛、出血不止急诊入院,为减少毒素吸收应采取的急救措施是( )。

A.局部冷敷　　　　　　　　B.应用止血药

C.应用止痛药　　　　　　　D.切开冲洗

Note

E.压迫止血

14.李某,男,29岁,因夏季在篮球场打球时出现头晕、头痛、面色苍白被急送入院。查体:体温 37.5 ℃,脉搏 125 次/分,血压 80/55 mmHg,最可能发生了(   )。

A.热衰竭　　　　B.热射病　　　　C.热痉挛　　　　D.日射病　　　　E.轻度中暑

15.李某,女,50岁,在农田割草时不慎被毒蛇咬伤右足,病人自救的首要步骤应是(   )。

A.用嘴吮吸排毒　　　　　　B.用尿液冲洗伤口

C.向伤口方向挤压　　　　　D.用镰刀挑开伤口排毒

E.用绳子环形缚扎伤口近心端

16.病人,男,50岁,夏季在工厂连续高温作业 4 h 后,因头痛,随即发生昏迷而被工友急送入院,测体温 40 ℃,最可能发生了(   )。

A.热衰竭　　　　B.热射病　　　　C.热痉挛　　　　D.机体蓄热　　　　E.中度中暑

二、简答题

1.重度中暑三种类型的临床症状有何不同?

2.简述重度中暑的降温措施。

3.淹溺者倒水的方法有哪些? 如何操作?

4.淡水淹溺和海水淹溺的病理改变有什么区别?

5.如何对触电病人进行院内紧急救治?

6.简述毒蛇咬伤的伤口处理措施。

(余小柱)

第十章　创　伤

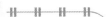

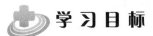 **学 习 目 标**

1.掌握　创伤的临床表现、诊断、急救与治疗原则。
2.熟悉　创伤、多发伤及复合伤的概念,创伤的分类,多发伤、复合伤的救治。
3.了解　创伤的评分,多发伤、复合伤的临床特点。

案例导入

　　病人,男,11岁。因高处坠落伤 5 h 来院急诊。病人 5 h 前不慎从 3 m 高处摔下,左侧身体着地,伤后出现左季肋部疼痛,呈持续性隐痛,无恶心、呕吐,无昏迷,无咯血,既往史无特殊。入院检查:T 36.7 ℃,P 122 次/分,R 27 次/分,BP 75/45 mmHg。发育营养正常,神志清楚,表情淡漠,口唇、甲床苍白,外耳道、鼻腔、口腔无出血或血凝块,颈软。双肺呼吸音清晰,未闻及干、湿啰音,心率 122 次/分,未闻及病理性杂音。腹平坦,左上腹有一约 4 cm×3 cm 淤斑,压痛明显,有肌紧张,无反跳痛,腹部移动性浊音阳性,肠鸣音减弱。血常规:RBC 3.65×10^{12}/L,Hb 108 g/L,WBC 7.5×10^9/L,N 80%,L 20%。诊断性腹穿抽出不凝固血液约 2 mL。

　　1.该病人首先应考虑什么诊断?
　　2.该病人需要做哪些辅助检查?
　　3.应该如何救治?

　　创伤(trauma)是指机械性致伤因子作用于人体所造成的组织结构完整性的破坏和功能障碍。随着社会的进步和交通的日益发达,创伤的发生率日趋增高,在所有死亡原因中居第四位,故应引起全社会的高度关注。

第一节　创 伤 概 论

【创伤的分类】
1. 按伤后皮肤完整性分类
1)闭合性损伤　指皮肤保持完整无开放伤口者。
(1)挫伤:为钝性暴力所致的软组织损伤。可有皮下出血点或淤斑等表现。器官的挫伤(如脾挫伤、脑挫伤等)是指损伤尚未造成器官破裂。
(2)扭伤:因机体动力失衡时关节部位某一侧受到过大的牵引力而发生。局部青紫、肿胀,关节可能发生一时性半脱位,可有周围的韧带、肌腱或关节囊损伤。

(3) 关节脱位：肢体受暴力牵拉或动力失衡时造成各骨关节面失去正常的对合关系。

(4) 挤压伤：为机体受到双向外力同时作用所致，如重物、机器或车辆等暴力挤压所致。局部常出现广泛出血、血栓形成、组织坏死以及严重的炎症反应。四肢或躯体肌肉丰富的部位受到压砸或长时间重力压迫后，可造成肌肉组织缺血坏死，出现伤处严重肿胀，以大量肌红蛋白尿、高钾血症和急性肾衰竭为特征的病理过程，称为挤压综合征。

(5) 爆震伤：指爆炸引起高压高速冲击波所致的损伤，又称冲击伤。常造成内脏（如心、肺、胃肠等）损伤，体表可完好无损。

2) 开放性损伤 指有皮肤破损者。

(1) 擦伤：为切线动力所致的表皮损伤，创面常有少量渗出和轻度的炎症反应。

(2) 刺伤：为尖锐器具插入组织所致，伤口直径小而深，伤口易被凝血块堵塞，深处可能损伤多层组织或内脏器官。

(3) 切割伤和砍伤：为锐器所致，伤口边缘较整齐、污染相对较轻。所施暴力强，多为砍伤，故伤口较深，可能伤及骨。

(4) 挫裂伤：为钝性暴力冲击造成组织破裂，伤口多不规则，组织细胞挫裂较重。

(5) 撕裂伤：因人体某部位被运转的物体，如机械等暴力牵拉所致，伤口多呈瓣状，或皮肤成片撕脱，污染严重。

(6) 火器伤：枪弹或弹片击中机体所致，伤口多污染严重且有异物存留。

2. 按受伤部位、组织器官分类 按受伤部位通常可分为颅脑伤、颈部伤、胸（背）部伤、腹（腰）部伤、骨盆伤、脊柱伤、四肢伤等。按组织器官可分为软组织损伤、骨折、脱位、内脏破裂等。

3. 按伤情的轻重分类

(1) 轻伤：主要是局部软组织损伤。

(2) 中等伤：广泛软组织损伤、四肢骨折、肢体挤压伤及一般腹腔脏器伤，需手术治疗，一般无生命危险。

(3) 重伤：指严重休克和内脏伤，危及生命，病人出现呼吸、循环及意识等生理功能障碍。

【临床表现】

1. 局部表现

(1) 疼痛：疼痛强弱程度不一，多取决于受伤部位、损伤程度及机体的敏感性。伤后1～2 d逐渐减轻，如合并感染则再度加重。

(2) 肿胀：肿胀是创伤性炎症的表现，伤后2～3 d达到高峰，此后逐渐消退。

(3) 出血：开放性损伤者，血液自伤口流出；闭合性损伤者血液流入软组织、体腔造成内出血，可形成皮下淤血、血肿、胸（腹）腔出血等。

(4) 功能障碍：创伤部位疼痛、肿胀、炎症反应及组织结构破坏必然影响功能，如下肢骨折，人不能站立、行走。

2. 全身表现 损伤较轻时全身表现不明显，损伤较重时可出现以下全身表现。

(1) 发热：伤后出现的发热多为吸收热，一般在伤后3 d内，体温多在38.5 ℃以内。如果体温升高幅度过大或3 d后仍发热，则应考虑感染或其他原因。

(2) 创伤性休克：病人表情淡漠、面色苍白、四肢湿冷、呼吸急促、脉搏细速、血压下降、尿量减少等。损伤部位出血、渗出、水肿及疼痛是主要原因。

(3) 器官功能衰竭：由挤压伤引起的急性肾衰竭较常见，也可引起多器官功能衰竭（MOFS）。

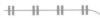

【诊断】

1. 病史

(1) 受伤情况:致伤原因、部位、时间、伤时姿势等,如从高处坠落,左侧躯体着地,常可发生肋骨骨折、脾破裂。

(2) 伤后表现及其演变过程:不同部位创伤,伤后表现不尽相同。颅脑伤后可有意识障碍、肢体瘫痪等;胸部伤后可有胸痛、咳嗽、咯血、呼吸困难等;腹部伤后可有腹痛、呕血、休克等。此外,还应了解伤后病情演变及处理情况,如用药及采取的措施等。

2. 体格检查 首先应从整体上观察病人状态,判断病人的一般情况,区别伤情轻重。检查过程中发现危重情况如窒息、大出血等,必须立即抢救。检查步骤应尽量简洁,询问病史和体格检查可以同时进行。检查动作必须谨慎轻巧,切勿在检查中加重损伤。重视症状明显的部位,同时应仔细寻找比较隐蔽的损伤,如右下胸部伤,疼痛明显常有肋骨骨折,同时注意有无肝破裂,肝破裂早期症状可不明显。遇到多个病人时,更应注意默不做声的"沉默者"。一时难以确诊的损伤,应在对症处理过程中密切观察,争取及早诊断。

(1) 全身情况检查:注意呼吸、脉搏、血压、体温等生命体征,以及意识、外貌等。

(2) 根据病史或某处突出的体征进行重点局部检查:应遵循各部位检查的要求,例如头部伤需观察头皮、颅骨、瞳孔、外耳道、鼻腔、反射、肢体运动和肌张力等;腹部伤需观察压痛、反跳痛、腹肌紧张、移动性浊音、肝浊音界、肠鸣音等;四肢伤需观察肿胀、畸形、反常活动、骨擦音或骨擦感等。

(3) 开放伤还须仔细观察伤口或创面:注意伤口的形状、大小、边缘、深度、污染、组织外露、异物存留等。对伤情较重者,应在手术室进行伤口的详细检查,以确保病人安全。

3. 辅助检查

(1) 实验室检查:血常规和血细胞比容可提示感染或失血情况,尿常规可提示泌尿系统损伤,血电解质和血气分析可提示体液紊乱,血尿素氮、肌酐可了解肾功能状态,血清胆红素、转氨酶可了解肝功能状态等。

(2) 诊断性穿刺检查:简便、迅速有效的辅助检查。如胸、腹腔穿刺可观察体腔内改变,如血胸、气胸、血腹、腹膜炎等,判断内脏器官有无损伤。穿刺抽出血液、气体等,一般提示内脏器官损伤,但应注意阴性结果不能完全排除内脏器官损伤可能。

(3) 导管术检查:插入导尿管,可以帮助诊断泌尿系统损伤。腹腔内留置导管,可以动态地观察腹内出血、脏器破裂等。气胸或血胸可用胸膜腔闭式引流,兼有诊断和治疗的意义。

(4) 影像学检查:X检查为骨折、胸部伤、腹部空腔脏器伤及有无异物存留的常用检查方法;超声检查可发现腹部实质性脏器伤和胸腹腔积液;CT可诊断颅脑损伤和辅助检查腹部脏器损伤;选择性血管造影可帮助确定血管损伤或某些隐蔽的器官损伤;MRI可辅助诊断脊髓损伤等。

(5) 腔镜检查:对诊断不明确,又高度怀疑胸腹部脏器伤者,可考虑行胸腔镜或腹腔镜检查。通过腔镜检查可进一步明确诊断,同时在明确诊断的基础上,在腔镜下行手术治疗。

(6) 手术探查:对于一时难以确诊,或基层医院并不具备各种检查条件,高度怀疑有内脏损伤时,手术探查仍是闭合性创伤的一种重要诊断方法。施行手术探查既可帮助明确诊断,又能及时抢救和进一步治疗。

【创伤评分】

目前对创伤严重程度评定方法有多种,其中创伤指数最为常用(表10-1-1)。它按创伤的部位、类型、循环、呼吸和意识五项指标衡量,各分四级,分别记1、3、5、6分,然后算出总分。总分2~9分者为轻伤,多在急诊室处理;总分10~16分者为中度伤,多系单一系统损伤,无生命危险,多需住院治疗;总分17~20分者应考虑多系统损伤,必须住院治疗,但死亡率较低;总分

21 分以上者伤情危重,死亡率高。

表 10-1-1　创伤指数

记分	1 分	3 分	5 分	6 分
部位	肢体	背部	胸腹	头颈
创伤类型	切割伤或挫伤	刺伤	钝挫伤	弹道伤
循环	正常	收缩压<100 mmHg,脉搏>100 次/分	收缩压<80 mmHg,脉搏>140 次/分	无脉搏、血压
呼吸	胸痛	呼吸困难	发绀	呼吸暂停
意识	倦怠	嗜睡	浅昏迷	昏迷

【急诊处理】

1. 急救　急救的目的是抢救生命,应优先处理危及生命的情况,然后再进行后续处理。较重创伤要从现场开始急救,如发生心搏呼吸骤停、窒息、大出血、气胸等情况,必须立即着手抢救,否则病人会在短时间内死亡。目前院前急救和院内急救的基本措施为"CAB"基本生命支持,即 circulation(循环)、airway(气道)、breathing(呼吸)等措施。

(1) 复苏与通气:对心搏呼吸骤停者必须争分夺秒进行心肺复苏救治;对舌根后坠者应将头偏向一侧,抬起下颌,必要时放置口咽通气管通气,或将舌牵出固定;迅速清除口咽部凝血块、呕吐物及分泌物等;对开放性气胸者宜用凡士林纱布填塞胸部伤口,予以包扎;对张力性气胸者应行胸腔闭式引流;多根多处肋骨骨折可引起反常呼吸运动,造成明显的呼吸、循环功能障碍,现场急救时先用加压包扎法固定胸壁。

(2) 控制出血:对外出血者可视情况应用指压法、加压包扎法、加垫屈肢法、止血带法或穿抗休克裤法等止血;对内脏出血者要进行手术探查止血,并加强术前保守治疗(输液、输血及药物等)来改善呼吸、循环功能,必要时实施监测。

(3) 包扎伤口和保护脱出的脏器:现场急救时,对伤口进行及时包扎,常用无菌敷料、绷带等,也可用毛巾、布块、衣物等物品代替。包扎要松紧适度和稳固,以免移位、脱落或阻碍血液循环。对脱出的腹内脏器、脑膨出等,应进行保护性包扎,避免污染、干燥及受压,原则上不应在现场还纳,待清创时处理。

(4) 固定骨折、防止继发性损伤:骨折现场临时固定可减轻病人的疼痛、避免继发性损伤、便于运送。对骨折、关节伤、肢体挤压伤等都要妥善固定。

(5) 搬运伤员:经过初步处理后,需及时将病人送到医院进一步检查和治疗。正确的搬运可减少病人痛苦,并获得及时治疗。

2. 治疗

(1) 体位和局部制动:较重病人应卧床休息,所取体位应有利于呼吸、静脉回流和引流,如四肢伤要求抬高患肢,有利于减轻疼痛和水肿,腹部伤多采用半卧位有利于呼吸和腹腔引流等。伤处制动可减轻疼痛、避免继发性损伤及出血,肢体制动可用小夹板,躯干的制动可借助于担架和束带。

(2) 软组织损伤的处理:小范围软组织损伤,早期局部冷敷,以减轻渗血。伤后 12～24 h 改为热敷及理疗,有利于炎症消退。药物配合活血化瘀中药内服或外敷。较大血肿者,先加压包扎,48 h 后在无菌条件下穿刺抽血,再行加压包扎。

(3) 补液、防治休克:及时补充血容量,以防止休克发生或恶化。补充血容量一般先输入晶体液(等渗盐水或平衡液),再根据情况输入胶体液(右旋糖酐、浓缩红细胞或全血)。如有电解质及酸碱失衡,也应及时纠正。

（4）防治感染：开放伤和有胸、腹内脏器损伤的闭合伤，都应注意防治感染。主要措施包括及时清创和闭合伤的手术探查，预防性应用抗生素及预防破伤风。

（5）营养支持：创伤早期机体常处于负氮平衡，要注意补充能量和蛋白质，有利于创伤机体的修复和增强免疫功能。给予高热量、高蛋白质、高维生素饮食。对不能口服或消化功能障碍者，给予要素饮食或静脉补充营养。

（6）对症治疗：在诊断明确或不妨碍伤情判断情况下可酌情使用镇静药、镇痛药及其他对症处理。

（7）清创术：对开放伤口常要及时行清创术，清创尽可能在伤后 6～8 h 内进行，必要时可延长至 12 h 或更长时间。

知识链接
10-1

第二节　多　发　伤

【定义】
多发伤是指同一机械致伤因素作用于机体造成两个系统及以上的组织或器官的严重创伤。多发伤的死亡率较高，对病人生命构成威胁，需要急诊处理。

【特点】
多发伤的伤情严重，可在短时间内导致机体生理功能紊乱，呼吸、循环功能障碍，组织器官严重缺氧及细胞代谢障碍，处理不当可能迅速危及病人的生命。主要特点如下。

1. 损伤机制复杂　同一病人可能在同一创伤事件中存在不同致伤机制所致的损伤，如车祸伤病人可有撞击、挤压等多种机制致伤。

2. 伤情重、进展快　多发伤具有叠加效应，总伤情常重于各脏器伤总和，伤情重、进展快，需及时、准确地判断与处理。

3. 生理紊乱严重　由于多发伤病人的伤情重，常累及多个重要脏器，可直接造成组织器官及功能损害；同时由于急性失血，组织低灌注与缺氧等病理生理变化，多引发一系列复杂的全身应激反应，以及脓毒症等，易发生休克、低氧血症、代谢性酸中毒、颅内压增高等，进而导致多器官功能障碍综合征（MODS）。

4. 诊断困难　多发伤病人损伤部位多、伤情重、病史收集困难，很容易造成漏诊与误诊。如病人同时有开放伤和闭合伤，闭合伤也可同时有多个脏器伤，这些创伤可能互相掩盖，以及各专科医生会诊时常只顾本专业的伤情，缺少整体观念；在治疗中往往只注意发现主要的和显而易见的创伤，而容易忽视深在的和隐蔽的创伤；病情危重时，不允许进行全面的辅助检查等，均是常见的漏诊原因。

5. 处理次序与原则的矛盾　严重多发伤常需手术治疗，由于创伤的严重程度、部位和累及脏器不同，对危及生命的创伤处理重点和先后次序也不一样。有时几个部位的创伤都很严重，都需要手术处理，其先后次序可能发生矛盾。不同性质的创伤处理原则不同，如颅脑伤合并脾破裂和大出血，休克治疗与脱水治疗的矛盾；脾破裂大出血合并休克，既要迅速扩容，防治休克，又要立即手术控制出血，而且在手术之前不能过快地输血，以免引起或加重出血和凝血机能障碍。

6. 并发症多　多发伤由于组织器官损伤严重与广泛，失血量大，全身生理紊乱严重，伤情重，进展快，容易引起多种并发症；同时因机体免疫功能下降，容易引起严重的感染和脓毒症。

【临床特征及诊断】
多发伤伤情复杂，可发生在身体的任何部位，因此要求在不耽误必要抢救的前提下，以最

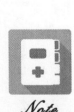

Note

简便的诊断方法,在最短的时间内明确脑、胸、腹、脊柱、骨盆、四肢等部位是否合并存在致命性损伤。主要步骤包括以下几点。

(1) 简明扼要地询问受伤史。

(2) 监测血压、脉搏、呼吸、体温等生命体征,判断有无致命伤。

(3) 按照"CRASHPLAN"顺序检查,以防漏诊。其中 C 为 cardiac(心脏)、R 为 respiration(呼吸)、A 为 abdomen(腹部)、S 为 spine(脊柱)、H 为 head(头部)、P 为 pelvic(骨盆)、L 为 limb(四肢)、A 为 arteries(动脉)、N 为 nerves(神经)。

(4) 进行必要的辅助检查:

①诊断性穿刺术:胸、腹腔穿刺术,简单、快速、有效、经济、安全,准确率可达 90%,必要时可重复进行,为胸腹部创伤检查的首选方法。有时会出现假阳性、假阴性情况,需结合临床判断。

②诊断性腹腔灌洗:可作为诊断性腹腔穿刺术的进一步检查,阳性率可达 95%,可反复进行,用于腹部创伤。有造成医源性损伤及腹腔污染可能,现已少用。

③X 线检查:为骨关节伤检查的首选方法,也可用于胸腹部等其他部位检查。简便,无创,费用低。

④超声检查:简便,可在床边进行,常用于胸腹部创伤检查。对胸腹腔积液、腹内实质性脏器损伤和心脏压塞检查准确性高,对腹内空腔脏器和腹膜后损伤检查准确性差。

⑤CT:颅脑伤的首选方法,也可用于胸腹部创伤检查。但费用高,费时,常作为 X 线、超声检查的进一步检查。

⑥MRI:主要用于脑和脊髓伤。可多角度、多层面成像,软组织分辨率极高,但操作复杂,费用高,金属异物影响检查,多作为其他检查的进一步检查。

⑦血管造影:在特定情况下有意义,必要时可进行,用于腹部及盆腔创伤。也可以同时进行诊断和治疗,能够判定出血来源。

⑧内镜探查:在怀疑有内脏损伤时可及时行内镜探查,既可明确诊断,又可及时治疗,创伤小,高效,常用于胸腹部创伤。

【急诊处理】

1. 急救

(1) 心肺复苏:对心搏、呼吸骤停者及时行心肺复苏,如伴有胸骨骨折、肋骨骨折、血气胸、心脏压塞、心肌破裂,可开胸行胸内心脏按压。

(2) 保持呼吸道通畅:对多发伤后昏迷舌根后坠者,应将其头偏向一侧,抬起下颌,必要时放置口咽通气管通气,紧急情况下先行环甲膜穿刺术,然后行气管切开术。如口咽部有凝血块、呕吐物及分泌物等,应迅速清除;如不及时清除,可导致窒息,病人会立即死亡。在急诊科,建立人工气道最可靠的方法是气管插管,它能完全控制气道、防止误吸、保证供氧并便于给药。

(3) 防治休克:多发伤病人大多伴有低血容量性休克,应立即控制外出血,迅速建立两条静脉通道,对病人循环进行监测及补充血容量,以防止休克发生或恶化。

2. 治疗 多发伤病人在得到初步的复苏和生命支持后,生命体征相对趋于平稳,可行进一步的检查以明确诊断,并根据检查结果进行相应的处理。

(1) 颅脑伤的处理:多发伤中颅脑损伤的发生率高,仅次于四肢损伤,排第二位,且伤情重,是导致病人死亡的首要因素。对于颅脑损伤,关键要防止颅内压增高。如病人全身情况允许,应尽早行颅脑 CT 检查,了解颅内的变化。昏迷病人应保持气道通畅,防止误吸。根据病人意识变化、生命体征、瞳孔反应、眼球活动、肢体运动反应及颅脑 CT 检查结果,判断是否有颅内出血、脑挫裂伤及脑疝情况。如有颅内血肿并脑疝,应立即行开颅手术清除血肿并止血。

如同时合并胸腹部损伤需手术治疗,只要病人能耐受手术,可同时进行手术治疗。

(2)胸部伤的处理:胸部多发伤合并腹部损伤时,多数情况下可先行胸腔闭式引流术,再处理腹内脏器损伤和四肢开放性损伤。根据胸腔闭式引流血量情况,如为进行性血胸应立即行剖胸探查术。多根多处肋骨骨折有反常呼吸伴有心脏大血管损伤者,应争分夺秒地进行手术止血。

(3)腹部伤的处理:多发伤合并腹内脏器损伤是导致病人死亡的主要原因之一。关键是尽早明确诊断,确定有无腹内脏器损伤,是否有剖腹探查指征,争取早期、快速手术。进腹后首先探查实质性脏器,再探查空腔脏器,最后探查腹膜后;如有损伤,先处理实质性脏器破裂出血,后修补空腔脏器破裂。

(4)四肢、骨盆、脊柱伤的处理:对于四肢开放性损伤、血管神经损伤、骨盆骨折、脊柱骨折、脊髓损伤应在病人生命体征稳定后早期进行手术处理。生命体征平稳,最好于 24 h 内进行手术内固定。

(5)预防感染:多发伤并发感染的原因是多方面的,既可来源于开放性创口,也可来自各种导管消毒使用不当造成的院内感染,还可来自肠道的细菌移位、长期使用广谱抗生素发生的二重感染。而感染引发 SIRS 可发展为 MODS、MOF,是多发伤者后期死亡最主要的原因。因此,要做好感染的防治,降低多发伤的死亡率。

①彻底清创:对开放性伤口,及时行清创术,这是任何抗生素都无法替代的。清创应及时彻底清除异物及失活坏死组织,逐层缝合,消灭死腔,较深的伤口应放置引流管。

②预防院内感染:多发伤病人留置的导管较多,如气管插管、导尿管、引流管、深静脉置管等,注意应定期消毒,严格无菌操作。及时选用广谱抗生素预防感染,如有感染根据细菌培养及药敏结果选择针对性的抗生素,并注射破伤风抗毒血清。

(6)营养支持:创伤后机体处于高代谢状态,能量消耗增加,大量蛋白质、脂肪分解,造成负氮平衡,必须及时纠正,从而利于创伤修复和增强免疫功能。关于创伤后营养支持,一般来讲,消化道功能正常者,以进食为主;昏迷或不能进食的病人,可用管饲营养或造瘘补充营养;不能从消化道补充营养者,可采用短期的肠外营养。

①胃肠内营养:创伤后早期胃肠内营养,不仅能提供足够营养,纠正负氮平衡,而且还能维持胃肠道的正常结构和功能,防止黏膜萎缩,维护胃肠道的屏障作用。成人每日应供给能量 10465～12558 kJ(2500～3000 kcal),包括碳水化合物、蛋白质、脂肪等能量物质,同时注意补充各种维生素和微量元素。

②胃肠外营养:不能从消化道进食者,如伴有腹内脏器损伤或胃肠道需要休息者,可通过静脉途径给予全胃肠外营养。成人每天需补充能量 209～293 kJ/kg(50～70 kcal/kg),包括葡萄糖、蛋白质、脂肪乳等能量物质;同时注意使用胰岛素控制血糖。另外,还需补充钾、钠、氯、钙、磷、镁等无机盐和维生素及微量元素。

第三节 复 合 伤

【定义】

复合伤是指两种或两种以上致伤因素同时或相继作用于人体所造成组织器官破坏及功能障碍的损伤。所致机体病理生理紊乱常较多发伤更加严重而复杂,是引起死亡的重要原因。常见的原因包括工矿事故、火灾事故、交通事故、爆炸事故、严重核事故等各种意外。临床上多根据其主要损伤的特征来命名,如创伤复合伤、烧伤复合伤、放射复合伤等。

【创伤复合伤的特点】

创伤复合伤有两种及以上致伤因素,其中创伤是主要致伤因素,在伤害的发生、发展中起着主导作用。在机体遭受两种或两种以上致伤因素的作用下,创伤不是单处伤的简单相加,而是相互影响,使伤情变得更为复杂棘手。主要特点如下。

1. 休克发生率高 这与创伤重、出血多等因素有关。

2. 容易并发感染且程度重 略。

3. 容易发生器官功能障碍 如急性呼吸衰竭、肾衰竭、心力衰竭等。

4. 死亡率较高 略。

【临床特征及诊断】

1. 询问致伤因素 详细询问致伤原因,常有两种及以上致伤因素,如创伤、冲击伤、烧伤等。

2. 伤后症状与体征 临床根据损伤的部位寻找相应的症状及体征,如胸部冲击伤可有胸闷、咳嗽、呼吸困难、反常呼吸运动等。

3. 创面或伤口 能间接地推测可能发生的伤情,如腹部烧伤、冲击伤,体表创面常为轻伤,但腹内脏器损伤多较重。

4. 辅助检查 各项化验、X 线、超声及 CT 检查等,根据病情需要适当选择。

【急诊处理】

(1)迅速脱离受伤现场:避免再度受伤和继发性损伤。

(2)有心搏、呼吸骤停者立即行心肺复苏。

(3)保持呼吸道通畅:如怀疑有颈部损伤,不宜行仰头提颏法,可采用托颌法,必要时行环甲膜穿刺或气管切开术。

(4)及时清创或手术探查:对开放伤者及时清创,对怀疑有内脏损伤者及时探查。

(5)防治感染。

(6)镇静、止痛:但有颅脑伤或呼吸抑制者,禁用吗啡、哌替啶等。

【特殊复合伤】

临床上复合伤致伤因素复杂,伤情重。特殊复合伤常有烧伤复合伤、化学性复合伤、放射复合伤等。烧伤复合伤多见于战争时期,但平时亦不少见;特别是各种意外爆炸(锅炉爆炸、火药爆炸、瓦斯爆炸等)、电击和交通事故均时有发生;战时烧伤复合伤多为烧伤合并冲击伤,而平时则多见合并各种脏器和组织的机械性损伤。各种创伤合并毒剂中毒或伤口直接染毒者,称为化学性复合伤,多见于战时使用化学武器,平时偶然可以遇见。放射复合伤常为核武器爆炸或核泄漏引起,致伤原因多样,包括核爆烧伤、冲击伤、核辐射伤,伤情重,范围广。

本章小结

创伤医学是急诊医学的重要组成部分,创伤的诊断及急救是医学生必须掌握的基本技能,尤其是现场快速诊断及救治;现场快速诊断会为现场及时救治赢得时间,可以减少病人的痛苦,挽救病人的生命。

创伤的现场急救技术力求简单、有效,主要包括复苏、通气、止血、包扎及固定等技术,要通过实训练习来熟练掌握。

Note

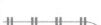

第十章参考答案

Note

目 标 检 测

一、选择题

1.挤压综合征没有下列什么表现?(　　)

A.伤处严重肿胀　　　　　　　　B.大量肌红蛋白尿

C.高钾血症　　　　　　　　　　D.代谢性碱中毒

E.急性肾衰竭

2.爆震伤的原因是(　　)。

A.爆炸引起的冲击波　　　　　　B.汽车撞击

C.对冲伤　　　　　　　　　　　D.高处坠落

E.火器伤

3.创伤后不久出现发热,体温为38.3 ℃,主要考虑什么因素所致?(　　)

A.感染　　　B.吸收热　　　C.脑损伤　　　D.休克　　　E.急性肾衰竭

4.颅脑伤的首选影像学检查方法是(　　)。

A.B超　　　B.X线　　　C.CT　　　D.MRI　　　E.血管造影

5.闭合性腹部损伤,剖腹探查时首先应探查(　　)。

A.胃　　　B.十二指肠　　　C.膀胱　　　D.阑尾　　　E.肝、脾

二、简答题

1.清创的目的是什么?清创的步骤有哪几步?

2.什么是多发伤?多发伤有什么特点?

(余耀平)

第十一章 灾害救援

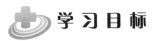

学习目标

1. 掌握 灾害救援的特点及基本原则，灾害的急救。
2. 熟悉 灾害救援的分类，突发公共卫生事件的现场处理。
3. 了解 自然灾害、人为灾害、突发公共卫生事件的特点及预警。

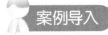

  北京时间 2008 年 5 月 12 日 14 时 28 分发生了震惊世界的 5·12 汶川地震，震中位于中国四川省阿坝藏族羌族自治州汶川县境内。此次地震的面波震级达 8.0 Ms、矩震级达 8.3 Mw，破坏地区超过 10 万平方千米。地震烈度可能达到 11 度。地震波及大半个中国及亚洲多个国家和地区。共遇难八万多人。直接经济损失达 8000 多亿元。是新中国成立以来破坏力最大的地震，也是唐山大地震后伤亡最严重的一次地震。

  1. 5·12 汶川地震属于什么灾害？

  2. 灾害救援的基本原则是什么？

  3. 对地震伤员如何进行现场急救？

第一节 概 述

  灾害(disaster)也称灾难，世界卫生组织(world health organization，WHO)对灾难的定义是：任何能够引起设施破坏、经济严重受损、人员伤亡、健康状况及社会卫生服务条件恶化的事件，当其破坏力超过了所发生地区自身的应对能力，不得不向该地区以外的地区寻求专门救援时，称其为灾难。一般来说，灾害的程度较轻，灾难的程度较重。灾害通常发生在局部，灾害可以扩张和发展，演变成灾难。灾难医学(disaster medicine)是研究在各种灾难情况下实施紧急医学救治、疾病防治和卫生保障的综合性学科。灾难伴随着人类社会的发展，千百年来从未停止过，人们在与自然界的斗争中也不断地在积累着抗击灾难的能力。灾难发生后，通过正确的应对和高效的救援管理行动，可将灾难造成的损失降到最低。

一、灾害的分类

  灾害根据发生的原因可分为自然灾害、人为灾害。自然灾害是以地球上的自然变异(包括人类活动诱发的自然变异)为主因的灾害，如地震、海啸、洪水、泥石流、山体滑坡、台风、雪崩、

Note

火山爆发、干旱、冰雹、龙卷风等。人为灾害是指主要由人为因素引发的灾害,如车祸、纵火、矿难、恐怖事件、空难、战争、核事故等。根据发生的地点分为陆上灾害、海上灾害和空中灾害。根据发生的时间分为原生灾害、次生灾害和衍生灾害。根据发生的性质分为地质性灾害(如地震、海啸等)、环境性灾害(如雾霾、水源污染等)、气象性灾害(如洪灾、台风、龙卷风等)和疫病灾害(如霍乱、流感等)。

二、灾害救援

灾害救援是指灾害发生后,政府、社会团体、人民大众和各级各界力量及时到达现场,参与救灾,以减少人员伤亡、减轻财产损失为目标的行动。在整个灾害救援工作中,医疗救援是其中一个非常重要的环节。灾害事故的医疗救援不同于正常的医疗工作,需要根据各类灾害的不同特点,采取有针对性的救治处理措施。对于灾害事故,尽可能先使伤员迅速脱离事故现场;先分类、救治、再运送;注意消除伤员的情感和精神障碍。现代急救医学的理念,是将主要救治设备移至事发现场,抢救队从现场开始,让医疗与伤员同在,做到立体救治。

(一)灾害救援的特点

1. 组织机构的临时性 灾害经常突然在意想不到的情况下发生,瞬间造成大量伤亡。通常在灾害发生后,在政府统一指挥下,社会团体、医疗机构、个人组织等多方面共同参与,组成高效的临时救灾机构,奔赴灾区开展救援工作,以减轻人员伤亡和财产损失。

2. 灾害救援的紧迫性 灾害事故的突发性决定了救援的突发性,灾难一旦发生,医疗救援必须争分夺秒,力争在最短的时间内,采用最有效的医疗措施来实施救援。

3. 伤情救治的复杂性 大型灾害发生后,受灾人数众多,伤员分散且致伤机制多样,伤情复杂,环境复杂且恶劣,救援难度大。灾害事故救援除需要医疗卫生部门进行医疗救护外,还需要交通、通信、消防、公安等部门的共同参与与配合,有时还需要政府的参与与领导,才能完成灾害事故的医疗救援工作。

4. 救援现场的危险性 大型灾害发生后,各项设施受到严重破坏,交通瘫痪,基础卫生机构损毁,缺少水、电、食物、药品等,生活条件艰苦,生存环境恶劣。加之次生灾害随时可能发生,抢险救灾工作面临极大的风险。现场救灾人员要做好自我保护和独立生存的准备。

5. 预防为主的重要性 有效地预防、控制灾害事故的发生、发展,尽量减少灾害事故对人们生命健康的危害,是灾害救援最重要的策略。大灾之后必有大疫,灾后防疫要贯穿于灾害救援的全过程。心理干预也是灾害救援的重要组成部分,救援过程中不仅要救护伤员的身体创伤,还要关注伤员和救护人员的心理健康。

(二)灾害救援的基本原则

1. 保持镇定、及时呼救 遇到灾害发生时,不要惊慌失措,要保持镇定,及时呼救,请求来人帮助或设法与有关部门联系。请求与救援同时进行,并维持好现场秩序。

2. 迅速使伤员脱离险境 火灾现场有火情扩散及爆炸危险、地震现场有房屋倒塌危险、毒气泄漏现场有毒气扩散危险等,都可能危及遇难者及抢救者的生命,使其迅速脱离险境是抢救伤员的先决条件。

3. 检伤分类、现场救治 遇有大批伤员时,要根据伤情对伤员进行检伤分类,按先重后轻、先急后缓、先近后远原则进行抢救。对危及生命情况立即采取现场抢救,如有心搏、呼吸骤停则立即实施心肺复苏,窒息要立即解除,并维持呼吸道通畅等。

4. 初步处理、安全运送 伤员经初步处理后,对伤情稳定、估计运送途中不会加重伤情的伤员,要组织人员利用各种交通工具及必要的设备,迅速将伤员运送到附近有救治能力的医疗机构进行救治。

5．服从领导、统一指挥　现场一切抢救行动必须在有关领导统一指挥下进行，不能我行我素、各自为政、注意协调配合。

(三)灾害救援的程序

1．搜救　搜救包括物理空间搜救、高科技搜救、生物搜救等多种方式和手段。一般由灾害救援指挥部根据灾害现场的实际情况组建搜救队，搜救队成员由多名能解决现场实际问题的各类专家组成，所有现场救援人员最快速地进入现场的前提条件是救援人员自身的安全能够得到保障。国外的现场救援已建立了安全官制度，安全官在现场分配各类人员进入现场的具体位置和时机上拥有最高权力，这一岗位的设置充分保证了参加救援人员不被伤害或尽可能少受伤害。

2．现场处理　灾害发生是突发事件，现场救援刻不容缓。当灾害发生时，灾害现场要快速建立急救医疗服务站，立即组织有效的抢救。

(1)迅速使伤员脱离险境：灾害发生后首先要帮助伤员脱离险境，以避免遭受进一步伤害。移动伤员时动作要轻柔，避免造成人为伤害，如对可疑脊髓损伤伤员，移动前先固定颈部，多人同时协调一致搬运，在移动过程中，保持头、颈、脊柱成一轴面。同时，施救者要注意判断现场的危险程度，如注意着火、爆炸、触电、房屋倒塌等危险，做好自我防护。

(2)现场检伤分类：当伤员数量超过了救治能力或医疗资源时，救治的前提是检伤分类。检伤分类由有经验的医务人员或经过专门训练的急救员进行，通过询问及视、触、叩、听等简单有效的体格检查手段进行紧急评估，快速将伤员进行分类，将危重伤员筛选出来。伤员的分类要以醒目的伤标志卡片来标示，目前大多数国家是根据伤员的伤病情况，按危重、中、轻、死亡分四类，分别采用红、黄、绿、黑四色作为标示。红色表示伤情危重，伤员有生命危险需立即进行紧急救治；黄色表示伤情较重，生命体征相对稳定，允许在一定时间内进行处理；绿色表示伤情较轻，伤员不需要紧急处理；黑色表示已死亡或无生还可能者。此分类系统简单明了，使救护者根据卡片颜色就知道救治顺序，真正做到高效救治。

3．现场急救　对于灾害事故，现场急救要本着先救命后治伤、先重伤后轻伤的原则进行抢救。在生命得以挽救、伤病情得以控制的前提下，还要注意减少伤残的发生，尽量减轻病痛，对神志清醒者还要注意做好心理疏导工作。对心搏、呼吸骤停的伤员应立即行心肺复苏。危重伤员要保持呼吸道通畅，对窒息、昏迷伤员应行气管插管或环甲膜穿刺或气管切开术。对张力性气胸伤员应现场进行胸膜腔穿刺排气或闭式引流。开放性出血要及时采取指压、加压包扎、加垫屈肢、止血带等止血法进行有效止血。对休克伤员现场立即补充血容量。对四肢骨折伤员要进行临时固定，可用小夹板或木棍、树枝、其他材料给予有效的固定。怀疑有脊髓脊柱损伤者应立即制动。

4．转运　转运时机和顺序是现场指挥的一个重点，转运的质量与伤员的死亡率及伤残率密切相关。经过现场急救处理后，将需要进一步治疗的伤员及时送到相应级别医院进行救治。

5．院内急救

(1)病情评估：伤员进入医院后，在监护治疗情况下，医生要对伤员进行全面细致的体格检查，结合伤员的受伤史及伤后处理情况进行二次评估。查体时不可只关注明显损伤，而忽略其他部位的隐蔽损伤，还要注意有无多发伤、复合伤的可能。二次评估可根据病情需要采取相应的辅助检查，如三大常规、血生化、血气分析及超声、X线、CT扫描或核磁共振等影像学检查。通过二次评估，全面掌握伤员的病情，明确诊断。

(2)处理：针对伤员的病情，采取进一步的治疗措施。多发伤的伤员伤情复杂严重，且伤情变化快，休克发生率高，因此要治疗与诊断同步进行，不可等到诊断明确后才开始治疗。根据伤员的伤情采取相应治疗措施。以颅脑损伤为主的伤员则应首先降低颅内压，以失血为主的伤员,要立即快速补液来补充血容量,同时尽快完成配血和输血。必要时可采用控制性手术。

(3)控制性手术:对于多脏器损伤合并有低体温、酸中毒、凝血功能障碍致死三联征的伤员,需要采取控制性手术。控制性手术快捷、简单、安全、有效。

控制性手术包括:①控制出血,包括填塞压迫止血、结扎止血、侧壁修补、血管腔外气囊压迫、血管栓塞、暂时性腔内转流等简单有效的方法;②控制污染,主要指处理腹内空腔脏器破裂,包括快速修补、残端封闭、简单结扎、置管引流等手术,防止消化道内容物溢出,减少腹腔污染;③避免进一步损伤和快速关腹,应用巾钳、单层皮肤缝合、人工材料、真空包裹技术等,来暂时关闭腹腔。

术后恢复血容量、维持血流动力学稳定、复温、纠正酸中毒及凝血机制紊乱,待生命体征平稳后对损伤脏器行确定性治疗。

知识链接
11-1

第二节　自然灾害

一、概述

自然灾害(natural disaster)是指给人类生存带来危害或损害人类生活环境的自然现象,包括干旱、高温、低温、寒潮、洪涝、山洪、台风、龙卷风、冰雹、霜冻、暴雨、暴雪、冻雨、大雾、大风、结冰、雾霾、浮尘、扬沙、沙尘暴、雷电、雷暴、球状闪电等气象灾害。它对人类社会所造成的危害往往是巨大的。在我国,2016年6月13日,民政部、国家减灾委员会办公室发布5月份全国自然灾害情况统计数据。各类自然灾害共造成全国1000多万人次受灾,因灾死亡百余人、失踪多人,直接经济损失100多亿元。

人类客观地认识自然灾害的发生、发展以及需要采用哪些办法来尽可能减小它们所造成的危害,已是目前国际社会的一个共同难题。虽然自然灾害具有不确定性,但在灾害面前人类并非束手无策,人类运用现有的知识和科学技术,还是可以防范和减轻灾害所带来的破坏和损失。中华人民共和国成立以来,我国政府极为重视减灾救灾,制定了"以防为主,防抗救结合"原则,先后成立了七大类的减灾管理部门,建立了全国统一的减灾系统工程,制定应对自然灾害的各种措施,已由单项减灾走向综合减灾。

2008年5月12日,我国四川汶川发生的8.0级特大地震,损失影响之大,举世震惊。为了加强社会对灾区重建防灾工作的重视,2009年3月2日,经国务院批准,我国把每年的5月12日确定为"防灾减灾日"。

二、自然灾害的分类

自然灾害的分类是一个很复杂的问题,根据不同的考虑因素可以有许多不同的分类方法。例如根据其特点和灾害管理及减灾系统的不同,可将自然灾害分为以下七大类。

1. 气象灾害　包括热带风暴、龙卷风、雷暴大风、暴雨、寒潮、冷害、霜冻、冰雹及干旱等。

2. 海洋灾害　包括风暴潮、海啸、潮灾、赤潮、海水入侵、海平面上升和海水回灌等。

3. 洪水灾害　包括洪涝、江河泛滥等。

4. 地质灾害　包括崩塌、滑坡、泥石流、地裂缝、火山、地面沉降、土地沙漠化、土地盐碱化、水土流失等。

5. 地震灾害　包括由地震引起的各种灾害以及由地震诱发的各种次生灾害,如沙土液

Note

化、喷沙冒水、城市大火、河流与水库决堤等。

6. 农作物灾害 包括农作物病虫害、鼠害、农业气象灾害、农业环境灾害等。

7. 森林灾害 包括森林病虫害、鼠害、森林火灾等。

三、自然灾害的特点

自然灾害常突然发生、破坏力极大、无法控制,造成巨大的人员伤亡、财产损失以及社会失稳等。它的形成必须具备两个条件,一要有自然异变作为诱因,二是要有受到损害的人、财产、资源作为承受灾害的客体。其特点归结起来主要表现在以下几个方面。

1. 具有广泛性与区域性 一方面,自然灾害分布范围很广,不管是海洋还是陆地、地上还是地下、平原、山地、丘陵还是高原、城市还是农村,自然灾害都有可能发生。另一方面,自然地理环境的区域性又决定了自然灾害的区域性。

2. 具有频繁性和不确定性 全世界每年发生的大大小小的自然灾害不计其数,异常频繁。近几十年来,自然灾害的发生还呈现出上升趋势,同时自然灾害发生的时间、地点和规模等又具有不确定性,这在很大程度上增加了人们抵御自然灾害的难度。

3. 具有一定的周期性和不重复性 主要自然灾害中,无论是地震、干旱还是洪水,它们的发生都呈现出一定的周期性。人们常说的某种自然灾害"十年一遇、百年一遇"实际上就是对自然灾害周期性的一种通俗描述。自然灾害不重复性主要是指灾害过程、损害结果的不可重复性。

4. 具有联系性 自然灾害的联系性表现在两个方面。一方面是区域之间具有联系性,例如,南美洲西海岸发生"厄尔尼诺"现象,有可能导致全球气象紊乱;另一方面是灾害之间具有联系性,例如,海洋或沿海地区地震可以引起海啸。

5. 具有严重的危害性 无论是地震、海啸、龙卷风、干旱,还是泥石流等,都会给人类造成惨重的损失。例如,全球每年会发生造成破坏的地震近千次,而里氏 7 级以上足以造成惨重损失的强烈地震,每年约发生 15 次。

6. 具有不可避免性和可减轻性 只要地球在运转,物质在变化,只要有人类存在,自然灾害就不可能消失,从这一点上来说,自然灾害是不可避免的。然而,人类是充满智慧的,自然灾害所带来的损失是可以通过人们采取积极、有效的防灾减灾措施来减轻的,从这一点上来说,自然灾害是可减轻的。

四、自然灾害的救援

(一)地震灾害的救援

地震(earthquake)是指地壳快速释放能量过程造成震动而产生地震波的一种自然现象。

1. 地震灾害的特点

(1)发生突然、防御难度大:地震的发生具有突然性、瞬间性,人们毫无准备和防护。由于目前对地震的发生不能有效地预测,仅停留在监测阶段,防御难度大。

(2)破坏力强、次生灾害重:地震发生后,可在很短的时间内造成大量建筑物倒塌及基础设施毁坏,造成停水、停电、通信中断等。地震灾害破坏了原有的自然社会状态,容易引起一系列次生灾害,如火灾、水灾、泥石流、山体滑坡、海啸、毒气泄漏、流行病、放射性物质扩散等。

(3)伤亡惨重、社会影响深远:地震灾害短时间内能引起大量人员伤亡、造成巨大经济损失,还会产生连锁反应,对一个地区乃至一个国家的生活、经济及社会稳定造成巨大冲击。同时,对人们心理上的影响也较大,这些都可能造成较为深远的影响。

(4)周期性、地域性:地震活动在时间上具有一定的周期性,分为地震活跃期和地震平静期。地震的发生与地质结构密切相关,呈地域性分布。地震集中发生及分布的地方即地震带,我国的地震带主要分布在五个区域:台湾地区、西南地区、西北地区、华北地区和东南沿海地区。

2. 救援原则

(1)确立救护指挥官:由于地震发生突然,伤员数量多、伤势重、伤情复杂,都需要及时救治。而医疗救援组织往往是临时组建,必须确定一名现场指挥官,负责现场指挥,建立通信系统,联系其他救援单位,分配救护人员等,并及时向上级汇报救援情况。

(2)进行医疗救援队分组:为保证救灾工作能够协调高效地进行,医疗救援队需要分成若干救援组:①现场抢救小组。由搜救人员和医疗人员组成,在震灾现场找寻及抢救伤员。完成初步救治,如通气、复苏、止血、包扎、固定等处理。②后送小组。由医护人员和运送单位组成,医护人员负责伤员后送途中的救护保障,运送单位通过救护车、轮船、直升机、担架等运送工具及时将伤员送到救治医院。③后勤小组。负责医疗队的药品、器械供应及生活保障。④救治医院。因地震发生突然,伤员数量多、伤势重,震灾地区及其附近有条件开展救治的医院,都应全力组织医务人员参加救治,尽快安排足量的床位接收伤员。

(3)开展现场救护:①迅速使伤员脱离险境。在相对安全的环境下实施救护。②及时的现场急救。包括复苏、通气、止血、包扎、固定等处理。③加强配合、团结协作。救护中要忙而不乱,配合恰当。

(4)及时分流与转运:①分流。遇到大批伤员要及时分流,做到转运与现场急救相结合。②转运。转运前要再次对待送伤员进行检伤分类,按先重后轻的原则分批转运。首先要转运伤情危急的伤员,如呼吸循环功能衰竭、严重脏器损伤、严重颅脑损伤、严重烧伤、休克等;再依次转运重、中、轻伤员。

(5)搞好医务人员自我防护:①医务人员应注意自救与互救,避免二次伤害。②防止大灾后有大疫。地震发生后可能导致环境污染、传染病疫情等,医务人员要做好自我防护和实施有效预防措施。③进行心理疏导,保障医务人员身心健康。

(二)洪水灾害的救援

洪水(flood)是指河流、湖泊、海洋所含的水体水量迅猛增加,水位急剧上涨超过常规水位的自然现象。洪水灾害是由于江、河、湖、库等水位猛涨,导致堤坝满溢或溃决,使洪水泛滥而造成生命和财产损失的灾害。其直接灾害主要是人被洪水卷走导致淹溺死亡,洪水泛滥时水面宽阔、水势急、浪头大,能够一下子把人淹没于水中,或因其他原因出现体力不支而沉入水中,在水中发生昏迷甚至淹溺死亡。现场急救首先强调互救,施救人员应迅速判断伤员的情况,如果伤员心搏、呼吸骤停,应立即进行心肺复苏,切不能等待医务人员到来,贻误了抢救时机。

常见的次生灾害是传染病的流行。洪水灾害后,由于人畜尸体腐烂、粪尿外溢,水源严重被污染;蚊蝇滋生、食物匮乏、衣被短缺,居住条件简陋,生活环境极差;灾民生活紧张、焦虑、睡眠不足、饮食不规律,加上救灾劳累后身体抵抗力也会下降。一旦有人得了传染病,易造成传染病流行,其特点常常是来势猛、传播快、发病率高。因此,为了减少灾后传染病流行,要认真做好预防工作:①要加强传染病预防的宣传,提醒群众积极清理污水,改善周围居住环境。②注意饮食卫生,不喝生水,及时消灭蚊蝇和老鼠,不吃不明原因死亡的牲畜,发现病死牲畜要及时向防疫部门报告。③尽量避免赤足涉水或下水游泳。④发现疾病及时治疗。⑤注意保护水源,对污染或可疑污染的水源及时做消毒处理等。同时加强对传染病的监测,发现传染病及时控制治疗,防止流行。

第三节　人　为　灾　害

一、概述

人为灾害(man-made disaster)指主要由人为因素引发的灾害。其具有无形性、相对性和区域性三个特点,如交通事故、火灾、矿难和战争等。人为灾害的过程往往很复杂,有时一种灾害可由几种因素引起的,有时一种因素会同时引起多种不同的灾害。人为灾害主要包括自然资源衰竭灾害、环境污染灾害、火灾、交通灾害、人口过剩灾害及核灾害等。社会经济发展和政治因素是造成人为灾害损失增加的主要原因。

二、人为灾害的救援

(一)交通事故救援

交通事故(traffic accident)是指车辆在道路上因过错或者意外造成人身伤亡或者财产损失的事件。交通事故不仅是由不特定的人员违反交通管理法规造成的;也可以是由于地震、台风、山洪、雷击等不可抗拒的自然灾害造成。交通事故在广义上还可包括铁路机车车辆、船舶、飞机造成的事故,但习惯上仅指公路运输和城市交通中发生的事故。按事故造成的后果,交通事故分为轻微事故、一般事故、重大事故、特大事故。全球每年因交通事故死亡的人数超过了120万人,我国每年因交通事故死亡的人数约10万人。随着社会的进步、交通业的发展、各种交通工具的迅猛增加,交通事故还在逐年上升,因交通事故造成的人员伤亡已成为人类意外伤害的重要死因之一。

交通事故的急救原则是"先抢后救"。交通事故救援的具体步骤如下。

(1)尽快将伤员从车内救出:避免因燃烧或爆炸等因素对伤员造成进一步的伤害。

(2)及时进行现场急救:包括复苏、止血、包扎、固定等技术。

(3)迅速转运:应用救护车(有条件的还可采用直升机)迅速将伤员转送到附近有条件的医院进行进一步救治。

(二)火灾急救

火灾(fire)是指在时间或空间上失去控制的燃烧所造成的灾害。在各种灾害中,火灾是最经常、最普遍地威胁公众安全和社会发展的主要灾害之一。火灾在日常生活中比较常见,我国每年发生火灾超过10万起。火灾可造成较大的人员伤亡和严重的财产损失,甚至影响社会稳定。火灾对人体的危害主要表现为烧伤、窒息、中毒、合并机械伤,甚至死亡等。

火灾的急救原则是迅速使受伤人员脱离热源,尽快去除致伤原因并给以妥善处理。现场采取的火灾的救援的急救措施主要有以下几点。

1. 迅速使伤员脱离热源　扑灭伤员身上明火,用凉水冲淋,移至安全区域。

2. 优先处理复合伤　首先检查有无危及伤员生命的情况,如心搏呼吸骤停、窒息、大出血、气胸、严重中毒等,应迅速进行抢救。

3. 保持呼吸道通畅　对于吸入性损伤、面颈部烧伤引起呼吸困难者或昏迷的烧伤者注意保持呼吸道通畅,给予吸氧,必要时行气管内插管或气管切开。

4. 避免受伤部位再损伤　伤处衣着不易剥脱,要剪开取下。转运时避免伤面受压。

5. 减少创面污染　烧伤创面可用无菌敷料、绷带、三角巾进行包扎。也可以使用现有材料,如清洁的毛巾、床单、衣服等进行包扎或覆盖。

6. 镇静止痛 烧伤伤员都有不同程度的疼痛和烦躁,应给予适当的镇静止痛。

7. 防治休克 及时补充血容量,如无静脉补液条件,一般伤员可口服烧伤饮料。

8. 转运 对于需要转运的伤员,要掌握转运时机,创造条件及时转运,同时注意转运途中安全。

第四节 突发公共卫生事件

突发公共卫生事件(public health emergency)是指突然发生,造成或者可能造成社会公众健康严重损害的重大传染病疫情、群体性不明原因疾病、食物中毒和职业中毒以及其他严重影响公众健康的事件。根据《中华人民共和国传染病防治法》和《突发公共卫生事件应急条例》有关规定,一旦发生公共卫生事件,应急处理指挥部根据应急处理的需要,有权紧急调集人员、储备的物资、交通工具以及相关设施、设备,必要时,对人员进行疏散或者隔离,可以依法对传染病疫区实行封锁。参加突发公共卫生事件应急处理的工作人员,应当按照预案的规定,采取必要的防护措施,并在专业人员的指导下进行工作。

一、突发公共卫生事件的分类

根据事件的成因和性质分为以下几点。

(1) 重大传染病疫情。

(2) 群体性不明原因疾病。

(3) 重大食物中毒和职业中毒事件。

(4) 新发传染性疾病。

(5) 群体性预防接种反应和群体性药物反应。

(6) 核事故和放射事故。

(7) 恐怖事件。

(8) 重大环境污染事故。

(9) 自然灾害事件。

二、突发公共卫生事件的特点

1. 突发性 突发公共卫生事件不易预测,突如其来,但其发生与转归又具有一定的规律性。

2. 公共属性 突发事件所危及的对象不是特定的人,而是不特定的社会群体,在事件影响范围内的人都有可能受到伤害。

3. 危害严重性 突发事件可对公众健康和生命安全、社会经济发展、生态环境等造成不同程度的危害,这种危害既可以是对社会造成的即时性严重损害,也可以是从发展趋势看对社会造成严重影响的事件。其危害可表现为直接危害和间接危害。直接危害一般为事件直接导致的即时性损害,间接危害一般为事件的继发性损害或危害,例如,事件引发公众恐慌、焦虑情绪等,对社会、政治、经济产生影响。

三、突发公共卫生事件的分级

根据突发公共卫生事件的性质、危害程度、涉及范围可分为四级。

1. 特别重大事件（Ⅰ级） 可能死亡 30 人以上的为特别重大事故。

2. 重大事件（Ⅱ级） 可能死亡 10～29 人的为重大事故。

3. 较大（Ⅲ级） 可能死亡 3～9 人的为较大事故。

4. 一般（Ⅳ级） 可能死亡 1～2 人的为一般事故。

四、突发公共卫生事件的预警

预警（early warning）是指在灾害或灾难以及其他需要提防的危险发生之前，根据以往总结的规律或观测得到的可能性前兆，向相关部门发出紧急信号，报告危险情况，以避免危害在不知情或准备不足的情况下发生，从而最大程度地减轻危害所造成损失的行为。突发公共卫生事件预警是指收集、整理、分析突发公共卫生事件相关信息资料，评估事件发展趋势与危害程度，在事件发生之前或早期发出警报，以便相关责任部门及事件影响目标人群及时做出反应，预防或减少事件的危害。通过掌握突发公共卫生事件的特征及其影响因素，建立完善预警机制，及时了解突发公共卫生事件发生、发展的异常动态，有助于有关部门及时采取科学应对措施，预防和减少危害。

突发公共卫生事件预警是以现实为前提，阻止、控制和消除为目的。国家卫生健康委员会按照突发事件的严重性、紧急程度和可能波及的范围进行分级预警，预警级别由低到高，预警级别分级方法及预警颜色如下。

1. 一般事件（Ⅳ级） 预警颜色为蓝色。

2. 较大事件（Ⅲ级） 预警颜色为黄色。

3. 重大事件（Ⅱ级） 预警颜色为橙色。

4. 特别重大事件（Ⅰ级） 预警颜色为红色。

根据事态发展情况和采取措施的效果，预警可以升级、降级或解除。

五、突发公共卫生事件的救援

按照《国家突发公共卫生事件应急预案》的要求，发生突发公共卫生事件时，必须及时向上级领导汇报，事发地的各级人民政府及其有关部门应按照分级响应的原则，做出相应级别的应急反应。同时，要遵循突发公共卫生事件发生发展的客观规律，结合实际情况和预防控制工作的需要，及时调整预警和反应级别，以有效的措施控制事件，减少危害和影响。突发公共卫生事件应急处理要采取边调查、边处理、边抢救、边核实的方式，以有效的措施控制事态的发展。

现场救援以抢救生命为主，其次是尽量减轻伤残及并发症。处置方法应有效、简单、易行、快捷，尽量采用无创措施，经初步处理后，快速送往有条件的救治医院。需要隔离的采取必要的隔离措施，最大限度地减少危险因素的扩散。对疑似受害者以及其他有关高危人群，启动相应的医学观察程序，尽快查明事故原因。

（一）传染病的救援

确定或疑似传染病发生时，要按照现场情况和应急救援预案要求，紧急成立救援抢救小组，确定现场的抢救方案，组织相关人员和设备进入现场实施抢救。根据现场的病情，划出警戒区域及加强警戒管理，确定人员疏散的方式和通道，确立专人负责人员的疏散、转移，维持好现场秩序。

对于现场感染人员，经现场抢救后立即转送定点医疗机构救治。同时注意控制传染源，尤其是可能导致疫情进一步扩大者必须采取相应的措施处置，一时难以控制、情况特别复杂、危险因素较多者，在未有安全可靠的措施前，不宜盲目进行处置。涉及人员抢救时，应采取有效措施保障抢救人员的安全。疫情影响面积大、涉及人员较多时，应及时通过电话、短信通知或指派专人落实应急处理措施,需上级或外部提供援助时,应及时报告联系,取得支援。注意一旦发生大的传染疫情时,应先清点人员,了解有多少人员受到感染,是否需要相关部门的协作,是否需要物质、设备等,要快速逐级明确上报。组织人员转移时,防止疫情的蔓延。要密切监测疫情的变化,必要时可以立即采取强制措施。

我国对传染病的防治遵循预防为主的基本方针,是整个传染病防治的首要环节。遵循防治结合、分类管理传染病的基本原则,要使防和治两者有机地结合起来,同时对不同类型传染病进行分级管理。在实际工作中,还要依靠科学、依靠群众,要用科学的态度和方法,做好传染病的预防、控制、诊治及科研工作,同时要普及传染病防治知识,破除封建迷信;在传染病防治工作中争取群众的配合和参与,需要全社会的关注,形成群防群控的局面。

（二）急性中毒的救援

急性中毒者发病急,病情变化快、病情重,能够及时确诊、恰当救治,是有效控制中毒的关键。在突发公共卫生事件中,多为群体性中毒,现场应根据中毒病人的病情进行分类,及时采取有效的救治措施(如复苏、通气、给氧、建立静脉通道、监测生命体征等)进行救援,同时注意保留毒物标本(如污染食物、呕吐物等),完整记录事件发生的地点、时间、相关人员及起因等。现场处理措施主要如下。

1. 及时确诊 对突然出现发绀、呕吐、腹痛、昏迷、惊厥、呼吸困难、休克而原因不明者,特别是多人同时发病,首先要考虑急性中毒的可能,但须排除其他疾病因素引起。尽快明确病人毒物接触情况,包括毒物种类、接触时间、接触方式、吸收量等,及时确诊。

2. 判断中毒程度 全面而又重点地体检,如生命体征、瞳孔、意识、皮肤黏膜、胸部、腹部、四肢等,严密观察病情变化,判断中毒程度及预后。

3. 迅速清除毒物 切断毒源,使病人迅速脱离染毒环境,迅速阻断对毒物的继续吸收,如尽早洗胃、导泻、清洗皮肤等。

4. 及时抢救 对心搏、呼吸骤停者立即行心肺复苏,对休克、严重心律失常、肺水肿、呼吸衰竭、昏迷等要积极采取相应的急救措施。

5. 使用特效解毒剂 毒物明确,如有特效解毒剂应及时应用,如无特效解毒剂或毒物不明者先对症支持治疗。

6. 及时送检 提取病人洗胃液、呕吐物、排泄物及可疑染毒物,及时送检,根据检测结果,确定进一步的治疗措施。

本章小结

本章讲述了自然灾害、人为灾害及突发公共卫生事件的发生特点、分类及救援原则和措施;作为医学生,既要掌握灾害救援的原则和措施,又要知道灾害的发生特点及预防方法。如果处理得当,可以挽救多人生命。

对于灾害救援的教学,可以结合具体灾害性事件,模拟灾害现场,模拟现场救援等利用情境教学法来提高教学效果。

目标检测

一、选择题

1.下列哪项属于自然灾害?（　　　）

A.交通事故　　　B.洪灾　　　　　C.矿难　　　　　D.火灾　　　　　E.恐怖事件

2.我国的"防灾减灾日"是(　　)。

A.9月11日　　B.10月10日　　C.5月12日　　D.12月1日　　E.4月1日

3.洪灾致死的主要原因是(　　)。

A.淹溺　　　　B.机械伤　　　C.寒冷　　　　D.传染病　　　E.叮咬伤

4.火灾逃生时不宜(　　)。

A.蒙鼻匍匐　　　　　　B.从楼梯逃生

C.不入险地　　　　　　D.从电梯逃生

E.不贪钱物

5.控制传染病流行的首要环节是(　　)。

A.及时报告　　　　　　B.切断传播途径

C.保护易感者　　　　　D.搞好环境卫生

E.控制传染源

二、简答题

1.灾害救援的基本原则是什么?

2.灾害救援的特点是什么?

第十一章参考答案

（余耀平）

Note

参考文献

［1］ 何有力.急诊医学［M］.武汉：华中科技大学出版社，2013.

［2］ 上海市卫计委医政医管处，上海市急诊、ICU 质量控制中心.上海市医疗机构急诊科建设与管理指南（试行）［J］.中华急诊医学杂志，2018，27（2）：133-136.

［3］ 申文龙，张年萍.急诊医学［M］.3 版.北京：人民卫生出版社，2014.

［4］ 王振兴.实用急诊医学［M］.3 版.北京：人民军医出版社，2012.

［5］ 葛均波，徐永健.内科学［M］.8 版.北京：人民卫生出版社，2013.

［6］ 陈孝平，汪健平.外科学［M］.8 版.北京：人民卫生出版社，2016.

［7］ 郭毅.急诊医学［M］.北京：人民卫生出版社，2016.

［8］ 沈洪，刘中民.急诊与灾难医学［M］.2 版.北京：人民卫生出版社，2016.

［9］ 张波，桂莉.急危重症护理学［M］.3 版.北京：人民卫生出版社，2015.

［10］ 邓辉，王新祥.急危重症护理学［M］.北京：人民卫生出版社，2016.

［11］ 龙明，王立义.外科学［M］.7 版.北京：人民卫生出版社，2016.

［12］ 白梦清，黄素芳.急救护理［M］.北京：人民卫生出版社，2014.